AUTODISCIPLINA

E DIETA

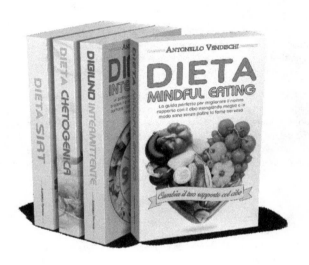

PERDI PESO CON PIÙ DI 200 RICETTE DI DIETA
CHETOGENICA, DIETA SIRT E DIGIUNO
INTERMITTENTE, MANGIANDO
CONSAPEVOLMENTE

ANTONELLO VENDISCHI

SOMMARIO

MINDFUL EATING

DIGIUNO INTERMITTENTE

DIETA CHETOGENICA

RICETTE PER LA CENA.................................. 348

RICETTE PER SPUNTINI E DESSERT 363

DIETA SIRT

MINDFUL

EATING

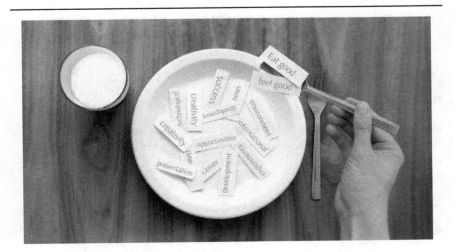

LA GUIDA PERFETTA PER MIGLIORARE IL NOSTRO
RAPPORTO CON IL CIBO MANGIANDO MEGLIO E
IN MODO SANO SENZA PATIRE LA FAME NERVOSA

ANTONELLO VENDISCHI

INTRODUZIONE

La scienza dello spuntino

Tutti, ogni singolo di noi mangia quanto mangia in gran parte a causa di ciò che ci circonda.

Non mangiamo troppo a causa della fame, ma a causa della famiglia e degli amici, dei pacchetti e dei piatti, dei nomi e dei numeri, delle etichette e delle luci, dei colori e delle candele, delle forme e degli odori, delle distrazioni e delle distanze, degli armadi e dei contenitori.

Questa lista è quasi infinita quanto invisibile. Invisibile? La maggior parte di noi è beatamente inconsapevole di ciò che influenza quanto mangiamo.

Questo libro si concentra su dozzine di studi che coinvolgono migliaia di persone che, come la maggior parte di noi, credono che quanto mangiano sia determinato principalmente da quanto sono affamati, da quanto gli piace il cibo e dall'umore che hanno.

AUTODISCIPLINA E DIETA - ANTONELLO VENDISCHI

Pensiamo tutti di essere troppo intelligenti per essere ingannati da pacchetti, dalle luci o dai piatti. Potremmo pensare invece che altri potrebbero essere ingannati, ma non noi. Questo è ciò che rende il mangiare senza pensieri così pericoloso. Non siamo quasi mai consapevoli che ci sta succedendo.

La ricerca del mio laboratorio ha dimostrato che la persona media prende ben oltre 200 decisioni sul cibo ogni giorno.

Colazione o non colazione?

Parte o tutto?

Cucina o auto?

Ogni volta che passiamo davanti a un piatto di caramelle o apriamo la nostra scrivania e vediamo una gomma da masticare, prendiamo una decisione alimentare. Eppure, di queste oltre 200 decisioni alimentari, la maggior parte non può essere veramente spiegata.

<u>Ma se potessimo?</u>

Se sapessimo perché mangiamo come facciamo, potremmo mangiare un po' meno, mangiare un po' più sano e goderci molto di più il cibo. Ecco perché quando si tratta di ciò che mangiamo, molte persone sono interessate.

Portare le persone a mangiare cibi sani nelle giuste quantità è di interesse per dietologi, contatori di calorie e medici, ma anche per manager di marchi, genitori e persino governi.

Un "laboratorio" può evocare immagini di provette, becher che ribollono, elettricità che si innesca e ricercatori con i capelli alla Einstein. A volte questo è vicino alla verità, anche nella ricerca alimentare.

Consideriamo la fisica delle patatine fritte. Il National Laboratory ha aiutato McDonald's a scoprire come accelerare il tempo di cottura delle patatine fritte. Un team guidato dal fisico Tuncer Kuzay ha messo dei sensori all'interno delle patatine fritte congelate per determinare al meglio come gestire il vapore creato dallo scioglimento dei cristalli di ghiaccio.

Hanno poi progettato speciali cestelli per friggere che tagliano dai 30 ai 40 secondi dal tempo di frittura per ogni lotto.

Al contrario, i laboratori di psicologia alimentare studiano tipicamente il comportamento umano, e questi laboratori assomigliano a finti salotti, cucine o ristoranti.

Alcuni potrebbero essere attrezzati con specchi unidirezionali, telecamere camuffate e tavoli con bilance nascoste sotto i piatti. Altri potrebbero includere una fila di cabine di degustazione larghe tre metri dove le persone possono assaggiare diversi cibi senza essere distratte.

Altri ancora potrebbero avere piccole stanze insonorizzate per interviste approfondite o stanze più grandi dove vengono portati gruppi per rispondere a sondaggi psicologici relativi al cibo. Ci sono decine di laboratori di psicologia che studiano il cibo a tempo parziale o a tempo pieno.

Si possono trovare nelle grandi università degli Stati Uniti, Gran Bretagna, Canada, Paesi Bassi, Francia, Germania, Finlandia e altrove.

Si possono trovare nell'esercito americano.

Alcuni dei più segreti si trovano anche nelle aziende alimentari. Come ho detto, molte delle più grandi aziende alimentari hanno laboratori interni che tipicamente fanno test del gusto. Cioè, pagano i consumatori per provare un nuovo cibo o una ricetta riformulata, e per valutare se gli piace o no.

Anche se la maggior parte di queste aziende sono interessate alla psicologia alimentare, poche di loro impiegano gli specialisti necessari per progettare esperimenti sottili e analizzare dati apparentemente confusi. Ecco perché spesso si rivolgono ai laboratori accademici per chiedere aiuto o consigli.

È un libro di diete?

Questo libro non riguarda l'estremismo dietetico, proprio il contrario. Si tratta di riprogettare il vostro ambiente in modo che possiate mangiare ciò che volete senza sensi di colpa e senza ingrassare. Si tratta di riprogettare la tua vita alimentare in modo che sia piacevole e consapevole.

Il cibo è un grande piacere nella nostra vita, non qualcosa su cui dovremmo scendere a compromessi. Abbiamo semplicemente bisogno di spostare l'ambiente che ci circonda per lavorare con il nostro stile di vita invece che contro di esso. Questo libro scopre i persuasori nascosti che ci portano a mangiare troppo e ci mostra come eliminarli.

D'altra parte, se state gestendo un servizio di ristorazione dell'esercito, se state convincendo le persone a mangiare in una casa di riposo, o semplicemente se vi occupate del catering per mangiatori esigenti nella vostra cucina di casa, la stessa ricerca può mostrarvi come incoraggiarli a mangiare senza pensieri una quantità maggiore del cibo sano di cui hanno bisogno.

AUTODISCIPLINA E DIETA - ANTONELLO VENDISCHI

I libri sulla dieta tradizionale si concentrano su ciò che sanno i dietologi e gli operatori sanitari. Questo libro si concentra su ciò che sanno gli psicologi e i commercianti. Non ci sono ricette, solo risultati scientifici. I commercianti conoscono già una parte di ciò che leggerete, e lo usano senza sosta in modo che voi compriate il loro hamburger invece di quello dei loro concorrenti.

Ma questa non è una cospirazione malvagia. Alcune delle tattiche che usano sono le stesse che tua nonna usava per assicurarsi che tu avessi un'ottima cena di Natale, e sono quelle che puoi usare per rendere la tua prossima cena un successo.

I libri di dieta tradizionali portano la maggior parte delle persone ad alzare le mani in frustrazione e privazione e a comprare un altro libro di dieta che potrebbe promettere un modo meno doloroso di perdere peso. Invece, questo libro ti mostra come rimuovere gli spunti che ti portano a mangiare troppo e come riprogettare la tua cucina e le tue abitudini.

Non sarai una modella di costumi da bagno o una ballerina di Chippendale la prossima settimana, ma sarai di nuovo in rotta e ti muoverai nella giusta direzione. Si può mangiare troppo senza saperlo, ma si può anche mangiare meno senza saperlo.

LA MIGLIORE DIETA È QUELLA
CHE NON SAI DI FARE.
COMINCIAMO.

1

Il margine senza pensieri

Hai mai mangiato l'ultimo pezzo di torta al cioccolato croccante e secca anche se sapeva di cartone profumato al cacao?

Hai mai finito di mangiare un sacchetto di patatine fritte anche se erano fredde, flosce e mollicce?

Fa male rispondere a domande come queste.

Perché mangiamo troppo cibo che non ha nemmeno un buon sapore?

Mangiamo troppo perché ci sono segnali e spunti intorno a noi che ci dicono di mangiare. Semplicemente non è nella nostra natura fermarci dopo ogni boccone e contemplare se siamo pieni. Mentre mangiamo, cerchiamo inconsapevolmente, senza accorgercene, dei segnali o degli indizi che ci dicono che abbiamo mangiato abbastanza. Per esempio, se non c'è più niente sul tavolo, questo è un segnale che è ora di fermarsi. Se tutti gli altri hanno lasciato il tavolo, hanno spento le luci e siamo seduti da soli al buio, questo è un altro segnale. Per molti di noi, finché ci sono ancora alcuni Froot Loops imbevuti di latte sul fondo della ciotola dei cereali, c'è ancora del lavoro da fare. Non importa se siamo pieni, e non importa se non ci piacciono nemmeno i Froot Loops. Mangiamo come se la nostra missione fosse quella di finirli.

Popcorn stantio e debole forza di volontà

Prendete i popcorn del cinema, per esempio. Non esiste una quantità "giusta" di popcorn da mangiare durante un film. Non ci sono regole empiriche o linee guida della FDA. Le persone mangiano quanto vogliono a seconda di quanta fame hanno e di quanto è buono. Almeno questo è quello che si dice.

Io e i miei studenti laureati la pensiamo diversamente.

Pensiamo che gli indizi che ci circondano - come le dimensioni di un secchio di popcorn - possano fornire suggerimenti sottili ma potenti su quanto si dovrebbe mangiare. Questi indizi possono mandare in cortocircuito i segnali di fame e di gusto di una persona, portandola a mangiare anche se non ha fame e anche se il cibo non ha un buon sapore.

Se vivevi a Chicago qualche anno fa, potresti essere stato nostro ospite a una matinée in un teatro di periferia. Se ti sei messo in fila per vedere la proiezione del sabato alle 13:05 del nuovo film d'azione di Mel Gibson, Payback, avresti avuto una sorpresa ad aspettarti: un secchio di popcorn gratis.

Ogni persona che ha comprato un biglietto - anche se molti di loro avevano appena pranzato - ha ricevuto una bibita e un secchio medio di popcorn o uno grande, più grande della tua testa. È stato detto loro che i popcorn e le bibite erano gratis e che speravamo che fossero disposti a rispondere ad alcune domande relative al chiosco dopo il film.

C'era solo un problema.

Questo non era popcorn fresco. All'insaputa degli spettatori e persino dei miei studenti laureati, questo popcorn era stato preparato cinque giorni prima e conservato in condizioni sterili fino a quando era abbastanza vecchio da scricchiolare quando veniva mangiato.

Per assicurarsi che fosse tenuto separato dal resto dei popcorn del cinema, è stato trasportato al teatro in sacchi della spazzatura giallo brillante, il colore giallo che grida "Biohazard". Il popcorn era sicuro da mangiare, ma era così stantio che uno spettatore disse che era come mangiare polistirolo da imballaggio. Altri due, dimenticando che gli erano stati dati gratis, hanno chiesto indietro i loro soldi. Durante il film, la gente mangiava un paio di bocconi, metteva giù il secchiello, lo riprendeva qualche minuto dopo e mangiava un altro paio di bocconi, lo rimetteva giù e continuava. Forse non era abbastanza buono da mangiarlo tutto in una volta, ma evidentemente non potevano lasciarlo lì.

Entrambi i contenitori di popcorn - medio e grande - erano stati scelti per essere abbastanza grandi che nessuno potesse finire tutto il popcorn. E ad ogni persona è stato dato il suo secchio individuale in modo che non ci fosse condivisione.

Non appena il film è finito e i titoli di coda hanno iniziato a scorrere, abbiamo chiesto a tutti di portare via i loro popcorn. Abbiamo dato loro un sondaggio di mezza pagina (su carta gialla brillante per il rischio biologico) che chiedeva se erano d'accordo con affermazioni come "Ho mangiato troppi popcorn", cerchiando un numero da 1 (fortemente in disaccordo) a 9 (fortemente d'accordo). Mentre facevano questo, abbiamo pesato i loro popcorn rimanenti.

Quando le persone a cui erano stati dati i secchi grandi ci hanno consegnato i loro popcorn avanzati, abbiamo detto: "Alcune persone stasera hanno ricevuto secchi di popcorn di medie dimensioni, e altre, come te, hanno ricevuto questi secchi di grandi dimensioni. Abbiamo scoperto che la persona media a cui viene dato un contenitore grande mangia di più di quella a cui viene dato un contenitore medio. Pensi che tu abbia mangiato di più perché hai avuto il formato grande?". Molti non erano d'accordo. Molti dicevano compiaciuti: "A me non succederebbe", "Cose del genere non mi ingannano" o "Sono abbastanza bravo a capire quando sono pieno".

Questo può essere quello che hanno creduto, ma non è quello che è successo.

Pesando i secchi ci hanno detto che il gruppo del secchio grande ha mangiato una media di 173 calorie in più di popcorn. Questo è più o meno l'equivalente di 21 tuffi in più nel secchio. Chiaramente la qualità del cibo non è ciò che li ha portati a mangiare. Una volta che questi spettatori hanno iniziato a mangiare il loro secchio, il gusto del popcorn non aveva importanza. Anche se alcuni di loro avevano appena pranzato, le persone a cui sono stati dati i secchi grandi hanno mangiato in media il 53% in più di quelli a cui sono stati dati secchi di medie dimensioni. Dai loro molto, e mangiano molto.

Abbiamo condotto altri studi sui popcorn, e i risultati erano sempre gli stessi, indipendentemente dai dettagli. Non importava se i nostri spettatori erano in Pennsylvania, Illinois o Iowa, e non importava che tipo di film stavano proiettando; tutti i nostri studi sui popcorn portavano alla stessa conclusione. La gente mangia di più quando gli dai un contenitore più grande. Punto. Non importa se il popcorn è fresco o vecchio di quattordici giorni, o se erano affamati o pieni quando si sono seduti per il film.

La gente mangiava perché gli piacevano i popcorn? No.

Mangiavano perché avevano fame? No.

Mangiavano a causa di tutti gli indizi che li circondavano: non solo la dimensione del secchio di popcorn, ma anche altri fattori di cui parlerò più avanti, come la distrazione del film, il suono delle persone che mangiavano popcorn intorno a loro, e i copioni per mangiare che portiamo con noi al cinema. Tutti questi erano spunti che segnalavano che era giusto continuare a mangiare e mangiare.

Questo significa che possiamo evitare di mangiare senza pensieri semplicemente sostituendo ciotole grandi con ciotole più piccole? Questo è un pezzo del puzzle, ma ci sono molti altri spunti che possono essere ingegnerizzati nella nostra vita.

Come vedrete, questi persuasori nascosti possono anche assumere la forma di una descrizione gustosa su un menu o un nome di classe su una bottiglia di vino. Pensare semplicemente che un pasto avrà un buon sapore può portarvi a mangiare di più. Non vi accorgerete nemmeno che è successo.

Fine come il vino del Nord Dakota

Il ristorante è aperto solo 24 notti all'anno e serve ogni sera una cena inclusiva a tema prix-fixe. Un buon pasto vi costerà meno di 25 dollari, ma per ottenerlo dovrete telefonare per prenotare ed essere seduti alle 5:30 o alle 7:00 in punto.

Nonostante questi inconvenienti, c'è spesso una lista d'attesa.

Benvenuti allo Spice Box.

Lo Spice Box ha l'aspetto di un ristorante, suona come un ristorante e ha l'odore di un ristorante. Per le persone che ci mangiano, è un ristorante. Per le persone che ci lavorano, è un laboratorio di ristorazione sponsorizzato dal Dipartimento di Scienza dell'Alimentazione e Nutrizione Umana dell'Università dell'Illinois a Urbana-Champaign. The Spice Box è un laboratorio in cui le speranze culinarie imparano se una nuova ricetta volerà o andrà in fumo. È un laboratorio dove i camerieri scoprono se un nuovo approccio sarà sfrigolante o frizzante. È anche un laboratorio dove gli psicologi del consumo hanno capito cosa spinge una persona a mordicchiare un po' o a inalare tutto.

C'è una linea segreta e immaginaria al centro della sala da pranzo dello Spice Box. Un giovedì, i commensali sul lato sinistro della sala potrebbero ricevere una versione diversa dell'entrée di gamberi e cocco della jambalaya rispetto a quelli sulla destra. Il giovedì successivo, i commensali sul lato sinistro riceveranno un menu con nomi inglesi di base per il cibo, mentre quelli sulla destra riceveranno un menu con nomi dal suono francese.

Il giovedì successivo, i commensali sul lato sinistro sentiranno ogni entrée descritta da un cameriere, mentre quelli sulla destra leggeranno le stesse descrizioni dal menu.

Alla fine del pasto, a volte facciamo ai commensali delle brevi domande di sondaggio, ma altre volte pesiamo attentamente quanto cibo i nostri ospiti hanno lasciato nei loro piatti. In questo modo non dobbiamo basarci su quello che dicono, ma su quello che fanno: quale versione di jambalaya di gamberi e cocco hanno finito.

Ma in un buio giovedì sera della prima settimana di febbraio 2004, qualcosa di un po' più malizioso era previsto per i commensali che avevano sfidato la neve per mantenere le loro prenotazioni. Ricevevano un bicchiere pieno di Cabernet Sauvignon prima del loro pasto. Completamente gratis. Con i complimenti della casa.

Questo cabernet non era una buona annata.

Infatti, era una bottiglia da 2 dollari venduta con il marchio Charles Shaw, popolarmente conosciuto come Two Buck Chuck. Ma i nostri commensali non lo sapevano. Infatti, tutte le etichette di Charles Shaw erano state tolte dalle bottiglie e sostituite con etichette disegnate professionalmente che erano false al 100%.

AUTODISCIPLINA E DIETA - ANTONELLO VENDISCHI

A quelli sul lato sinistro della stanza veniva offerto il vino della fittizia Noah's Winery, una nuova etichetta californiana. Il classico logo in corsivo della cantina era avvolto da una semplice grafica di uva e viti. Sotto questo, il vino annunciava con orgoglio che era "NUOVO dalla California". Dopo che i commensali sono arrivati e si sono seduti, il cameriere o la cameriera ha detto: "Buona sera e benvenuti allo Spice Box. Mentre state decidendo cosa volete mangiare questa sera, vi offriamo un bicchiere gratuito di Cabernet Sauvignon. Viene da una nuova azienda vinicola californiana chiamata Noah's Winery". Ad ogni persona è stato poi versato un bicchiere di vino standard da 3,8 once.

Circa un'ora dopo, dopo che avevano finito il loro pasto e lo stavano pagando, abbiamo pesato la quantità di vino rimasta in ogni bicchiere e la quantità di entrée rimasta su ogni piatto. Avevamo anche una registrazione di quando ogni commensale aveva iniziato a mangiare e di quando aveva pagato il conto e se ne era andato.

I commensali sul lato destro della sala hanno avuto esattamente la stessa esperienza culinaria, con un'eccezione.

Il benvenuto accuratamente scritto del cameriere o della cameriera ha introdotto un cabernet "da una nuova azienda vinicola del Nord Dakota chiamata Noah's Winery".

L'etichetta era identica a quella della prima bottiglia, tranne che per le parole "NUOVO dal Nord Dakota". Non c'è una regione di Bordeaux nel Nord Dakota, né una regione di Borgogna, né una regione di Champagne. Ci sono però una regione di Fargo, una regione di Bismarck e una regione di Minot. È solo che non ci sono uve da vino coltivate in nessuna di esse. California è uguale a vino. Nord Dakota uguale neve o bufali.

Le persone a cui è stato dato "vino del Nord Dakota" hanno creduto che fosse vino del Nord Dakota. Ma dato che era lo stesso vino che abbiamo versato a quelli che pensavano di ricevere vino californiano, questo non dovrebbe influenzare il loro gusto. Non è così?

L'ha fatto.

Sapevamo da un precedente studio di laboratorio che le persone che pensavano di bere vino del Nord Dakota avevano aspettative così basse, che giudicavano il vino di cattivo gusto e il loro cibo meno gustoso. Se l'etichetta di un vino californiano può dare un alone luminoso a un intero pasto, l'etichetta di un vino del Nord Dakota getta un'ombra su tutto ciò che tocca.

Ma la nostra attenzione quella sera in particolare era se queste etichette avrebbero influenzato quanto hanno mangiato i nostri commensali.

AUTODISCIPLINA E DIETA - ANTONELLO VENDISCHI

Dopo la fine dei pasti, la prima cosa che abbiamo scoperto è che entrambi i gruppi di persone hanno bevuto circa la stessa quantità di vino, tutto. Questo non era così sorprendente. Era solo un bicchiere di vino ed era una notte fredda. Dove differivano era la quantità di cibo che mangiavano e quanto tempo si soffermavano a tavola.

Rispetto a quegli sfortunati commensali a cui è stato dato del vino con etichette del Nord Dakota, le persone che pensavano di aver ricevuto un bicchiere di vino californiano gratis hanno mangiato l'11% in più del loro cibo - 19 dei 24 hanno persino pulito i loro piatti. Hanno anche indugiato una media di 10 minuti in più al loro tavolo (64 minuti). Sono rimasti più o meno fino a quando il personale di servizio ha iniziato a lasciare intendere che la prossima seduta sarebbe iniziata presto.

La serata non è stata altrettanto magica per coloro che hanno ricevuto il vino con l'etichetta del Nord Dakota. Non solo hanno lasciato più cibo nei loro piatti, ma probabilmente non è stato un pasto da ricordare, perché è passato così in fretta. I bevitori di vino del Nord Dakota si sono seduti, hanno bevuto, mangiato, pagato e sono usciti in 55 minuti, meno di un'ora. Per loro, questo non era chiaramente un pasto speciale, era solo cibo.

AUTODISCIPLINA E DIETA - ANTONELLO VENDISCHI

Esattamente gli stessi pasti, lo stesso vino. Etichette diverse, reazioni diverse.

Ora, per uno scettico dall'occhio freddo, non ci sarebbe dovuta essere alcuna differenza tra i due gruppi. Avrebbero dovuto mangiare la stessa quantità e divertirsi allo stesso modo.

Non l'hanno fatto. Mangiavano senza pensare. Cioè, una volta dato loro un bicchiere gratuito di vino "californiano", si sono detti: "Questo sarà buono". Una volta che hanno concluso che sarebbe stato buono, la loro esperienza si è allineata per confermare le loro aspettative. Non hanno più dovuto fermarsi a pensare se il cibo e il vino fossero davvero così buoni come pensavano. Avevano già deciso.

Naturalmente, la stessa cosa è successa ai commensali che hanno ricevuto il vino "North Dakota". Una volta vista l'etichetta, si sono preparati alla delusione. Non c'era l'aureola, c'era un'ombra. E non solo il vino era pessimo, ma l'intero pasto è stato un fallimento.

Dopo che i nostri studi sono finiti, facciamo un "debriefing" alle persone - spesso via e-mail - e diciamo loro su cosa era lo studio e quali risultati ci aspettiamo. Per esempio, con i nostri diversi studi sul vino, potremmo dire: "Pensiamo che la persona media che beve quello che crede essere vino del Nord Dakota gradirà meno il suo pasto rispetto a quelli a cui viene dato il vino della California". Poi chiediamo il colpo di scena: "Pensi di essere stato influenzato dal nome dello stato che hai visto sull'etichetta?" Quasi tutti daranno la stessa identica risposta: "No, non lo sono stato".

Nelle migliaia di debriefing che abbiamo fatto per centinaia di studi, quasi tutte le persone che sono state "ingannate" dalle parole di un'etichetta, dalle dimensioni di una confezione, dall'illuminazione di una stanza o dalle dimensioni di un piatto hanno detto: "Non sono stato influenzato da quello". Potrebbero riconoscere che altri potrebbero essere "ingannati", ma non pensano di esserlo stati. Questo è ciò che dà al mangiare senza pensieri così tanto potere su di noi - non siamo consapevoli che sta accadendo.

Anche quando prestiamo molta attenzione siamo suggestionabili - e anche quando arriva ai freddi e duri numeri. Prendiamo il concetto di ancoraggio. Se chiedete alla gente se ci sono più o meno di 50 calorie in una mela, la maggior parte dirà di più. Quando chiedete loro quante, la persona media dirà: "66". Se invece aveste chiesto se ci fossero più o meno di 150 calorie in una mela, la maggior parte direbbe meno. Quando chiedete loro quante, la persona media direbbe: "114". Le persone inconsapevolmente si ancorano o si concentrano sul numero che sentono per primo e si lasciano condizionare da questo.

AUTODISCIPLINA E DIETA - ANTONELLO VENDISCHI

Qualche tempo fa, ho collaborato con due miei amici professori - Steve Hoch e Bob Kent - per vedere se l'ancoraggio influenza la quantità di cibo che compriamo nei negozi di alimentari. Credevamo che gli acquirenti di alimentari che vedevano cartelli numerici come "Limite 12 per persona" avrebbero comprato molto di più di quelli che vedevano cartelli come "Nessun limite per persona". Per capire la psicologia che c'è dietro, abbiamo ripetuto questo studio in forme diverse, usando numeri diversi, promozioni diverse (come "2 per 2 dollari" contro "1 per 1 dollaro"), e in diversi supermercati e negozi. Quando abbiamo finito, sapevamo che quasi ogni cartello con una promozione numerica ci porta a comprare dal 30 al 100 per cento in più di quanto faremmo normalmente.

Dopo che la ricerca è stata completata e pubblicata nel Journal of Marketing Research, io e un altro amico eravamo in fila alla cassa di un negozio di alimentari, dove ho visto un cartello che pubblicizzava gomme da masticare: "10 pacchetti a 2 dollari". Stavo contando avidamente 10 pacchetti sul nastro trasportatore, quando il mio amico ha commentato: "Non hai appena pubblicato una grande ricerca su questo?

Siamo tutti ingannati dal nostro ambiente. Anche se "lo sappiamo" nella nostra testa, il più delle volte abbiamo troppe cose in testa per ricordarcele e agire di conseguenza. Ecco perché è più facile cambiare il nostro ambiente che la nostra mente.

Il dilemma del dieterio

Abbiamo tutti sentito parlare della sorella del cugino di qualcuno che si è messa a dieta prima della sua rimpatriata del liceo, ha perso tonnellate di peso, le ha mantenute, ha vinto la lotteria e ha vissuto felicemente per sempre. Eppure conosciamo anche circa 95 volte più persone che hanno iniziato una dieta e hanno rinunciato per scoraggiamento, o che hanno iniziato una dieta, perso peso, guadagnato altro peso e poi hanno rinunciato per scoraggiamento. Dopo di che, hanno iniziato un'altra dieta e hanno ripetuto la stessa dieta deprimente, scoraggiante e demoralizzante processo. Infatti, si stima che oltre il 95% di tutte le persone che perdono peso con una dieta lo riguadagnano.

La maggior parte delle diete sono diete di privazione. Ci priviamo o ci neghiamo di qualcosa - carboidrati, grassi, carne rossa, snack, pizza, colazione, cioccolato e così via.

Sfortunatamente, le diete di privazione non funzionano per tre motivi:

1) *il nostro corpo le combatte;*
2) *il nostro cervello le combatte; e*
3) *il nostro ambiente quotidiano le combatte.*

Milioni di anni di evoluzione hanno reso il nostro corpo troppo intelligente per cadere nel nostro piccolo trucco del "mangio solo insalata". Il metabolismo del nostro corpo è efficiente. Quando ha molto cibo da bruciare, accende la fornace e brucia più velocemente le nostre riserve di grasso. Quando ha meno cibo da bruciare, abbassa la fornace e lo brucia in modo più lento ed efficiente. Questa efficienza ha aiutato i nostri antenati a sopravvivere a carestie e inverni aridi. Ma non aiuta chi è a dieta oggi. Se si mangia troppo poco, il corpo va in modalità di conservazione e rende ancora più difficile bruciare i chili.

Le diete di privazione e gli Academy Awards

CHILI CHE SONO QUI, ANDATI, E DI
NUOVO INDIETRO LA PROSSIMA
SETTIMANA

Sapete com'è. Un giorno stai mangiando senza pensieri un gelato davanti alla porta di un freezer aperto e, bam, all'improvviso ti ricordi che devi essere alla cerimonia degli Academy Awards fra tre giorni.

Come fanno le star del cinema a perdere quei chili dell'ultimo minuto prima di sfilare in passerella agli Oscar? Un articolo su People ha mostrato che quello che fanno di solito è drastico, doloroso e temporaneo.

- **EMMA THOMPSON:**

Cerco di non mangiare zucchero, e non mangio pane e biscotti. In realtà, ad essere sincera, non mangio nessuna delle cose che amo, il che è un peccato. Ma tornerò a mangiare molto presto il gelato, che è il mio cibo preferito.

AUTODISCIPLINA E DIETA - ANTONELLO VENDISCHI

- **TARA REID:**

Non mangerò quella mattina e quella settimana mangerò solo proteine, bianchi d'uovo e pollo. Fa una grande differenza. Sembri sexy per una settimana, ma guadagni di nuovo tutto il tempo successivo. Bevo anche molta più acqua.

- **VIVICA A. FOX:**

Prendo lassativi a base di erbe e bevo più caffè che posso per far uscire tutto.

- **MELISSA RIVERS:**

Limito il mio apporto calorico e mi alleno come una pazza. Cerco di mangiare molto pulito la settimana precedente. Sostituisco sempre un pasto con una semplice insalata con condimento a parte, e immergo la forchetta nel condimento.

- **BILL MURRAY:**

Ho fatto 200.000 addominali.

Drastico? Sì. Di successo?

AUTODISCIPLINA E DIETA - ANTONELLO VENDISCHI

Come si può vedere dalle loro risposte, queste diete di privazione hanno funzionato solo per il tempo strettamente necessario. Cinque minuti dopo la fine della cerimonia degli Academy Awards, si torna alla normale routine, e i 10 chili persi cominciano a ritrovare la strada di casa. A meno che tu non abbia ancora finito i tuoi 200.000 addominali.

Questo tipo di perdita di peso non è senza pensieri. È come spingere un masso in salita ogni secondo di ogni giorno.

Quanta perdita di peso fa scattare l'interruttore di conservazione? Sembra che si possa perdere mezzo chilo a settimana senza innescare un rallentamento del metabolismo. Alcune persone potrebbero essere in grado di perdere di più, ma tutti possono perdere almeno mezzo chilo a settimana ed essere ancora in modalità "full-burn". L'unico problema è che questo è troppo lento per molti di noi. Pensiamo che la perdita di peso debba essere tutto o niente. Questo è il motivo per cui così tante persone impazienti cercano di perdere tutto e finiscono per non perdere nulla.

Ora per il nostro cervello. Se ci neghiamo consapevolmente qualcosa ancora e ancora, è probabile che finiamo per desiderarla sempre di più.

AUTODISCIPLINA E DIETA - ANTONELLO VENDISCHI

Non importa se sei privato dell'affetto, delle vacanze, della televisione o dei tuoi cibi preferiti. Essere privati non è un gran modo di godersi la vita. Tuttavia, la prima cosa che fanno molti a dieta è tagliare i loro cibi di conforto.

Questo diventa una ricetta per il disastro della dieta, perché qualsiasi dieta che si basa sul negarsi i cibi che ti piacciono davvero sarà davvero temporanea. I cibi che non mangiamo possono tornare a morderci. Quando la dieta finisce - a causa della frustrazione o a causa di un successo temporaneo - si torna a ingurgitare i propri cibi di conforto con una vendetta affamata. Con tutti i sacrifici che hai fatto, c'è molto da recuperare.

Quando si tratta di perdere peso, non possiamo contare solo sul nostro cervello, o sul nostro "controllo cognitivo", ovvero la forza di volontà. Se stiamo prendendo più di 200 decisioni relative al cibo ogni giorno, come ha dimostrato la nostra ricerca, è quasi impossibile che siano tutte perfette come da manuale di dieta. Abbiamo milioni di anni di evoluzione e di istinto che ci dicono di mangiare il più spesso possibile e di mangiare il più possibile. La maggior parte di noi semplicemente non ha la forza mentale di fissare un piatto di biscotti caldi sul tavolo e dire:

"Non mangerò un biscotto, non mangerò un biscotto",

e poi non mangiare il biscotto. C'è solo un po' di tempo prima che il nostro "*No, no, forse, forse*" si trasformi in un "*Sì*".

Più grande è la privazione, più grande è la caduta

"...uno psicologo di fama nazionale ed esperto di disturbi alimentari è stato arrestato in un negozio di West Hartford, Conn, dopo che, secondo la polizia, era svenuto per aver inalato l'aerosol di tre lattine di panna montata".

- "News of the Weird", ottobre 20/05/11

I nostri corpi combattono contro la privazione, e il nostro cervello combatte contro la privazione. E per peggiorare le cose, il nostro ambiente quotidiano è impostato per mettere in trappola ogni sforzo a cuor leggero che possiamo fare. Ci sono grandi odori in ogni angolo di fast-food. Ci sono calde sensazioni di cibo di conforto che riceviamo dalle pubblicità televisive. Ci sono snack da 85 centesimi dal gusto migliore di quelli fatti in casa in ogni distributore automatico e stazione di servizio. Abbiamo miliardi di dollari di marketing che ci danno i cibi perfetti che i nostri grandi cuori e le nostre grandi pance desiderano.

Tuttavia, prima di incolpare quei malvagi commercianti, guardiamo le trappole che ci tendiamo da soli. Facciamo una porzione extra di pasta "formato famiglia" in modo che nessuno abbia fame a cena. Lasciamo amorevolmente sul tavolo gli spuntini per i nostri figli (e per noi stessi).

Usiamo dei bei piatti da portata che possiamo riempire di cibo. Riscaldiamo un pezzo di torta di mele nel microonde mentre la mela solitaria trema nel cassetto delle patatine. A parte le migliori intenzioni, siamo il nemico pubblico numero 1 quando si tratta di mettere in trappola le diete e la forza di volontà di noi stessi e della nostra famiglia.

La buona notizia è che le stesse leve che quasi invisibilmente ti portano a ingrassare lentamente possono anche essere spinte nell'altra direzione per portarti altrettanto invisibilmente a perdere lentamente peso, senza saperlo.

Se non ci rendiamo conto che stiamo mangiando un po' meno del necessario, non ci sentiamo privati. Se non ci sentiamo privati, abbiamo meno probabilità di ricadere e di ritrovarci a mangiare troppo per compensare tutto ciò che abbiamo dimenticato.

La chiave sta nel margine senza pensieri.

Il margine senza pensieri

Nessuno va a letto magro e si sveglia grasso. La maggior parte delle persone guadagna (o perde) peso così gradualmente da non riuscire a capire come sia successo. Non ricordano di aver cambiato i loro schemi alimentari o di esercizio fisico. Tutto ciò che ricordano è che una volta erano in grado di entrare nei loro pantaloni preferiti senza dover trattenere il respiro e sperare che la cerniera si muovesse.

Certo, ci sono delle eccezioni.

Se ci ingozziamo al buffet della pizza all-you-can-eat, poi ripuliamo la ciotola delle patatine alla festa del Super Bowl, poi ci fermiamo al drive-through Baskin-Robbins per un sundae spacca-pancia sulla strada di casa, ci rendiamo conto di aver esagerato. Ma nella maggior parte dei giorni abbiamo ben poca idea se abbiamo mangiato 50 calorie di troppo o 50 calorie di troppo poco. Infatti, la maggior parte di noi non saprebbe se abbiamo mangiato 200 o 300 calorie in più o in meno rispetto al giorno prima.

Questo è il margine senza pensieri.

AUTODISCIPLINA E DIETA - ANTONELLO VENDISCHI

È il margine o la zona in cui possiamo mangiare leggermente in eccesso o in difetto senza esserne consapevoli. Supponiamo che si possano mangiare 2.000 calorie al giorno senza aumentare o perdere peso. Se un giorno, però, mangiaste solo 1.000 calorie, lo sapreste. Vi sentireste deboli, con la testa leggera, irritabili e vi scagliereste contro il cane. D'altra parte, lo sapresti anche se mangiassi 3.000 calorie. Ti sentiresti un po' più pesante, più lento e avresti più voglia di sdraiarti sul divano e accarezzare il gatto.

Se mangiamo troppo poco, lo sappiamo.

Se mangiamo troppo, lo sappiamo.

Ma c'è un intervallo di calorie - un margine insensato - in cui ci sentiamo bene e non siamo consapevoli delle piccole differenze. Cioè, la differenza tra 1.900 calorie e 2.000 calorie è una differenza che non possiamo rilevare, né possiamo rilevare la differenza tra 2.000 e 2.100 calorie. Ma nel corso di un anno, questo margine insensato ci farebbe perdere dieci chili o guadagnare dieci chili. Ci vogliono 3.500 calorie in più per equivalere a un chilo. Non importa se mangiamo queste 3.500 calorie extra in una settimana o gradualmente durante tutto l'anno. Si sommeranno a un chilo.

Questo è il pericolo delle calorie striscianti.

AUTODISCIPLINA E DIETA - ANTONELLO VENDISCHI

Solo 10 calorie in più al giorno - un pacchetto di gomme Doublemint o tre piccole gelatine Jelly Belly - ti renderanno un chilo più corpulento tra un anno. Solo tre Jelly Bellys al giorno.

Fortunatamente, la stessa cosa accade nella direzione opposta.

Una mia collega, Cindy, aveva perso circa 20 chili durante i suoi primi due anni in un nuovo lavoro. Quando le ho chiesto come aveva perso il peso, non poteva davvero risposta. Dopo alcune domande insistenti, sembrava che l'unico cambiamento deliberato che aveva fatto due anni prima era quello di rinunciare alla caffeina. Era passata dal caffè al tè alle erbe. Questo non sembrava spiegare nulla.

"Oh sì", ha detto, "e poiché ho rinunciato alla caffeina, ho anche smesso di bere Coca Cola". Beveva circa sei lattine a settimana - lungi dall'essere un'abitudine seria - ma le 139 calorie di ogni Coca Cola si traducevano in 12 libbre all'anno. Non era nemmeno consapevole del perché avesse perso peso. Nella sua mente tutto quello che aveva fatto era stato eliminare la caffeina.

In un classico articolo su Science, i dottori James O. Hill e John C. Peters suggerirono che tagliare solo 100 calorie al giorno dalla nostra dieta avrebbe impedito l'aumento di peso nella maggior parte della popolazione statunitense. Se la maggior parte delle persone guadagna solo un chilo o due all'anno, qualsiasi cosa una persona faccia per fare questa differenza di 100 calorie porterà la maggior parte di noi a perdere peso. Possiamo farlo camminando 2.000 passi in più ogni giorno (circa un miglio), o possiamo farlo mangiando 100 calorie in meno di quanto faremmo altrimenti.

Quanto perderò in un anno?

Se fai un cambiamento, c'è un modo semplice per stimare quanto peso perderai in un anno. Basta dividere le calorie per 10. Questo è approssimativamente il numero di chili che perderai se sei altrimenti in equilibrio energetico.

- Una barretta di cioccolato con 270 calorie in meno ogni giorno = 27 chili in meno all'anno
- Una bibita con 140 calorie in meno ogni giorno = 14 chili in meno all'anno
- Un bagel o una ciambella con 420 calorie in meno ogni giorno = 42 chili in meno all'anno

La stessa cosa funziona con il bruciare calorie: camminare un miglio in più al giorno è 100 calorie e 10 libbre all'anno. L'esercizio fisico fa bene, ma per la maggior parte delle persone è molto più facile rinunciare a una barretta di cioccolato che camminare per 2,7 miglia fino a un distributore automatico.

Il modo migliore per tagliare 100 o 200 calorie al giorno è farlo in un modo che non ti faccia sentire privato. È facile riorganizzare la tua cucina e cambiare alcune abitudini alimentari in modo da non dover pensare di mangiare meno o diversamente. E il lato positivo è che le stesse cose che ci portano a ingrassare senza pensieri possono anche aiutarci a perdere peso senza pensieri.

Quanto peso?

A differenza di quello che si sente nelle televendite delle 3:00 del mattino, non saranno 10 libbre in 10 ore, o 10 libbre in 10 giorni. Non sarebbero nemmeno 10 chili in 10 settimane.

Lo notereste, e vi sentireste privati. Invece, supponiamo che tu rimanga entro il margine mentale per perdere peso e tagli 100-200 calorie al giorno. Probabilmente non vi sentirete privati, e in 10 mesi sarete nelle vicinanze di 10 libbre più leggeri. Non ti farà entrare nel numero di Sports Illustrated di quest'anno, ma potrebbe farti rientrare in alcuni dei tuoi vestiti "di segnale", e ti farà sentire meglio senza costarti pane, pasta e i tuoi cibi di conforto.

Tagliare i nostri cibi preferiti è una cattiva idea.

Ridurre la quantità di essi che mangiamo è una cosa da fare senza pensare. Molte diete di moda si concentrano più sui tipi di cibo che possiamo mangiare piuttosto che su quanto dovremmo mangiare. Ma il problema non è che ordiniamo carne di manzo invece di un petto di pollo a basso contenuto di grassi. Il problema è che il manzo è spesso il doppio. Un petto di pollo magro che ci dà fastidio dover mangiare potrebbe non essere migliore per la nostra dieta a lungo termine di un pezzo di manzo più gustoso ma leggermente più piccolo.

Se stiamo guardando solo una differenza di 100 o 200 calorie al giorno, queste non sono calorie che ci mancheranno. Possiamo eliminarle dalla nostra giornata con relativa facilità e senza saperlo. Qui sta il segreto del margine senza pensieri.

"Non ho fame ma mangerò questo comunque".

Davanti a un caffè, un nuovo amico ha commentato che aveva perso 30 chili nell'ultimo anno. Quando gli ho chiesto come, mi ha spiegato che non aveva smesso di mangiare patatine, pizza o gelato. Mangiava tutto quello che voleva, ma se aveva un desiderio quando non aveva fame diceva ad alta voce

"Non ho fame ma lo mangerò comunque".

Dover fare quella dichiarazione ad alta voce spesso era sufficiente per impedirgli di indulgere senza pensare. Altre volte, prendeva un boccone ma era molto più attento a quello che stava facendo.

STRATEGIA DI REINGEGNERIZZAZIONE #1:

Pensa al 20 per cento in più o in meno

Mentre la maggior parte degli americani smette di mangiare quando è piena, quelli delle culture più magre smettono di mangiare quando non hanno più fame. C'è un notevole divario calorico tra il punto in cui un Okinawa dice: "Non ho più fame" e quello in cui un americano dice: "Sono pieno". Gli Okinawa hanno persino un'espressione per indicare quando smettere di mangiare. Chiamano il concetto hara hachi bu: mangiare finché non si è pieni all'80%.

• **PENSA IL 20 PER CENTO IN MENO.** Sfornate il 20 per cento in meno di quello che pensate di volere prima di iniziare a mangiare. Probabilmente non ne sentirete la mancanza. Nella maggior parte dei nostri studi, le persone possono mangiare il 20 per cento in meno senza accorgersene. Se mangiano il 30 per cento in meno se ne rendono conto, ma il 20 per cento è ancora sotto lo schermo del radar.

• **PER LA FRUTTA E LA VERDURA, PENSATE AL 20 PER CENTO IN PIÙ**. Se riduci la quantità di pasta del 20%, aumenta le verdure del 20%.

2

Il cibo dimenticato

IL TUO STOMACO NON PUÒ CONTARE

Non può contare il numero di cucchiai di Golden Grahams che hai mangiato a colazione. Non può contare il numero di once del costosissimo Frappuccino che hai bevuto mentre andavi al lavoro. Non può contare il numero di patatine fritte che hai inalato nei primi 90 secondi del tuo pranzo. Non può contare il numero di calorie nel gelato Chubby Hubby che hai mangiato in piedi davanti al frigorifero quando sei tornato a casa.

IL NOSTRO STOMACO NON È BRAVO IN MATEMATICA, e per di più non ci aiuta la nostra attenzione o la nostra memoria. Non registriamo quante caramelle abbiamo preso dal piatto comune al lavoro, e se abbiamo mangiato 20 patatine fritte o

30.   Diventa ancora peggio quando siamo fuori a cena con i nostri amici e familiari. Cinque minuti dopo la cena, il 31%

delle persone che lasciavano un ristorante italiano non riuscivano nemmeno a ricordare quanto pane avevano mangiato, e il 12% dei mangiatori di pane negava di averne mangiato affatto.

Considerando la nostra imperfetta memoria alimentare, sembra che l'ultima persona su cui dovremmo contare per smettere di mangiare siamo noi stessi. Non è necessariamente che stiamo cercando di ingannare noi stessi, o che stiamo vivendo in una beata negazione del cibo. Semplicemente non siamo progettati per tenere accuratamente traccia di quanto abbiamo consumato.

Se potessimo vedere cosa abbiamo mangiato, probabilmente mangeremmo meno. Per esempio, se potessimo vedere tutto il cibo cinese che abbiamo spalato sui nostri piatti da buffet, o se potessimo vedere tutte le manciate di patatine che abbiamo già inalato prima di farne un altro, probabilmente smetteremmo di mangiare prima del punto in cui ci fa male lo stomaco.

Sfortunatamente, la maggior parte dei cibi non lascia tracce a tavola. Cioè, dopo che li abbiamo mangiati, tutte le prove sono sparite; tutto ciò che rimane è un piatto vuoto. Le ali di pollo - ora conosciute dai sofisticati bar dello sport come "ali di bufalo" - sono diverse. Dopo aver finito un'ala di pollo, la prova ossea rimane. Se mangiamo tre ali di pollo, vediamo tre ossa. Se mangiamo otto ali di pollo, vediamo otto ossa.

Questo ha dato a me e ai miei studenti laureati un'idea. Di solito quando alle persone vengono date tutte le ali di pollo che possono mangiare, come ad una festa o in un bar sportivo

- Le ossa vengono continuamente portate via dal tavolo e perdiamo il conto di quante ne abbiamo mangiate. Cosa succederebbe se le ossa rimanessero lì? Ogni volta che i partecipanti alla festa guardassero in basso, ci sarebbe un severo promemoria - un conteggio continuo delle ossa. Questo li porterebbe a mangiare meno?

Una domenica del Super Bowl, abbiamo invitato 53 studenti MBA a una festa in un bar sportivo locale per testare la nostra idea. Abbiamo promesso loro ali di pollo gratis, un grande schermo e una grande scusa per evitare di studiare.

Super ciotole e super cibo

Il Super Bowl significa un grande business calorico. Ecco il conteggio, come riportato da USA Today:

> Come si classifica il Super Bowl in termini di feste in casa. Batte persino il Capodanno.

> La posizione del Super Bowl nel consumo di cibo. Il numero medio di partecipanti ad ogni festa del Super Bowl.

> 68 La percentuale di festaioli che preferiscono la pizza come gioco.

> PASTO GIORNALIERO

> - 4.000: le tonnellate di popcorn che la gente mangerà.

> - 14.000 - Le tonnellate di patatine che mangeranno.

> - 3.200.000: il numero di pizze che Pizza Hut e Domino's hanno previsto di vendere durante il Super Bowl 2005.

Quando gli affamati studenti MBA sono arrivati, sono stati condotti in un'area privata e fatti sedere su sgabelli da bar ai tavoli alti da quattro persone. Al centro della stanza c'era il "Buffalo Buffet", pieno di vassoi di ali di pollo e un certo numero di salse che sembravano Cheez Whiz bollenti o salsa BBQ a basso prezzo bruciata. Dopo aver ordinato quello che volevano da bere (le bibite erano gratuite), gli studenti hanno circondato il buffet e si sono avventati. Hanno preso tutte le ali che volevano e sono tornati ai loro tavoli. Quando hanno finito le ali di pollo, hanno potuto ammassare le ossa nelle ciotole vuote che erano convenientemente fornite su ogni tavolo.

Durante la serata, ogni volta che volevano più ali, tutto quello che dovevano fare era rotolare giù dal loro sgabello e camminare verso il Buffalo Buffet. Ogni volta che passava la pubblicità del Super Bowl, potevano ignorare irrispettosamente milioni di dollari di genio pubblicitario e andare a riempire i loro piatti.

Le cameriere lavoravano con noi e avevano l'ordine di raccogliere le ossa di pollo rimaste solo da metà dei tavoli. Hanno ripulito questi tavoli tre o quattro volte durante la notte, lasciando ogni volta una ciotola pulita e vuota per le ossa future. Mentre le cameriere erano davanti, noi eravamo in cucina. Quando riportavano le ossa in cucina, ci dicevano da quale tavolo proveniva ogni ciotola. Abbiamo poi contato (e pesato) il numero di ossa rimaste per determinare quanto avevano mangiato le persone a quel tavolo.

Ma questa è solo metà della storia.

Le cameriere avevano anche ricevuto l'ordine di ignorare i crescenti mucchi di ossa sugli altri tavoli. Potevano fermarsi e prendere ordini di bevande, ma le ossa continuavano ad accumularsi dove si trovavano. Dopo che la partita era finita e gli studenti MBA felici avevano lasciato l'edificio, siamo andati a questi tavoli, abbiamo contato le ossa, le abbiamo pesate e abbiamo rovesciato i bidoni della spazzatura.

A volte ci sorprende persino quanto siano prevedibili le persone. Se i nostri ospiti avessero i loro tavoli continuamente sparecchiati, loro mangiavano continuamente. Piatto pulito, tavolo pulito, prendi di più, mangia di più. I loro stomaci non sapevano contare, così il gruppo del tavolo pulito continuava a mangiare fino a quando pensavano di essere pieni. Hanno mangiato una media di sette ali di pollo a testa.

Le persone ai tavoli con le ossa erano meno di una minaccia per la popolazione di pollo. Dopo che il Super Bowl era finito, avevano mangiato una media di due ali di pollo in meno a persona - 28% in meno rispetto a quelli i cui tavoli erano stati presi in affitto.

Il nostro stomaco non può contare e noi non lo ricordiamo. A meno che non possiamo effettivamente vedere cosa stiamo mangiando, possiamo molto facilmente mangiare troppo. A meno che una persona non si pesi costantemente, la maggior parte delle persone inizia a rendersi conto di aver mangiato troppo (e di aver guadagnato peso) solo quando i vestiti diventano scomodamente stretti.

Alcune persone devono andare in prigione per imparare questa lezione.

Il mistero delle sterline in prigione

Il cibo servito nelle prigioni della contea non è tipicamente premiato con stelle Michelin. In effetti, lamentarsi del cibo è uno dei grandi passatempi dei detenuti. Ecco perché lo sceriffo di una prigione del Midwest è rimasto perplesso quando ha notato una strana tendenza: I detenuti, con una condanna media di sei mesi, stavano misteriosamente guadagnando 20-25 "chili di prigione" nel corso della loro "visita". Non era perché il cibo era ottimo. Né sembrava essere perché non avevano fatto esercizio o perché si sentivano soli o annoiati. In genere avevano accesso a strutture per l'esercizio fisico e a visitatori giornalieri.

Infatti, al momento del rilascio, nessun detenuto incolpava il cibo, le macchine per l'esercizio fisico o le ore di visita per il loro aumento di peso. Hanno dato la colpa del loro grasso carcerario alle ampie tute arancioni che hanno dovuto indossare per sei mesi. Poiché queste tute arancioni erano così larghe, la maggior parte di loro non si rendeva conto di aver progressivamente guadagnato peso - circa mezzo chilo alla settimana - finché non venivano rilasciati e dovevano cercare di rientrare nei loro vestiti.

La maggior parte di noi non si sveglia dopo sei mesi e scopre di avere 10 kg in più. Perché? In parte perché non indossiamo tute arancioni a forma di cono dell'autostrada giorno dopo giorno. Se ingrassiamo di 5 chili, quel bel paio di pantaloni eleganti si chiudono solo a metà. Se prendiamo 10 chili, la nostra cintura non ha più tacche e dobbiamo usare la corda. Proprio come non possiamo dire quanto abbiamo mangiato semplicemente basandoci su spunti interni, non possiamo davvero dire quanto abbiamo guadagnato o perso senza qualche punto di riferimento esterno.

"Questa tuta arancione mi fa sembrare grassa?"

Nessuno vi dirà: "Sì, vi fa sembrare un grande cono autostradale arancione che può essere visto dal pianeta Plutone". La risposta che otterrete, ovviamente, è: "Oh, no, stai benissimo". Invece di chiedere l'opinione di qualcun altro, ecco due regole empiriche di massima che puoi usare per capire se il tuo peso è sulla buona strada. Non sono esatte, ma ti daranno una buona idea di dove ti trovi.

- **LA REGOLA DEL BMI**: BMI sta per Body Mass Index, ed è quello che gli scienziati e i medici usano per determinare se qualcuno è in sovrappeso. Poiché è basato sul sistema metrico, dobbiamo usare un passo in più se usiamo libbre e piedi. Per prima cosa, prendi il tuo peso in libbre e dividilo per il quadrato della tua altezza in pollici. Poi si moltiplica questo numero per 703.

Qual è un buon BMI? Normale è 18,5-24,9; 25-29,9 è sovrappeso; 30+ è obeso.

Quindi, se una persona è alta 1.8" e pesa 180 libbre, il suo BMI sarebbe

27,4 [(180 libbre / 68x68) x 703 = 27,4]. Questo classificherebbe questa persona come sovrappeso.

- **LA REGOLA EMPIRICA DELLA STRUTTURA DEL CORPO**: Questo è solo per le donne. Alcuni allenatori di modelle e attori usano questa regola empirica per aiutare le donne a immaginare il loro peso ideale in passerella. Consenti il 100 libbre per i primi cinque piedi della tua altezza e cinque libbre per ogni pollice in più. Poi, se hai una struttura piccola, sottrai 10 libbre. Se hai una struttura media, aggiungi zero; se hai una struttura grande, aggiungi 10,

Per una donna dalle ossa grosse che è alta 1,3", si arriva a 125 libbre [100 + (3x5) + 10 = 125]. Una donna di media struttura che è 5'6" dovrebbe essere circa 130 libbre [100 + (6x5) + 0 = 130].

Un numero sorprendente di persone non usa una bilancia per monitorare il proprio peso, ma usa altri tipi di segnali. Il mio laboratorio ha chiesto a 322 persone a dieta come avrebbero saputo di aver perso la giusta quantità di peso se non avevano una bilancia. Molti hanno puntato su segnali esterni. Alcuni hanno detto che, indipendentemente da ciò che diceva la loro bilancia, avrebbero saputo di aver perso abbastanza peso quando avessero ricevuto complimenti dagli amici o "secondi sguardi" da estranei. Altri hanno detto che lo avrebbero saputo quando avrebbero potuto "vederlo" - "vedere" cose come gli zigomi, le costole, i piedi e così via.

La maggior parte di queste persone a dieta - oltre la metà - puntava sui loro vestiti. Sapevano che avrebbero raggiunto il peso che volevano quando sarebbero scesi fino a una certa tacca della cintura, o quando non avrebbero dovuto inalare per abbottonarsi i pantaloni, o quando avrebbero potuto comodamente sedersi nei loro vecchi jeans senza perdere la circolazione del sangue nelle gambe.

I nostri vestiti non mentono.

Ci stanno, o non ci stanno. Per alcune persone, perdere 10 chili è un concetto astratto. Ma essere in grado di entrare nei loro jeans preferiti non è affatto astratto. Per chi è a dieta, questi vestiti sono chiamati "vestiti segnale". Quando entrano, segnalano che va bene smettere di mangiare torte di riso ad ogni pasto.

Gli 8 principali segnali che le persone usano per sapere che hanno perso peso

Oltre a fissare la bilancia del bagno, quali sono i segnali più comuni che le persone usano per sapere che hanno il peso giusto? Ecco cosa

322 persone ci hanno detto in un recente sondaggio:

- "Quando i miei jeans si sentiranno di nuovo comodi".
- "Quando dovrò iniziare a indossare una cintura".
- "Quando risucchio la pancia, e posso vedere un po' di definizione, come una confezione da quattro".

- "Quando la tacca della mia cintura tornerà al suo posto".
- "Quando non mi stanco a camminare su due rampe di scale fino al mio ufficio".
- "Quando posso vedere i miei zigomi".
- "Quando non devo inalare per abbottonarmi i pantaloni".
- "Quando amici o colleghi mi chiedono se ho perso peso".

Crediamo ai nostri occhi, non al nostro stomaco

Col tempo, i nostri vestiti possono dirci che abbiamo mangiato troppo, ma come facciamo a sapere se stiamo mangiando troppo quando siamo nel bel mezzo della cena?

A parte mangiare fino a sentirsi male, la maggior parte di noi sembra fare affidamento sulle dimensioni - il volume - del cibo per dirci quando siamo pieni. Di solito cerchiamo di mangiare la stessa quantità visibile di cibo che siamo abituati a mangiare.

Cioè, vogliamo mangiare la stessa dimensione del pranzo di ieri, la stessa dimensione della cena, la stessa dimensione dei popcorn, e così via. Questo finisce per essere in realtà un vantaggio, perché contiene una chiave per mangiare meno in modo indolore.

Non sappiamo quando abbiamo mangiato abbastanza. Mentre è difficile calcolare le calorie, è facile calcolare ad occhio le dimensioni di una porzione. Sappiamo che saremo pieni se mangiamo un piatto pieno di cibo, e saremo mezzi pieni se mangiamo solo un mezzo piatto di cibo.

Sappiamo che se mangiamo un hamburger che richiede due mani per essere tenuto, dovremmo essere pieni. Ma se ne mangiamo uno che possiamo facilmente tenere con un pollice e due dita, cercheremo di più.

Quindi, se qualcuno di solito mangia un enorme hamburger da mezzo chilo, e tu gli dai un hamburger da un quarto di chilo, lo mangerà e si sentirà ancora affamato. Rolls ha scoperto, tuttavia, che se si rende l'hamburger da un quarto di libbra della stessa dimensione dell'hamburger da mezzo chilo, aggiungendo lattuga, pomodoro, cipolla e non schiacciandolo prima di servirlo, la stessa persona affamata lo mangerà e dirà di essere piena.

Anche se ha molte meno calorie dell'hamburger da mezzo chilo, le persone si riterranno ugualmente piene dopo la fine del pranzo. Anche se questa era una notizia sconcertante per gli scienziati che si occupano di fisiologia e metabolismo, era una grande notizia per chi stava a dieta. Significava che potevano dimezzare le dimensioni della carne e del formaggio e, a patto di aggiungere abbastanza verdure per far sembrare l'hamburger altrettanto grande, si sarebbero sentiti pieni come se avessero mangiato il vero affare.

In una dimostrazione, la squadra di Rolls ha fatto sembrare grande una piccola quantità di cibo semplicemente aggiungendo aria. Hanno preso gli stessi identici ingredienti del frullato di fragole e li hanno messi nel frullatore per diverse quantità di tempo.

Più a lungo nel frullatore, più aria è entrata nel frullato, e più grande è sembrato. Potevano iniziare con un frullato che riempiva solo mezzo bicchiere, e se lo frullavano abbastanza a lungo, avrebbe riempito l'intero bicchiere.

Hanno poi dato questi frullati a mezzo bicchiere e a bicchiere pieno ad alcuni studenti universitari maschi 30 minuti prima del pranzo. Entrambi i frullati avevano esattamente lo stesso numero di calorie. Tutto ciò che differiva era la loro dimensione. Gli studenti a cui sono stati dati i bicchieri pieni hanno finito per mangiare il 12% in meno del pranzo. Hanno anche affermato di sentirsi più pieni.

Numerosi studi hanno dimostrato che in genere mangiamo circa la stessa quantità o volume di cibo ogni giorno, e anche ad ogni pasto. Il lavoro di Rolls sottolinea che se una persona pensa di aver mangiato meno di quel volume tipico, penserà di avere fame. Se pensa di aver mangiato di più, penserà di essere pieno.

In altre parole, il volume batte le calorie. Mangiamo il volume che vogliamo, non le calorie che vogliamo. Se si facesse una data quantità di cibo due volte più calorica, la gente non si lamenterebbe di non poterla mangiare tutta. Se si rendesse la stessa quantità la metà più calorica, la gente non si lamenterebbe di avere ancora fame. In entrambi i casi, direbbero di essere pieni. La gente non mangia calorie, ma volume.

C'è un detto nell'industria alimentare che i due ingredienti più economici che si possono aggiungere al cibo sono l'acqua e l'aria. Non è una cattiva idea da ricordare.

Occhio, piatto, mangia

Smettiamo di mangiare quando il nostro stomaco è pieno, giusto?

Stranamente, questo è sbagliato. Non smettiamo di mangiare perché il nostro stomaco è pieno, tranne in casi molto estremi, come la cena del Ringraziamento. In realtà, gli scienziati non sanno esattamente cosa ci fa sentire pieni. Sembra essere una combinazione, tra le altre cose, di quanto mastichiamo, quanto assaggiamo, quanto ingoiamo, quanto pensiamo al cibo e quanto tempo abbiamo mangiato.

Quello che sembra essere il caso è che più velocemente ingurgitiamo il nostro cibo, più mangiamo, perché questa combinazione di indizi non ha la possibilità di dirci che non abbiamo più fame. Molte ricerche dimostrano che il nostro corpo e il nostro cervello impiegano fino a 20 minuti per segnalare la sazietà, in modo che ci rendiamo conto di essere pieni. Venti minuti sono un tempo sufficiente per inalare altri due o tre pezzi di pizza e tracannare una grande ricarica di Pepsi.

Ecco il problema. Noi moderni iniziamo, finiamo e sparecchiamo la tavola per molti dei nostri pasti in meno di 20 minuti. I nostri pasti sono notevolmente brevi. Prendiamo il pranzo, per esempio. I dottori Rick Bell e Patti Pliner hanno scoperto che se stiamo mangiando da soli, passiamo solo 11 minuti a mangiare se siamo in un fast-food, 13 minuti in una caffetteria sul posto di lavoro e 28 minuti in un ristorante a prezzi moderati. Se mangiamo con altre tre persone, tendiamo a mangiare circa il doppio del tempo, ma è comunque un pranzo veloce.

La maggior parte di noi decide quanto mangiare prima di mettere in bocca qualsiasi cibo. Osserviamo quanto pensiamo di volere, lo distribuiamo e poi mangiamo finché non è finito. Cioè, dopo aver detto: "Voglio due palline di gelato" o "mezza scodella di zuppa", ci affidiamo a quel segnale visivo - la scodella del gelato vuota o la scodella della zuppa mezza vuota - per dirci che abbiamo finito.

Pensate a una persona che fa jogging. Se decide di fare jogging su un tapis roulant finché non è stanca, deve costantemente chiedersi: "Sono già stanca, sono già stanca, sono già stanca? Ma se dice: "Farò jogging fino alla scuola e ritorno", non deve costantemente controllare quanto è stanca. Stabilisce l'obiettivo e fa jogging finché non ha finito.

Questo è uno dei motivi per cui la nozione di "pulire il piatto" è così potente. Il piatto pulito ci dà un obiettivo fisso a cui mirare, così non dobbiamo chiederci costantemente: "Sono già pieno, sono già pieno, sono già pieno? Possiamo distribuire il piatto, spaziare e mangiare finché non è finito.

La ciotola di zuppa senza fondo

Abbiamo mostrato a un certo numero di studenti universitari americani una ciotola di 18 once di zuppa di pomodoro e abbiamo chiesto loro: "Se doveste mangiare questa zuppa per pranzo, quando decidereste di smettere di mangiare?" L'81% ha dato un punto di riferimento visivo, come "Mi fermerei quando la ciotola è vuota" o "Ne mangerei la metà". Solo il 19 per cento ha detto che avrebbe deciso di smettere di mangiare quando era pieno o non aveva più fame. In questo caso, sembra che la maggior parte di queste persone abbiano adocchiato quanto pensavano di mangiare e poi, come il corridore che corre verso la scuola e ritorno, hanno praticamente pianificato di continuare a mangiare fino a quando non hanno avuto un segnale visivo che era il momento di fermarsi. Ma cosa succede se il piatto non è mai pulito, o la ciotola non si svuota mai?

Le tre impostazioni del tuo stomaco

Nelle centinaia di studi che abbiamo fatto sul cibo, è diventato sempre più chiaro che lo stomaco ha solo tre impostazioni principali:

1)   Affamato
2)   Sono pieno ma posso mangiare di più
3)   Sono imbottito

C'è un livello inferiore, o piano, dove ci si sente ugualmente affamati sia che non si mangi da 8 ore o da 18 ore. C'è un livello superiore, o soffitto, oltre il quale non si può continuare a mangiare. In mezzo c'è la zona grigia dove puoi sempre mangiare di più, anche quando sei vicino al soffitto. Ricordi quante cene del Ringraziamento ti sei sentito quasi stucchevolmente pieno? Ricordate che quando è stato servito il dessert, magicamente è apparso più spazio nello stomaco? Ecco perché dobbiamo concentrarci sull'impostazione "Sono pieno ma posso mangiare di più". Questo è il livello in cui possiamo tagliare il nostro margine insensato ed essere ancora soddisfatti.

Jim Painter, Jill North e io abbiamo ideato un esperimento tipo Candid Camera per scoprirlo.

Anche se non trovereste mai i piani di costruzione per ciotole di zuppa senza fondo sul retro di Popular Mechanics, ecco come sono fatte. Si prende un robusto tavolo da ristorante per quattro persone, si controlla che il proprietario del ristorante non sia in giro, e si fa un grande buco di un pollice proprio attraverso il tavolo dove un cameriere dovrebbe normalmente mettere una ciotola di zuppa (un'opzione migliore è quella di comprare il tavolo e poi fare il buco).

Poi si fa un altro buco sul fondo di una ciotola di zuppa in modo da potervi attaccare un tubo di gomma alimentare. Si fa passare l'altra estremità del tubo attraverso il foro nel tavolo, lo si attacca con del nastro adesivo alla parte inferiore e lo si fa scorrere fino a una pentola da sei litri di zuppa calda. Se metti la pentola di zuppa all'altezza giusta, una persona può mangiare da quella ciotola di zuppa tutto il giorno e questa continuerà automaticamente a riempirsi da sola. Non si riempirà da sola fino alla cima della scodella, così la gente crederà di fare progressi anche se la scodella non si svuota mai completamente. È tutta fisica: la pressione atmosferica mantiene il liquido nella ciotola da 18 once alla stessa altezza del liquido nel tino da minestra da 6 litri. Il livello di riempimento in entrambi scende alla stessa velocità.

Il nostro tavolo ospitava quattro persone. Due avevano le loro ciotole ricaricabili montate su vaschette separate da sei quarti di zuppa, e gli altri due avevano ciotole normali che sembravano identiche. Questo potrebbe sembrare semplice, ma le prove pratiche sono state dei disastri. C'erano quattro problemi che dovevano essere risolti:

Il tubo. Quando un tubo spunta nella ciotola della zuppa, i commensali tendono a insospettirsi. Con l'aiuto di uno studente di ingegneria meccanica, un "supporto a baionetta" in ottone è stato montato sul fondo della ciotola, in modo che il tubo di rifornimento non potesse essere rilevato facendovi scorrere sopra il cucchiaio.

La ciotola. E se qualcuno cercasse di spostare la propria ciotola? Dato che i nostri partecipanti erano buoni abitanti del Midwest, questo problema è stato risolto semplicemente chiedendo loro di non toccare le loro ciotole in modo da poter "mantenere tutto organizzato e coerente". Qualunque cosa significasse, ha funzionato.

La storia. Le persone continuavano a cercare di indovinare perché stavano ricevendo un pranzo gratuito. Si sbagliavano sempre, ma avevamo paura che il loro gioco di indovinelli li avrebbe trattenuti dal mangiare normalmente. Così abbiamo detto loro che in cambio del pranzo avremmo fatto alcune domande sulla loro impressione della mensa del college e sulla qualità del cibo che offriva. Abbiamo anche spostato lo studio alla Spice Box, dove sapevano che le ricette venivano spesso testate.

La zuppa. Le nostre ciotole senza fondo non hanno funzionato durante la prima prova pratica. La zuppa di pollo che stavamo usando o intasava i tubi o faceva gorgogliare la zuppa in modo strano. Abbiamo comprato 360 litri di zuppa di pomodoro Campbell's e abbiamo ricominciato. Una volta risolti i problemi, abbiamo reclutato più di 60 persone per un pranzo a base di zuppa. Ogni giorno quattro persone erano sedute insieme ad un tavolo: due avevano ciotole di zuppa ricaricabili da 18 once e le altre due avevano ciotole normali da 18 once che venivano riempite fino in cima.

Potreste pensare che se vi venisse chiesto di unirvi a tre semi-stranieri a un tavolo per il pranzo, potrebbero esserci dei momenti di disagio. Non è così con gli studenti universitari.

Tutto quello che dovevamo fare era chiedere loro quali erano i loro piani per l'estate, e la conversazione scorreva veloce come la zuppa.

Dopo 20 minuti, abbiamo interrotto lo studio e abbiamo chiesto ai nostri commensali di stimare quante calorie avevano mangiato, quante once di zuppa avevano mangiato e quanto erano pieni su una scala a 9 punti. La zuppa è stata poi scolata dalle ciotole, dai tubi e dalle pentole, ed è stata pesata per capire esattamente quanto ognuno aveva bevuto.

Delle 62 persone che si sono presentate a pranzo, solo due hanno scoperto cosa stava accadendo. Uno si è chinato per recuperare un tovagliolo caduto e ha rapidamente indicato al resto dei suoi compagni di pranzo i tubi in stile Borg sotto il tavolo. La seconda persona ebbe un'esperienza molto più drammatica. Dimenticando per un momento di non essere ad un banchetto medievale, quest'uomo prese la sua ciotola per bere come se stesse incanalando uno dei suoi antenati vichinghi. Fece un forte gorgoglio e il tubo pieno di zuppa di pomodoro scivolò su per il tavolo come un serpente di corallo. Questo fece gridare la donna accanto a lui, e l'uomo di fronte a lui rovesciò la sua sedia nella fretta di scappare. Queste due persone e i loro compagni furono abbandonati dallo studio.

Nessuno degli altri 54 sospettò nulla. Le persone che mangiavano dalle normali ciotole di zuppa mangiavano circa 9 once di zuppa. Questo è poco meno della dimensione di una lattina di zuppa Campbell's non diluita (10,5 once). Pensavano di aver mangiato circa 123 calorie di zuppa, ma, in realtà, ne avevano mangiate 155. Le persone che mangiavano dalle ciotole di zuppa senza fondo mangiavano e mangiavano e mangiavano. La maggior parte stava ancora mangiando quando li abbiamo fermati, 20 minuti dopo aver iniziato. La persona tipica ha mangiato circa 15 once, ma altri ne hanno mangiato più di un quarto, più di un quarto.

Quando a una di queste persone è stato chiesto di commentare la zuppa, la sua risposta è stata: "È abbastanza buona, e riempie abbastanza". Certo che lo è. Aveva mangiato quasi tre volte di più del tizio seduto accanto a lui.

Sicuramente i commensali hanno capito che mangiavano di più dalla ciotola ricaricabile? Assolutamente no. Con un paio di eccezioni, come Mr. Quart Man, la gente non ha commentato di sentirsi piena. Anche se hanno mangiato il 73% in più, si sono valutati come gli altri - dopo tutto, hanno mangiato solo mezza scodella di zuppa.

O così pensavano.

Quando è stato chiesto quante calorie di zuppa hanno mangiato, le 127 calorie stimate erano quasi le stesse di quelle stimate dalle persone che mangiavano dalle ciotole normali. In realtà, avevano mangiato una media di 268 calorie. Questo era 113 calorie in più rispetto ai loro compagni di tavolo con le ciotole normali.

Non sapere quando fermarsi trasforma le cene del Ringraziamento, i buffet e i ristoranti dim sum in pericoli per la dieta. E se cerchiamo seriamente di indovinare quante calorie stiamo mangiando? Spiacente, non servirà a molto.

Perché le donne francesi non ingrassano

Perché le donne francesi non ingrassano, anche se consumano formaggio, baguette, vino, pasticcini e pâté? Come Mireille Guiliano proposto nel suo libro bestseller, è perché sanno quando smettere di mangiare. La nostra ricerca suggerisce che prestano più attenzione agli indizi interni, come se si sentono pieni, e meno attenzione agli indizi esterni (come il livello di zuppa in una ciotola) che possono portarci a mangiare troppo.

Per vedere se questo era vero, abbiamo fatto compilare a 282 parigini e chicagoani dei questionari che chiedevano loro come decidevano che era il momento di smettere di mangiare un pasto. I parigini hanno riferito che di solito smettevano di mangiare quando non avevano più fame. Non i nostri Chicagoans. Si fermavano quando finivano una bevanda, o quando il loro piatto era vuoto, o quando il programma televisivo che stavano guardando era finito. Eppure, più una persona era pesante - americana o francese - più si affidava a segnali esterni per dire quando smettere di mangiare e meno si affidava al fatto di sentirsi piena.

A misura d'uomo o a misura di pasto?

La nostra esperienza con migliaia di persone suggerisce che la maggior parte di noi è terribile nello stimare quante calorie abbiamo mangiato finora oggi, o ieri, o la settimana scorsa. In media, le persone di peso normale pensano di aver mangiato il 20% in meno di quello che hanno effettivamente mangiato. Quei tre pezzi di pizza che pensavi fossero 1.000 calorie erano in realtà 1.250, e quella ciambella da 200 calorie era in realtà

250. Ma la vera preoccupazione riguarda le persone obese. In genere sottovalutano quanto mangiano dal 30 al 40 per cento. Alcuni pensano di mangiare la metà di quanto mangiano in realtà.

Questo è stato un mistero. Scienziati, medici e consulenti hanno spesso accusato le persone in sovrappeso di cercare di ingannare gli altri (o se stessi) su quanto stanno mangiando. Alcuni dietologi, medici e familiari dicono loro apertamente che stanno "mentendo" o "negando". Accuse offensive come queste rendono la consulenza dietetica efficace solo per spaventare le persone in sovrappeso, piuttosto che cambiarle.

Nel corso degli anni abbiamo avuto un paio di ricercatori in sovrappeso. Questi colleghi sono sempre sembrati piuttosto accurati nello stimare il contenuto calorico di tutti i tipi di cibi diversi. Non erano certo meno precisi delle persone più magre del laboratorio. Questo era proprio l'opposto di quello che riportano tutti gli studi scientifici classici. Perché?

Per capire meglio questo, ho collaborato con un intelligente ricercatore francese e buon amico, Pierre Chandon. Insieme abbiamo scoperto un'importante chiave di questo mistero attraverso la ricerca in un'area chiamata "psicofisica". Sembra che quando si stima quasi tutto - come il peso, l'altezza, la luminosità, il volume, la dolcezza e così via -

sottovalutiamo costantemente le cose man mano che diventano più grandi.

Per esempio, saremo abbastanza precisi nello stimare il peso di un sasso da 2 libbre, ma sottovaluteremo grossolanamente il peso di un sasso da 80 libbre. Saremo abbastanza precisi nello stimare l'altezza di un edificio di 20 piedi ma sottovaluteremo grossolanamente l'altezza di un edificio di 200 piedi. Chandon credeva che questo stesso principio potesse applicarsi al cibo.

Per testare questa idea, abbiamo iniziato in laboratorio e ci siamo spostati nei ristoranti fast-food. Per prima cosa, abbiamo reclutato 40 persone, alcune normopeso, altre obese. Abbiamo poi comprato 15 pasti di dimensioni diverse che andavano da 445 a 1.780 calorie.

Abbiamo chiesto a ogni persona di stimare il numero di calorie in ciascuno dei 15 pasti. I risultati erano uguali, indipendentemente dal peso della persona. Più piccolo era il pasto, più le persone erano accurate nello stimare il suo livello calorico. Più grande era il pasto, meno accurati erano. Quasi tutti hanno stimato enormi pasti da 1.780 calorie come aventi solo 1.000 calorie o giù di lì. Non c'erano differenze nelle stime delle persone più magre o più grandi.

AUTODISCIPLINA E DIETA - ANTONELLO VENDISCHI

Ad alti livelli, tutti noi - sia peso normale che sovrappeso - sottostimiamo i livelli di calorie con prevedibilità matematica.

Abbiamo confermato le nostre scoperte quando abbiamo condotto uno studio "nel mondo reale" in un certo numero di ristoranti fast-food. Mentre le persone finivano il pranzo, abbiamo chiesto a 139 di loro cosa avevano ordinato e quante calorie pensavano di aver mangiato (e bevuto). Più persone avevano mangiato, meno erano accurate. Chi ha mangiato un piccolo hamburger da 300 calorie e un'insalata avrebbe sottostimato le calorie di circa il 10 per cento, ma chi ha mangiato un monsterburger da 900 calorie lo avrebbe sottostimato di un enorme 40 per cento. Non importava se la persona era magra o enorme, maschio o femmina: più grande era il pasto, meno pensava di aver mangiato. È la "dimensione del pasto", non la "dimensione delle persone", che determina quanto saremo precisi nello stimare quante calorie abbiamo mangiato. Quella persona magra come un bastoncino di ghiacciolo che mangia una cena del Ringraziamento da 2.000 calorie sottovaluterà quanto ha mangiato tanto quanto la persona pesante che mangia una pizza da 2.000 calorie. Il problema è che la persona pesante tende a mangiare molti più pasti grandi.

STRATEGIA DI REINGEGNERIZZAZIONE #2: VEDERE TUTTO CIÒ CHE SI MANGIA

I nostri occhi non sono tipicamente più grandi del nostro stomaco. Infatti, sono spesso migliori del nostro stomaco nel dirci quando siamo pieni. Per esempio, i partecipanti al Super Bowl guardavano le loro ossa di pollo per dire loro quando avevano mangiato abbastanza. Finché aiutiamo i nostri occhi (e non li inganniamo con ciotole di zuppa ricaricabili), possono aiutarci a riprogettare la nostra vita alimentare.

- **VEDERE PRIMA DI MANGIARE**. Abbiamo scoperto che quando le persone preparano il loro cibo, mangiano circa il 14% in meno di quando prendono quantità più piccole e tornano per il secondo o il terzo. Mettete tutto quello che volete mangiare su un piatto prima di iniziare a mangiare: spuntini, cene, gelati e anche patatine. Il tuo stomaco non dovrà contare e tu non dovrai ricordare quanto ne hai preso. Invece di mangiare direttamente da un pacchetto o da una scatola, metti il tuo snack in un piatto separato e lascia la scatola in cucina. Sarai meno propenso a mangiarne ancora, e ancora, e ancora.

- **VEDILO MENTRE LO MANGI.** Quando si mangiano ali di pollo o costolette, si mangia meno se si vede quello che si è già mangiato. Lo stesso vale per le bevande: è facile dimenticare quante bibite hai bevuto se non c'è niente che te lo ricordi. Un modo è contare i vuoti delle bevande. Per esempio, se vuoi evitare che gli amici si ubriachino troppo alla tua prossima cena, tieni le bottiglie di vino vuote sul tavolo e versa le ricariche in bicchieri nuovi, senza svuotare gli altri. Questo dovrebbe aiutare ad allungare le tue scorte di vino del Nord Dakota.

3

Sondaggio del tablecape

Sfoglia i tuoi ricordi recenti e trova un'istantanea visiva di una tipica cena a casa. Visualizza la disposizione dei tavoli, i tipi di piatti, l'argenteria, i bicchieri e le ciotole. Immagina dove si trovava il cibo sul tavolo, come era disposto, e quanta varietà c'era in quel pasto. Se puoi, ricorda dove il cibo è stato conservato prima di essere preparato e com'era la sua confezione.

Forse puoi visualizzare questo; ma probabilmente non puoi. Dopo tutto, la tavola di un pasto sembra un dettaglio insignificante nel dramma quotidiano delle nostre vite. La maggior parte di noi è più preoccupata delle nostre frustrazioni al lavoro, dei voti di nostro figlio e della nostra lista di cose da fare che dei dettagli della tavola.

Eppure il tablecape che vi è stato chiesto di visualizzare è pieno di persuasori nascosti. Ognuno degli oggetti dall'aspetto innocuo sul tavolo, come le confezioni, i piatti, i bicchieri e la varietà dei cibi, può aumentare quanto mangiamo di oltre il 20 per cento. Possono anche essere usati per diminuire quanto mangiamo. In entrambi i casi, su o giù, l'impatto che hanno su di noi sarà insensato.

Pacchetti King-Size e il potere delle norme

Gli americani sono spesso scioccati quando controllano la tipica cucina in Europa o in Asia. Dov'è l'isola al centro, dove sono le file di armadi, la dispensa, il frigorifero grande come una Suburu? Le micro-dimensioni della maggior parte delle cucine e dei frigoriferi stranieri renderebbero una casa americana quasi invendibile.

Il pericolo delle nostre enormi cucine americane è che ci danno molto spazio da riempire con enormi pacchetti americani. Possiamo comprare scatole di pasta più grandi, barattoli di salsa per spaghetti da ristorante, e pacchetti più grossi di carne macinata. Alcuni di noi comprano anche un frigorifero o un congelatore extra.

Queste confezioni più grandi possono farci risparmiare denaro e risparmiarci un viaggio extra al supermercato perché abbiamo finito qualcosa. Ci portano anche a fare pasti più grandi e a mangiare più cibo.

AUTODISCIPLINA E DIETA - ANTONELLO VENDISCHI

Immaginate che un professore di un'università locale si avvicini a un'organizzazione di cui fate parte - come un'associazione genitori-insegnanti - e proponga una raccolta di fondi per la vostra organizzazione. Donerà 20 dollari alla vostra organizzazione a vostro nome se una sera verrete nella cucina della scuola e preparerete una cena a base di spaghetti per voi e la vostra sposa. Fornirà anche il cibo: una scatola media di spaghetti, un barattolo medio di salsa per spaghetti e mezzo chilo di carne macinata.

Quello che non saprete, tuttavia, è che la metà delle persone nella vostra organizzazione riceveranno non il formato medio, ma una grande scatola di spaghetti, un grande barattolo di salsa per spaghetti, e due libbre di carne macinata. Quello che non saprete è anche che dopo aver finito la cena, peserà quanti spaghetti, pasta e carne macinata vi sono rimasti, e quanti ne avete cucinati ma non mangiati.

Abbiamo fatto decine di studi simili con decine di cibi diversi. Con gli spaghetti, per esempio, abbiamo scoperto che le persone a cui è stato dato il pacchetto grande di pasta, sugo e carne in genere hanno preparato il 23% in più - circa 150 calorie in più - rispetto a quelli che hanno ricevuto i pacchetti medi.

HANNO MANGIATO TUTTO? SI. Scopriamo continuamente che se le persone si servono da sole, tendono a mangiare la maggior parte - il 92% - di ciò che si servono. Per molti degli alimenti a colazione, pranzo e cena che abbiamo studiato, il risultato è circa lo stesso

Le persone mangiano in media il 20-25 per cento in più dalle confezioni più grandi. Per gli snack, è ancora peggio.

In un'altra occasione abbiamo chiesto a 40 adulti ad una riunione del PTA di guardare una videocassetta e di fornire un feedback su di essa. Come ringraziamento, è stato dato loro un sacchetto di M&M's - un sacchetto da mezzo chilo o da un chilo - da gustare mentre guardavano il video. In realtà, non ci interessava cosa pensassero del video, ci interessava solo quanti M&M's avessero mangiato mentre lo guardavano. Dopo che hanno finito il video, abbiamo pesato i resti nel loro sacchetto di M&M's.

I RISULTATI SONO STATI DRAMMATICI. Quelli a cui è stato dato un sacchetto da mezzo chilo hanno mangiato una media di 71 M&M's. Quelli a cui è stato dato il sacchetto da un chilo hanno mangiato in media di 137 M&M's, quasi il doppio - 264 calorie in più. Certo, una persona risparmia un po' di soldi comprando il sacchetto grande, ma se decide di guardare cento video nel prossimo anno, gli costerà anche nove chili di peso in più.

LA LINEA DI FONDO: Tutti noi consumiamo di più dalle grandi confezioni, qualunque sia il prodotto. Date alle persone un grande sacchetto di cibo per cani, ne versano di più. Date loro una grande bottiglia di cibo liquido per piante, ne versano di più. Date loro un grande flacone di shampoo o un contenitore di detersivo per il bucato, ne versano di più. Infatti, con i 47 prodotti che abbiamo esaminato, più grande è la confezione, più ne usano. C'era solo un'eccezione: la candeggina liquida. La maggior parte della gente sa che se ne usa troppa, i calzini e le camicie subiscono una conversione religiosa. Diventano sante.

Perché automaticamente mangiamo (o versiamo) di più da confezioni grandi?

Perché le confezioni grandi (come le porzioni grandi) suggeriscono una norma di consumo - ciò che è appropriato o normale usare o mangiare.

Come suggeriscono tutti i nostri studi, possiamo mangiare circa il 20% in più o il 20% in meno senza esserne veramente consapevoli. Per questo motivo, cerchiamo spunti e segnali che ci dicono quanto mangiare. Uno di questi segnali è la dimensione del pacchetto. Quando portiamo una confezione grande nella nostra cucina, pensiamo che sia tipico, normale e appropriato mescolare e servire di più che se la confezione fosse più piccola.

Anche se non possiamo finire la scatola da due chili di spaghetti quando prepariamo la cena per due, ci fa pensare che sia normale prendere qualche morso in più di quanto faremmo se fosse una scatola da un chilo. Questo innalza le nostre norme di consumo e ci porta ad aumentare la quantità che ci serviamo.

ILLUSIONI DI VETRO DA BERE

Le grandi confezioni hanno molti complici in cucina. È stato stimato che il 72% delle nostre calorie proviene dal cibo che mangiamo da ciotole, piatti e bicchieri. Questi contenitori possono creare illusioni visive persuasive che ci inducono a giudicare male la quantità di cibo che contengono.

A chi importa?

A chi è a dieta, agli atleti e ai baristi. Per esempio, se vi diamo un bicchiere alto e magro e uno corto e largo, berrete il 25-30% in più da uno rispetto all'altro. Quale dovresti scegliere?

Potresti ricordare l'illusione orizzontale-verticale da un libro di rompicapi che avevi da bambino. Questa comune illusione sembra una "T" maiuscola rovesciata. Le linee orizzontale e verticale sono esattamente della stessa lunghezza, ma praticamente tutti pensano che la linea verticale sia più lunga: dal 18 al 20% in più, in media.

L'illusione orizzontale-verticale: Quale linea è più lunga?

Il nostro cervello ha una tendenza di base a concentrarsi troppo sull'altezza degli oggetti a scapito della loro larghezza. Prendiamo il Gateway Arch a St. Louis. Commemorando l'Acquisto della Louisiana, è uno spettacolo notevole che accoglie chiunque attraversi il fiume Mississippi dall'Illinois a St. L'arco è il monumento artificiale più alto d'America. È anche esattamente la stessa altezza e la stessa larghezza: 630 piedi di altezza e 630 piedi di larghezza. Nonostante questo, nessuno degli 11.000 turisti che visitano l'arco in un giorno medio dice: "Wow... guarda quanto è largo". Assolutamente no, fissiamo tutti l'altezza.

CHE COSA HA A CHE FARE TUTTO QUESTO CON I BICCHIERI?

Per scoprirlo, visitiamo un campo di salute e nutrizione - il tipo di campo dove adolescenti e preadolescenti vanno in estate per perdere qualche chilo e per disintossicarsi da anni di dieta a base di Cheetos. Lì imparano a valutare le dimensioni delle porzioni, contare le calorie, mangiare meglio e fare esercizio. Questi campi tendono ad essere costosi.

7.500 dollari per tutta l'estate. Se un campeggiatore perde solo tre chili durante il suo soggiorno, ai suoi genitori costa 2.500 dollari a chilo. Come risultato, i ragazzi sono motivati a perdere peso, imparano come perdere peso, ed evitano vigorosamente le cose che si mettono in mezzo. Se qualcuno è resistente alle illusioni visive, questi campeggiatori dovrebbero essere quelli.

Per esaminare questo, abbiamo convinto un campo di salute e nutrizione nel New England a fare una piccola modifica alla linea della mensa. Un giorno, quando gli adolescenti sono entrati nella sala da pranzo, è stato dato loro a caso un bicchiere alto e magro o un bicchiere corto e largo della stessa capacità. I ragazzi presero i loro vassoi, fecero la fila come al solito, presero il cibo che volevano e si versarono la bevanda che volevano.

All'altro capo della fila, i ragazzi sono stati sorpresi di essere accolti da uno dei ricercatori, che ha chiesto loro di stimare quanto avevano versato, e che ha pesato i loro bicchieri per vedere quanto fossero accurati.

AUTODISCIPLINA E DIETA - ANTONELLO VENDISCHI

I campeggiatori a cui erano stati dati i bicchieri alti e sottili hanno versato circa 5,5 once. Ma per i campeggiatori a cui erano stati dati i bicchieri corti e larghi, era una storia diversa. Hanno versato una media di 9,6 once - il 74 per cento in più dei loro compagni di bicchieri alti. La vera sorpresa: Hanno stimato che avevano versato solo 7 once.

Gli adulti non fanno molto meglio.

Koert van Ittersum e io abbiamo ripetuto questo studio con i musicisti di un campo di improvvisazione jazz nel Massachusetts occidentale.

Per due mattine consecutive, a questi musicisti jazz, che avevano in media 37 anni, è stata offerta la colazione accompagnata da un bicchiere alto o corto.

Anche se erano più vecchi e più saggi, diventavano ancora più grassi se usavano i bicchieri corti. Le persone a cui è stato dato un bicchiere corto e largo hanno versato in media il 19 per cento in più di succo o bibita rispetto a quelle a cui è stato dato il bicchiere alto e sottile.

Non siete convinti?

Ricordate, il vero pericolo di queste trappole da cucina è che quasi ogni singola persona al mondo crede di esserne immune. Potrebbero dire: "Certo, questo funziona con adolescenti sprovveduti e per musicisti jazz con la fame chimica, ma non funzionerebbe mai con me".

Ok, ma supponiamo di poter trovare dei versatori professionisti. Supponiamo di poter trovare degli esperti pagati per versare la stessa esatta quantità di liquido - 1,5 once, un "colpo" - in migliaia di bicchieri all'anno. Hanno versato questa quantità più e più volte. Sicuramente non si farebbero ingannare dalla forma di un bicchiere.

Questi esperti sono facili da trovare.

Si chiamano baristi. Per questo esperimento, abbiamo reclutato 45 baristi professionisti di Filadelfia: uomini e donne, giovani e vecchi, piccoli e tatuati. Alcuni versavano Dom Pérignon per pranzi da 150 dollari a Center City; altri versavano shot senza marchio per la Dollar Tequila Night a West Philly.

Siamo andati nei loro bar, in modo che tutto fosse naturale per loro, e abbiamo chiesto loro di versare il rum per un rum e coca, il gin per un gin tonic, il whiskey per un whiskey on the rocks e la vodka per una vodka tonic. Sapevano quanto dovevano versare. In tutti i casi, era un colpo, 1,5 once.

La fregatura

Non potevano usare i loro beccucci "uno-Missippi, due-Missippi", e non potevano usare un misurino o un bicchierino. Dovevano versare alla vecchia maniera, direttamente dalla bottiglia. Abbiamo poi dato loro un bicchiere highball alto e magro da 11 once o un bicchiere tumbler corto e grasso da 11 once. Questi erano baristi veterani, con oltre cinque anni di esperienza ciascuno.

Che cosa è successo?

Quelli a cui sono stati dati i bicchieri alti e magri erano quasi esattamente sul bersaglio. Hanno versato 1,6 once. Quelli a cui erano stati dati i bicchieri corti e grassi erano una storia diversa. Anche se avevano versato bevande per oltre cinque anni, e anche se hanno sempre versato la stessa quantità, hanno versato una media di 2,1 once: Il 37% in più del loro obiettivo.

AUTODISCIPLINA E DIETA - ANTONELLO VENDISCHI

Abbiamo anche chiesto ad altri 41 baristi di "Per favore, fate con calma quando versate". Hanno ancora versato troppo. Alla faccia dell'esperienza.

L'illusione orizzontale-verticale fa la differenza.

Mentre può non importare se stai bevendo acqua, importa se stai versando più calorie di una bevanda analcolica di quelle che volevi. E importa davvero, davvero tanto se qualcuno finisce per versare e bere più alcolici di quanto intendeva. Molte persone potrebbero dover pagare per quell'errore. Una cosa è dire a sé stessi: "Non verserò troppo in questo ampio bicchiere", ma se i baristi non possono nemmeno evitare di farlo, che speranza abbiamo noi altri? È molto più facile dire semplicemente: "Usiamo solo i bicchieri alti e magri". Dopo aver visto che anche i versatori esperti vengono ingannati, la maggior parte di noi del Laboratorio ha sostituito i bicchieri da succo corti e larghi nelle nostre cucine e ha tenuto quelli più alti. Uno dei nostri ricercatori ha persino sostituito i suoi grandi e larghi bicchieri da vino rosso con bicchieri più piccoli e sottili destinati al vino bianco.

Grandi piatti, grandi cucchiai, grandi porzioni

Ecco un'altra illusione visiva che potreste ricordare da quei libri rompicapo della vostra gioventù: l'illusione del contrasto delle dimensioni. Questo comporta un punto di medie dimensioni circondato da piccoli cerchi e un secondo punto di medie dimensioni circondato da cerchi molto più grandi. Il secondo punto appare molto più piccolo del primo, anche se è esattamente della stessa dimensione (e anche se conosci il trucco). Essenzialmente, usiamo gli oggetti dello sfondo come punto di riferimento per stimare le dimensioni. Per esempio, se vediamo la foto di un uomo di due metri accanto a un triciclo, pensiamo che sia più alto che se fosse mostrato accanto a un camion di cemento.

L'ILLUSIONE DEL CONTRASTO DELLE DIMENSIONI: QUALE PUNTO NERO È PIÙ GRANDE?

Ora traducete questo nel tablecape.

Se mettete quattro once di purè di patate su un piatto da 12 pollici, sembrerà molto meno che se lo aveste messo su un piatto da 8 pollici. Anche se avete intenzione di limitare le dimensioni della porzione, il piatto più grande probabilmente vi indurrà a servire di più. E poiché tutti noi tendiamo a finire quello che ci serviamo, probabilmente finiremmo per mangiarlo tutto.

Di nuovo, anche i professionisti sono ingannati da questa illusione. Nel 2001, il programma televisivo 20/20 ha visitato il nostro laboratorio per filmare alcune delle nostre ricerche. Per celebrare quella che doveva essere la fine delle riprese - il "wrap party" - ci fu un gelato sociale. Tutti gli illustri professori della Divisione di Scienze Nutrizionali e tutti i laboriosi studenti di dottorato sono stati invitati a partecipare ai festeggiamenti.

Ma le riprese non erano davvero finite, e il gelato sociale era in realtà un esperimento. Quando i nostri ospiti si sono presentati, gli sono state date ciotole medie da 17 once o grandi da 34 once; poi sono stati invitati a fare la fila e a prendere tutti i quattro diversi tipi di gelato che volevano.

Abbiamo anche variato la dimensione delle palline che abbiamo messo nel gelato. Alcune tenevano due once, altre tre once.

Quando le persone hanno raggiunto la fine della fila, uno degli sperimentatori ha consegnato loro un sondaggio mentre pesavano la loro coppa di gelato. Per tutto il tempo, le telecamere giravano.

Sicuramente i nostri ospiti non saranno influenzati da qualcosa di così banale come le dimensioni delle ciotole e dei misurini? Pensano, dormono, tengono conferenze, studiano e mangiano nutrizione. Hanno scritto centinaia di articoli di ricerca di alto livello sulla nutrizione.

Niente di tutto ciò ha avuto importanza.

Quelli a cui sono state date le ciotole enormi hanno versato quantità enormi. Infatti, hanno versato circa il 31 per cento in più-127 calorie in più di gelato. Le cose peggiorano solo se si dà loro una grande pallina. Le persone con una ciotola grande e una paletta da tre once hanno distribuito il 57% in più di gelato rispetto a quelle con una ciotola più piccola e una paletta più piccola.

Grandi piatti e grandi cucchiai sono un grosso problema.

Man mano che le dimensioni dei nostri piatti aumentano, aumenta anche la quantità che ci mettiamo sopra.

Ci inducono a servirci di più perché fanno sembrare il cibo così piccolo. Se si prende un hamburger di medie dimensioni e lo si serve a una persona su un piattino, si stima che abbia il 18% di calorie in più rispetto a quando lo si serve su un piatto di dimensioni normali. La stessa cosa vale per i dessert. Quando vengono presentati in un piatto grande, le persone sottovalutano il numero di calorie di una fetta di torta o di un dolce rispetto a quando vengono presentati in un piatto più piccolo.

Le norme sulle dimensioni delle porzioni erano diverse 50 anni fa.

Come facciamo a saperlo? Un modo è confrontare i piatti della nonna con i nostri. Un antiquario mi ha detto che quando le persone che comprano piatti antichi trovano un modello che gli piace, spesso gli portano un piatto da pranzo e dicono: "Mi piacciono questi piccoli piatti da insalata. Avete dei piatti da cena abbinati?". Una donna ha persino chiesto se aveva dei duplicati dei piatti da portata che poteva usare come piatti da cena.

Il Super Bowl Intelligente

Questo pregiudizio della ciotola sembra semplice, e la soluzione sembra semplice. Dite alla gente del loro pregiudizio, e il problema sarà risolto.

Nella primavera del 2003 ho fatto una presentazione di ricerca sugli indizi di grandezza alla National Academy of Science a Washington, D.C. Uno degli scienziati del pubblico ha osservato che questi indizi devono danneggiare in modo sproporzionato i meno istruiti, perché "Sicuramente le dimensioni di ciotole, misurini e piatti non possono influenzare quanto una persona intelligente e informata mangia".

Vediamo.

Prenderemo 63 studenti laureati brillanti e competitivi in una delle migliori università di ricerca. Dedicheremo un'intera sessione di 90 minuti di lezione poco prima delle vacanze di Natale per parlare del pregiudizio della dimensione.

Faremo loro una lezione, mostreremo dei video, li faremo assistere a una dimostrazione, e li divideremo anche in piccoli gruppi per discutere su come le persone potrebbero evitare di "essere ingannate" da ciotole più grandi. Useremo quasi tutti i metodi educativi a parte la danza interpretativa. Alla fine dei 90 minuti, saranno stanchi dell'argomento, stanchi del professore e stanchi della scuola. 14 Perché? Perché è ovvio e perché sono intelligenti e informati. Sei settimane dopo, vedremo cosa ricorderanno.

Alla fine di gennaio, abbiamo invitato questi studenti a una festa del Super Bowl in un bar sportivo, e 40 hanno accettato.

Quando sono arrivati, sono stati condotti in una delle due stanze per prendere i loro spuntini per la partita.

Quelli che sono stati condotti nella prima stanza hanno trovato un tavolo con due enormi ciotole di Chex Mix. Gli fu dato un piatto e gli fu chiesto di prenderne quanto volevano. Quando sono arrivati alla fine della fila, abbiamo chiesto loro di compilare un breve sondaggio sulle pubblicità del Super Bowl.

C'era solo un angolo vuoto del tavolo dove potevano mettere il loro piatto mentre compilavano il sondaggio. Quello che non sapevano è che c'era una bilancia sotto la tovaglia e che la quantità che si erano serviti veniva pesata e registrata.

Nella seconda stanza, tutto era lo stesso tranne che i Chex Mix erano stati messi in quattro ciotole da mezzo gallone.

Che cosa hanno fatto i nostri esperti delle dimensioni? Gli studenti che si sono serviti da soli dalle ciotole da un gallone hanno preso il 53% in più di Chex Mix rispetto a quelli che si sono serviti da ciotole da mezzo gallone. Un'ora dopo abbiamo eliminato i loro piatti, che avevano dei codici di identificazione sul fondo. Non solo quelli che si sono serviti da soli dalle ciotole grandi hanno preso il 53% in più, ma hanno anche mangiato di più (59% in più). 15

Nessuno è immune alle norme sulle dimensioni delle porzioni, nemmeno le persone "intelligenti e informate" che hanno ricevuto una lezione ad nauseam sull'argomento.

Alla fine, apparecchiare la tavola con i piatti o le ciotole sbagliate - quelle grandi - pone le basi per la sovralimentazione. E ci sono conseguenze pesanti, soprattutto quando si è seduti davanti a una grande varietà di cibo.

La tentazione della varietà

Atkins-mania e la dieta low-carb. Per un po', è stata la rabbia. Quasi tutti erano sul carro del low-carb o avevano amici che avevano sperimentato risultati miracolosi. Una donna in un annuncio low-carb ha persino affermato che la dieta l'aveva cambiata da "un numero da circo a una top model".

L'accordo di base era:

> "Mangia tutto quello che vuoi e quanto vuoi, purché non abbia carboidrati raffinati".

Niente pane, riso, pasta, patate o zucchero, ma tutto il manzo, il burro e i broccoli al formaggio che puoi sopportare.

La dieta Atkins ha funzionato inizialmente perché ha reso la dieta un'attività senza cervello. C'erano i cattivi (carboidrati) e i buoni (carne e verdure), e pochissima varietà.

La buona notizia:

La dieta Atkins ha funzionato. La cattiva notizia: era noioso mangiare solo carne e verdure.

Il capitalismo è venuto in soccorso.

Quasi ogni azienda alimentare americana dal sangue rosso ha cercato di rimediare alla noia dandoci più opzioni. Ci hanno dato cereali, dessert e birre a basso contenuto di carboidrati. Russell Stover ci diede persino delle tartarughe di cioccolato e caramello a basso contenuto di carboidrati. Al punto più alto (o forse più basso) della dieta, Christopher Atkins, che era il co-protagonista di Brooke Shields nel film del 1980 The Blue Lagoon, uscì con l'Atkins Cookie, apparentemente cavalcando la coincidenza del suo cognome.

Atkins ha perso la sua magia.

Ai vecchi tempi, c'erano solo carne e verdure. Ora c'erano centinaia e centinaia di cibi "low carb" non carne e non vegetali. E invece di felici, snelli, amanti delle proteine che avevano perso 40 libbre, la dieta low-carb cominciò a produrre continui spuntini che erano mistificati dal fatto di aver perso solo 4 libbre. Anche se tutto quello che mangiavano era secondo la lettera della legge Atkins, ne mangiavano troppo.

Ci sono sempre state diete a restrizione alimentare, che vanno dalla dieta del pompelmo alla dieta della zuppa di cavolo. Hanno tutti due cose in comune:

1) **Puoi mangiare solo una varietà limitata di cibi, ma**
2) **puoi mangiarne una quantità illimitata.**

Tutti funzionano in una certa misura perché le persone si ammalano e si stancano di mangiare gli stessi cibi. Di conseguenza, alla fine iniziano a mangiare di meno. È come andare a un buffet che ha tutto il roast beef che puoi mangiare. Al buffet non mangerete mai quanto vorrete con 60 diversi tipi di alimenti.

Aumentare la varietà di un alimento aumenta quanto mangiano tutti.

Per dimostrarlo, il team della dott.ssa Barbara Rolls alla Penn State ha dimostrato che se alle persone viene offerto un assortimento con tre diversi gusti di yogurt, è probabile che consumino in media il 23% in più rispetto a sé gli fosse offerto un solo sapore.

Questo comportamento deriva da quella che viene chiamata "sazietà sensoriale specifica". In altre parole, i nostri sensi si intorpidiscono o si saziano se sperimentano continuamente lo stesso stimolo.

Un esempio estremo riguarda le persone che lavorano negli impianti di confezionamento (meno eufemisticamente noti come macelli). Queste persone non sono accolte con un odore fresco di primavera quando arrivano al lavoro tutti i giorni. L'odore in un impianto di confezionamento è così orribile che ti lacrimano gli occhi. Fortunatamente, dopo un po ', smetti di notarlo. Ecco perché, all'ora di pranzo, gli operai possono mangiare i loro panini al prosciutto e formaggio e non annusare altro che la Velveeta. Sebbene la loro capacità di annusare l'impianto di confezionamento si sia "esaurita", sono ancora in grado di annusare altre cose.

La sazietà sensoriale specifica colpisce anche le nostre papille gustative.

Il primo morso di qualsiasi cosa è quasi sempre il migliore. Il secondo un po' meno, il terzo di nuovo meno. Ad un certo punto, siamo stanchi dello yogurt o della torta. Ma se aggiungiamo altri due tipi di yogurt, o se aggiungiamo il gelato alla torta, le nostre papille gustative tornano alle gare.

Ecco perché mangiamo di più quando c'è varietà.

È un'idea semplice, ma ha molte implicazioni. Se stai cercando di controllare il tuo peso, un'ovvia implicazione è di non mangiare ogni pasto al buffet di 2.000 articoli del Kung Pao Garden. Puoi anche smettere di pensare che ogni pasto dovrebbe consistere in quattro o cinque cibi diversi. E che dire del ricevimento o della festa in cui sei tentato da dozzine di bocconcini spietati? Una strategia intelligente è quella di non avere mai più di due oggetti nel piatto contemporaneamente. Puoi tornare indietro se hai ancora fame, ma la mancanza di varietà ti rallenta e finisci per mangiare di meno.

Tuttavia, c'è qualcosa di strano nell'effetto varietà.

Come abbiamo scoperto io e la mia collega Barbara Kahn, non è solo una questione di sazietà sensoriale specifica. Non solo mangiamo di più quando c'è più varietà, ma mangiamo anche di più se pensiamo semplicemente che ce ne sia di più. Cioè, se i nostri occhi ci portano a credere di avere più scelte, ci serviamo di più e puliamo diligentemente i nostri piatti.

Lo abbiamo testato su studenti internazionali che stavano iniziando un programma MBA. Come parte del loro orientamento di una settimana, gli studenti sono stati invitati a partecipare al film Pearl Harbor e ricevere popcorn, bibite e caramelle gratuiti. Le caramelle erano gelatine e sono state presentate in due modi. A metà degli spettatori sono state offerte gelatine in un vassoio diviso in sei parti,

ognuna delle quali è stata riempita con 200 gelatine dello stesso tipo. Una parte è stata riempita con gelatine di ciliegia, una con gelatine di lime, una con arancia e così via.

All'altra metà degli spettatori sono stati offerti gli stessi sei gusti di gelatine, ma invece di essere ordinatamente organizzati in base al colore, sono stati tutti mescolati insieme. Chi pensi che abbia preso di più, la persona che mangia dal vassoio organizzato o la persona che mangia dal vassoio disorganizzato? Gli studenti laureati di fronte al vassoio organizzato hanno preso circa 12 gelatine e si sono diretti a godersi il film. Ma quelle persone presentate con l'assortimento disorganizzato hanno preso una media di 23 gelatine, quasi il doppio. In entrambi i casi, il numero e il sapore delle gelatine sono identici, ma mescolandoli quasi il doppio di quanto una persona ne prende e mangia.

E i colori?

E se non cambiamo il gusto dei cibi, ma cambiamo solo il loro colore? Ad esempio, cosa succederebbe se dessimo a due persone enormi scodelle di M & M's per fare uno spuntino mentre guardavano un video? L'unica differenza tra le ciotole è che una ha 7 colori di M & M's e l'altra ha 10 colori. La maggior parte delle persone sa che tutti gli M & M hanno lo stesso sapore. Il colore è appena aggiunto al rivestimento. Non c'è modo che dovrebbero mangiare quantità diverse.

Ma lo fanno. La persona con 10 colori mangerà 43 M & M in più (99 contro 56) rispetto al suo amico con 7 colori. Lo fa perché pensa che ci sia più varietà, il che aumenta quanto pensa che gli piaceranno gli M & M's e quanto pensa sia normale mangiare.

AUTODISCIPLINA E DIETA - ANTONELLO VENDISCHI

Una pratica comune alle feste è prendere un numero limitato di spuntini o antipasti e metterli su vassoi più piccoli e spargerli per la stanza. Gli ospiti laureati affamati l'hanno perfezionato in una forma d'arte.

Invece di avere tre ciotole davvero grandi di patatine, noccioline e caramelle, questi host e hostess astuti e attenti ai costi potrebbero mettere le patatine in quattro ciotole piccole, le noccioline in quattro ciotole piccole e le caramelle in quattro ciotole piccole. Fa pensare alle persone che ci sia molto più cibo e molta più varietà. Esatta stessa varietà, ma percezioni molto diverse.

Due feste per le vacanze degli studenti MBA a casa mia sembravano essere il momento perfetto per una dimostrazione ai potenziali membri del laboratorio. Un martedì sera, sul tavolo della sala da pranzo decorato in rosso e verde erano disposte ciotole da un gallone di ciascuno dei tre diversi snack. Abbiamo contato quante persone c'erano alla festa e pesato gli spuntini rimasti alla fine. Il giorno successivo abbiamo inviato un'e-mail alle persone e abbiamo chiesto loro di valutare la varietà di snack la sera prima su una scala da 1 a 9 (poca varietà, molta varietà). La settimana successiva ho organizzato un'altra festa, in cui ciascuno dei tre snack è stato diviso in quattro ciotole da un quarto.

A quale festa è probabile che la persona media mangi di più: la festa delle 12 bocce o la festa delle 3 bocce? Anche se la quantità di cibo era la stessa, mettere il cibo in 12 ciotole ha aumentato la quantità di persone che mangiavano del 18%. Quando abbiamo chiesto ai nostri ospiti di valutare la varietà, abbastanza sicuro, hanno dato punteggi più alti alla festa con le 12 ciotole.

STRATEGIA DI REENGINEERING N. 3: SII IL TUO TAVOLINO DA TAVOLA

Puoi controllare il tuo tablescape, o il tuo tablescape ti controllerà. Quando modifichiamo il panorama del tavolo nel nostro laboratorio, possiamo facilmente ridurre quanto una persona mangia del 15% o più. Da qui puoi iniziare:

Ridimensiona scatole e ciotole. Più grande è il pacchetto da cui versi - che si tratti di scatole di cereali sul tavolo o di spaghetti in cucina - più ne mangerai: dal 20 al 30 percento in più per la maggior parte degli alimenti.

Come puoi ottenere i tuoi risparmi enormi e ancora mangiare di meno? Riconfeziona la tua scatola jumbo in sacchetti Ziploc più piccoli o contenitori Tupperware e servila in piatti più piccoli. Più piccola è la scatola, meno fai e meno mangi. Più piccolo è il piatto da portata, meno ne prendi e meno mangi.

Diventa un illusionista.

Sei once di gulasch su un piatto da 8 pollici sono una porzione di buone dimensioni. Sei once su un piatto da 12 pollici sembrano un piccolo antipasto. Fai in modo che le illusioni visive funzionino per te. Dopo aver lasciato i tuoi piatti da portata da portata a Goodwill, prendi un bel set di piatti di medie dimensioni di cui puoi essere orgoglioso.

Con gli occhiali, pensa di essere snello se vuoi essere snello. Se non riempi il bicchiere, tenderai a versare il 30 percento in più in un bicchiere largo che in uno alto e snello. È più facile sbarazzarsi degli occhiali larghi che ricordarsi costantemente di non usarli.

Attenzione al doppio pericolo degli avanzi.

Più contorni e ciotoline di avanzi tirate fuori dal frigorifero, più ne mangerete. Se stai tirando fuori i bastoncini di carote, questo probabilmente non ha importanza

— Ma lo sei? Il secondo pericolo degli avanzi? Segnalano che hai fatto troppo - e probabilmente hai mangiato troppo - del pasto originale.

Hai in mente cibo sano? Puoi attivare questi tre suggerimenti e incoraggerà la banda a mangiare più di quanto farebbero altrimenti.

4

I persuasori nascosti intorno a noi

IN QUALSIASI GIORNO DELLA settimana puoi accedere a eBay.com e fare un'offerta su un piatto di caramelle parlante. Questi piatti sono disponibili in tutte le forme, ma il più popolare è un maiale rosa con un dorso scavato dove puoi impilare le caramelle. Questo non è un piatto di maiale ordinario. Questo contiene un sensore che rileva quando la tua mano vi sta raggiungendo. Risponde con un inconfondibile, continuo, "oink, oink, oink, oink" finché non abbandoni la tua ricerca di caramelle o ne afferri una con aria di sfida e ti ritiri in un angolo per banchettare in silenzio.

Ci sono solo un paio di piatti di oink in offerta su eBay in un dato giorno e di solito vengono venduti per circa $ 12. Dato questo prezzo basso, probabilmente non vedremo un branco di spin-off che includono il frigorifero Oink, l'armadio Oink e la scrivania Oink Office. È un peccato per noi mangiatori insensati. Questi sono tutti posti che sono pieni di trappole esplosive con persuasori nascosti che possono farci mangiare troppo.

La trappola "See-Food"

C'è stata una battuta stupida che è stata un grande successo nella mia stanza del pranzo caldo di quarta elementare per circa due settimane. Dopo che qualcuno ha avidamente finito un pranzo abbondante, un bambino diceva: "Devi seguire la dieta See-Food, perché mangi tutto ciò che vedi".

La maggior parte delle persone segue in una certa misura diete alimentari.

Il semplice vedere (o annusare) un cibo può indurci a desiderarlo divorarlo. Pensi di avere la forza di volontà per evitare quel piattino di cioccolatini che hai seduto sulla scrivania dell'ufficio o nel tuo soggiorno? Pensa di nuovo.

Supponiamo di dare a un edificio per uffici pieno di segretarie dei bei piatti coperti di 30 baci di Hershey come regalo personale e da non condividere per la settimana del segretario.

I piatti di vetro sono identici tranne che per un dettaglio: metà sono trasparenti e metà sono bianchi in modo da nascondere completamente i cioccolatini se il coperchio è chiuso. Supponiamo ora che ogni sera, dopo che le segretarie siano tornate a casa, contiamo quante ne hanno mangiate, riempiamo il piatto e continuiamo per due settimane.

Il dottor Jim Painter e io abbiamo fatto questo studio e ci siamo divertiti a farlo: tutti adorano i cioccolatini gratis. Sfortunatamente, i risultati non sono così divertenti per chi sta cercando di guardare ciò che mangia.

Le segretarie a cui erano state date caramelle in piatti da scrivania trasparenti sono state catturate con la mano nel piatto di caramelle il 71% più spesso (7,7 contro 4,6 volte) rispetto a quelle a cui erano stati dati piatti bianchi. Ogni giorno quel piatto era sulla loro scrivania mangiavano 77 calorie in più. In un anno, quel piatto di caramelle avrebbe aggiunto più di cinque libbre di peso extra. Ciò che fa un po 'paura è che nessuno di loro avrebbe probabilmente saputo da dove provenissero quei chili.

Non sono solo caramelle sulla scrivania.

Questo stesso principio di visibilità può seguirci durante la giornata. In una linea classica di studi iniziati alla Columbia University negli anni '60, i ricercatori hanno messo un piatto di cibo (come piccoli panini con insalata di pollo) davanti alle persone durante il pranzo.

Ad alcuni veniva dato cibo coperto con pellicola trasparente e ad altri cibo coperto con un foglio di alluminio. In quasi tutti questi studi, le persone hanno mangiato più cibo avvolto in un involucro trasparente che in un foglio di alluminio.

Perché succede questo?

Mangiamo più di questi "cibi visivi" perché ci pensiamo di più. Ogni volta che vediamo il barattolo di caramelle dobbiamo decidere se vogliamo un bacio di Hershey o se non lo vogliamo. Ogni volta che lo vediamo, dobbiamo dire di no a qualcosa che è gustoso e allettante. Se vediamo quella tentatrice di un barattolo di caramelle ogni cinque minuti, significa dover dire di no 12 volte la prima ora, 12 volte la seconda ora e così via. Alla fine, alcuni di questi non hanno la meglio in sì. Di solito sotto forma di "Bene, okay, solo per questa volta ..." Lontano dagli occhi, lontano dalla mente. In vista, in mente.

È interessante notare, tuttavia, che c'è una ragione più sottile e nascosta per cui il canto delle sirene del piatto di caramelle e il barattolo di biscotti ci intrappolano. Il solo pensiero del cibo può farti venire fame.

Proprio come i cani di Pavlov, saliviamo (sottilmente) quando sentiamo, vediamo o annusiamo qualcosa che associamo al cibo, come un pezzo di cioccolato al latte avvolto in un foglio lucido. Anche se non abbiamo toccato il cioccolato, il nostro pancreas potrebbe iniziare a secernere insulina, una sostanza chimica utilizzata per metabolizzare l'imminente corsa allo zucchero che stiamo pianificando. Questa insulina abbassa il nostro livello di zucchero nel sangue, il che ci fa sentire affamati. Anche se sbavare non ha mai fatto male a nessuno, più salivi attivamente, più è probabile che tu sia impulsivo e mangi troppo. Gli studi hanno persino dimostrato che più ci piace il cibo, più velocemente lo masticeremo e lo ingeriremo. Ma non abbiamo bisogno di avere caramelle di fronte a noi perché siano in cima alla nostra mente. Tutto quello che dobbiamo fare è visualizzarlo. Il semplice fatto di pensare al cibo - pensare se dovremmo andare alla posta per una ciambella stantia, o pensare che dovremmo fare una pausa per andare al distributore di caramelle "solo per vedere cosa c'è" - ha lo stesso effetto.

Prendi due tizi in cubicoli uno accanto all'altro - Will e George - e due dozzine di ciambelle rafferrmo nella stanza della posta. George ha visto le ciambelle la prima volta che è arrivato al lavoro e ci ha pensato tutta la mattina.

Ogni cinque minuti ci pensa e ogni cinque minuti dice di no. Alla fine, tuttavia, i no sono più difficili, così si alza dalla scrivania per andare a prendere una ciambella. Will, invece, non sa che ci sono le ciambelle, ma decide di scendere a ritirare la posta. Entrambi arrivano lì nello stesso momento. Chi mangerà di più?

I soldi intelligenti scommetterebbero su George.

Il mangiare di George è premeditato, quello di Will è più impulsivo. Il bello del mangiare d'impulso può essere che finisci per mangiare di meno —Quando mangi — rispetto a qualcuno che ha pensato al cibo per ore. **PIÙ PENSI A QUALCOSA, PIÙ NE MANGERAI.**

La dieta "Hide the See-Food"

Lontano dagli occhi è lontano dalla mente. Se il piatto di caramelle si trova sulla tua scrivania, devi costantemente prendere una decisione eroica se resisterai al cioccolato che ti ha dato l'occhio per tutto il giorno. La soluzione facile è perdere il piatto, spostare il piatto o sostituire le caramelle con qualcosa che personalmente non ti piace. Stessa cosa con il barattolo dei biscotti. Può fare il suo debutto in una svendita locale, oppure i biscotti possono essere sostituiti con la frutta.

Puoi anche far funzionare la dieta del cibo per te. Rendi i cibi sani facili da vedere e quelli meno sani difficili da vedere. Le ciotole di frutta possono sostituire i barattoli di biscotti. I cibi sani possono migrare sui ripiani anteriori del frigorifero a livello degli occhi.

Ma non tutto è perduto, perché la dieta del cibo biologico funziona anche con le cose buone. Rohit Deshpandé e io abbiamo testato questa idea durante il disgelo primaverile dopo un lungo inverno nel New Hampshire quando ero professore a Dartmouth.

La zuppa è un alimento ragionevolmente sano e volevamo vedere se renderla davvero, davvero vivida per una persona avrebbe reso più propenso a mangiarla nelle prossime settimane. (Gli psicologi lo chiamano "preparazione". Quindi abbiamo chiesto a 93 persone di scrivere una descrizione dettagliata dell'ultima volta in cui hanno mangiato la zuppa: cosa era successo quel giorno, che tipo di zuppa avevano, cosa ne mangiavano, come aveva il sapore, come li faceva sentire quando lo mangiavano e cosa pensavano del pasto dopo aver finito. Si trattava di un'intera pagina di scrittura sulla zuppa. Ad altre 94 persone è stato semplicemente chiesto di scrivere la loro esperienza più recente con un prodotto non correlato.

I risultati furono drammatici.

Alla fine dello studio, le persone che avevano pensato all'ultima volta che avevano mangiato la zuppa prevedevano che avrebbero mangiato più del doppio della zuppa nel mese successivo come ci ha detto il gruppo non innescato.

E le tentazioni visive che non possiamo controllare ... i minimarket e i fast-food?

Un mio compagno di stanza che aveva un debole per Slurpees si ritrovava a fermarsi in un certo minimarket 7-Eleven ogni pomeriggio. Non poteva proprio trattenersi. Se ha rallentato al semaforo d'angolo, ha detto, la sua auto è diventata posseduta e ha trasformato nel parcheggio 7-Eleven. Col passare del tempo e i suoi vestiti iniziarono a diventare stretti, decise che se non fosse riuscito a impedire alla sua macchina di entrare nella 7-Eleven, avrebbe preso una strada diversa verso casa, zigzagando attorno alla tentazione. Se il canto della sirena di 7-Eleven o di Dunkin 'Donuts è troppo difficile da resistere, ci sono due scelte: scagliati al volante o non guidare da loro.

Sono invariabilmente affamato quando torno a casa alla fine della giornata. Per molto tempo, entravo in casa da una porta che mi conduceva attraverso la cucina. Mi dicevo più volte che non avrei fatto uno spuntino prima di cena. A volte l'emozione della forza di volontà mi trasportava, a volte no.

Mentre attraversavo la cucina, l'ambiente era pieno di tentazioni e iniziavo ad afferrare cibi spazzatura, a destra ea sinistra. Forse un giorno erano biscotti su un vassoio, il giorno dopo una torta al cioccolato o qualche altro cibo che avrei consumato rapidamente. Non era insolito per me divorare tra le 1.500 e le 10.000 calorie in una sola seduta ("in piedi" sarebbe una descrizione più appropriata), fare la doccia e poi sedermi per una cena completa.

La soluzione?

Ha cambiato percorso ed è entrato dalla porta principale invece che dalla porta sul retro. Altri hanno usato la strategia della polizia sulla scena del crimine e hanno messo del nastro adesivo "NON ENTRARE" sulle porte della cucina tra i pasti, ma questo sarebbe troppo estremo per la maggior parte di noi. Ci sono due tattiche di base per evitare la tentazione della dieta del cibo di mare: 1) Spostare il cibo visibile e 2) se non può essere spostato, spostati intorno ad esso.

Convenienza:

Cammineresti un miglio per un caramello?

AUTODISCIPLINA E DIETA - ANTONELLO VENDISCHI

Uno dei libri più famosi sulla psicologia alimentare ha anche uno dei titoli più famigerati e politicamente scorretti mai pubblicati. Obese Humans and Rats è stato scritto dal defunto, grande professore della Columbia University Stanley Schachter e da un team di ricercatori intelligenti che includevano Judith Rodin, C. Peter Herman e Patti Pliner. Ha distillato migliaia di ore persona (e ore di topo) di ricerca per dimostrare che molti degli stessi fattori che rendono grassi i ratti possono rendere grassi gli esseri umani.

Se il libro dovesse essere riassunto in una frase, sarebbe questo: più è fastidioso mangiare, meno mangiamo. Se i ratti bianchi in gabbia devono premere una piccola leva del cibo 10 volte prima di essere ricompensati con pellet di cibo, mangiano spesso. Se devono premerlo 100 volte, si accontentano di meno.

Con noi è lo stesso.

Se dovessimo premere le piccole leve 100 volte prima di ricevere un cupcake, non ne mangeremmo tanto. Se dovessimo attraversare un lungo labirinto prima di ottenere la nostra pinta di gelato con pasta di biscotti con gocce di cioccolato, di solito decideremmo che non ne valeva la pena.

I cibi scomodi che richiedono molti sforzi per essere ottenuti e preparati sembrano avere un'influenza ancora maggiore sulle persone obese.

In uno studio, il team di Schachter ha invitato le persone nel loro ufficio per essere iscritte a uno studio. Non appena la persona è arrivata, il ricercatore fingeva di essere richiamato. Mentre usciva dalla porta diceva: "Devo occuparmi di qualcosa di veramente veloce. Ci sono delle mandorle qui sulla mia scrivania. Siediti e serviti. Torno tra 15 minuti. " La metà delle volte le mandorle sulla scrivania venivano sgusciate; la metà del tempo sono stati sgusciati.

Quando il ricercatore se ne andava, le persone di peso normale ne mangiavano generalmente uno o due mandorle sgusciate o meno. Questo non era il caso delle persone obese. Tendevano a mangiare le mandorle solo se erano già sgusciate e non comportavano alcun lavoro. Se le mandorle fossero ancora nel guscio, le persone obese tendevano a lasciarli soli.

Anche se tutti lasciamo che il nostro ambiente ci dica quando e quanto dovremmo mangiare, alcune persone ne sono più influenzate rispetto ad altre. Ma nessuno è esente dal potere della convenienza. Diamo nuovamente un'occhiata alle segretarie fisse alla scrivania.

Ricordi come abbiamo celebrato la settimana del segretario, con piatti di caramelle pieni di 30 baci di Hershey per le loro scrivanie?

Jim Painter e io abbiamo fatto qualcosa di simile con un altro gruppo di segretarie. Tranne che questa volta abbiamo dato a tutti piatti di caramelle chiari e con coperchio che abbiamo ruotato tra tre posizioni nel loro ufficio. Durante la prima settimana una segretaria avrebbe scoperto che il suo piatto di caramelle era all'angolo della sua scrivania. La settimana successiva sarebbe stato nel cassetto in alto a sinistra della scrivania. L'ultima settimana, sarebbe stato su uno schedario a sei piedi dalla sua scrivania. Alle altre segretarie venivano dati i cioccolatini in un ordine diverso, ma i tre posti erano sempre gli stessi: sulla scrivania, sulla scrivania ea un metro e ottanta dalla scrivania.

A questo punto puoi prevedere cosa è successo. La tipica segretaria mangiava circa nove cioccolatini al giorno se erano seduti sulla sua scrivania a fissarla. Si tratta di circa 225 calorie in più al giorno. Se doveva sforzarsi di aprire il cassetto della scrivania, lo faceva solo sei volte al giorno. Se doveva alzarsi e camminare sei piedi per prendere una cioccolata, ne mangiava solo quattro. Allo stesso modo in cui non vale la pena per un eschimese individuare e mangiare troppo mango, non sempre vale la pena per noi camminare sei piedi per un cioccolato. Il principio di base è la comodità.

Tuttavia, potrebbe succedere anche qualcos'altro qui. Quando abbiamo parlato con le segretarie dopo lo studio, molte di loro hanno detto che avere sei piedi tra loro e le caramelle ha dato loro abbastanza tempo per pensare due volte se lo volevano davvero. Ha dato loro il tempo di convincersi a non avere un altro cioccolato. Quando un cioccolato li tentava a un braccio di distanza, l'intervallo tra l'impulso e l'azione era troppo breve per avere importanza.

DIGIUNO
INTERMITTENTE

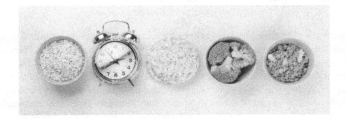

La guida pratica e perfetta per rallentare l'invecchiamento, bruciare il grasso addominale, mantenersi in salute e purificare il corpo senza soffrire gli attacchi di fame e rinunciare ai tuoi alimenti preferiti

ANTONELLO VENDISCHI

INTRODUZIONE

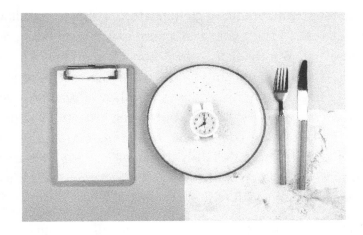

Il digiuno intermittente o intermittent fasting (IF) è attualmente una delle tendenze di salute e fitness più popolari al mondo. Le persone lo usano per perdere peso, migliorare la propria salute e semplificare il loro stile di vita. Molti studi dimostrano che può avere effetti potenti sul tuo corpo e sul tuo cervello e può persino aiutarti a vivere più a lungo. I regimi di digiuno intermittente (IF) hanno guadagnato una notevole popolarità negli ultimi anni, poiché alcune persone trovano queste diete più facili da seguire rispetto ai tradizionali approcci di restrizione calorica (CR). IF implica la limitazione dell'assunzione di energia da 1 a 3 giorni / settimana e il mangiare liberamente nei giorni in cui non ci sono restrizioni.

Il digiuno a giorni alterni (ADF) è una sottoclasse di IF, che consiste in un "giorno di digiuno" (restrizione energetica del 75%) alternato a un "giorno di alimentazione" (consumo di cibo ad libitum). Recenti scoperte suggeriscono che IF e ADF sono efficaci come la CR per la perdita di peso e la cardio protezione.

Ciò che rimane poco chiaro, tuttavia, è se IF / ADF susciti miglioramenti comparabili negli indicatori di rischio del diabete, rispetto alla CR. Di conseguenza, l'obiettivo di questa revisione era confrontare gli effetti di IF e ADF con CR giornaliera su peso corporeo, glucosio a digiuno, insulina a digiuno e sensibilità all'insulina negli adulti in sovrappeso e obesi. I risultati rivelano diminuzioni superiori del peso corporeo con i regimi CR rispetto a IF / ADF, ma riduzioni comparabili della massa grassa viscerale, dell'insulina a digiuno e della resistenza all'insulina. Nessuno dei metodi citati degli ha prodotto riduzioni clinicamente significative delle concentrazioni di glucosio.

Presi insieme, questi risultati preliminari mostrano la premessa per l'uso di IF e ADF come alternative alla CR per la perdita di peso e la riduzione del rischio di diabete di tipo 2 nelle popolazioni in sovrappeso e obese, ma sono necessarie ulteriori ricerche prima di poter giungere a conclusioni solide. Il digiuno è praticato da millenni, ma solo di recente studi hanno messo in luce il suo ruolo nelle risposte cellulari adattive che riducono il danno ossidativo e l'infiammazione, ottimizzano il metabolismo energetico e rafforzano la protezione cellulare.

Negli eucarioti inferiori, il digiuno cronico estende la longevità in parte riprogrammando i percorsi metabolici e di resistenza allo stress. Negli esperimenti sui roditori il digiuno intermittente o periodico protegge da diabete, tumori, malattie cardiache e neuro degenerazione, mentre nell'uomo è certo che aiuta a ridurre l'obesità, l'ipertensione, l'asma e l'artrite reumatoide. Pertanto, il digiuno ha il potenziale per ritardare l'invecchiamento e aiutare a prevenire e curare le malattie, riducendo al minimo gli effetti collaterali causati da interventi dietetici cronici. Per il genere umano, si ottiene il digiuno mangiando quantità minime o nulle di cibo e bevande caloriche per periodi che in genere vanno da 12 ore a tre settimane. In tantissime religioni esistono rituali di digiuno, come i musulmani nel ramadan che digiunano dal sorgere al tramontare del sole; anche i buddisti, gli indù, gli ebrei e i cristiani digiunano in determinati momenti dell'anno solare. In molte cliniche, i pazienti sono ora monitorati dai medici durante i periodi di digiuno di sola acqua o con poche calorie (meno di 200 kcal / giorno) che durano da 1 settimana o più per il controllo del peso e per la prevenzione e il trattamento delle malattie.

Il digiuno è diverso dalla restrizione calorica (CR) in cui l'apporto calorico giornaliero viene ridotto cronicamente del 20-40%, ma la frequenza dei pasti viene mantenuta. Il digiuno si trasforma in chetogenesi, attiva potenti cambiamenti nelle vie metaboliche e nei processi cellulari come la resistenza allo stress, la lipolisi e l'autofagia e inoltre può essere usato per applicazioni mediche che in alcuni casi sono efficaci quanto quelle dei farmaci approvati come lo smorzamento delle convulsioni e danno cerebrale associato a crisi epilettiche e miglioramento dell'artrite reumatoide. I risultati di indagini ben controllate su animali da esperimento e i risultati emergenti di studi sull'uomo indicano che diverse forme di digiuno possono fornire strategie efficaci per ridurre il peso, ritardare l'invecchiamento e ottimizzare la salute.

Qui studieremo gli effetti incredibili e potenti di differenti forme di digiuno, come il digiuno intermittente (IF, incluso il digiuno a giorni alterni o due volte alla settimana). Ci concentriamo sul digiuno e minimizziamo la discussione sulla CR, un argomento rivisto altrove.

Questa è la guida definitiva per principianti al digiuno intermittente.

- Semplificare il modo di vivere:

Può sembrare facile mantenere uno stile di vita sano, ma in realtà non è così facile come in molti credono. Organizzare e seguire il piano di alimentazione e uno dei problemi che ci fa arrendere davanti a questa sfida. Ma grazie a questa tecnica di digiuno intermittente possiamo semplificare le cose, siccome non bisognerà organizzare molte cose, darsi da fare in cucina e mettersi a lavare i piatti. Proprio per questo, questo stile di vita è visto molto bene tra gli hacking della vita, siccome ti aiuterà a salvaguardare la tua salute semplificandoti la vita e facendoti risparmiare tempo.

Chi dovrebbe digiunare e chi no

Bisogna dire che questa tecnica non è per tutti. Chi soffre di problemi alimentari, non dovrebbe intraprendere e seguire questa tecnica di digiuno, almeno non prima di aver consultato il proprio medico. Se ciò non dovesse essere fatto potrebbe portare a gravi conseguenze.

Porta benefici allo stesso modo sulle donne?

Studi dicono che il digiuno non porta gli stessi benefici sulla donna come li porta per l'uomo. Professionisti hanno fatto notare il miglioramento dell'insulina sull'uomo migliorandone la sensibilità, dimostrando anche un calo della glicemia sulle donne. Anche se non si trovano argomenti su questo studio, altri scienziati sperimentando sui topi da laboratorio sono venuti alla scoperta che questa tecnica porta all'emancipazione del ratto femmina rendendole più mascoline e non fertili.

Documenti hanno dimostrato che il ciclo mestruale delle femmine sottoposte ad IF si può interrompe e riprende quando si smette di utilizzare questa tecnica. Infatti, visti questi esempi le donne devono prestare molta attenzione. Un consiglio è quello di separare le linee guida, facilitandone la pratica e se dovessero venire alla luce problemi di qualsiasi tipo fermarsi (es: l'amenorrea). Se ti piacerebbe avere un bambino\a devi toglierti la possibilità di sottoporti a questa tecnica, anche se dovessi essere già in allattamento o incinta e sconsigliato.

Le conseguenze, come digiunare in sicurezza

Il principale effetto collaterale che noterai subito e la fame che provoca, ti sentirai più debole fisicamente e anche mentalmente.

Devi dare al tuo corpo del tempo per abituarti al nuovo programma di alimentazione. Se soffri delle malattie/condizioni elencate in seguito consulta il tuo medico di famiglia prima di iniziare questo percorso:

- Soffri di diabete

- Hai problemi di glicemia.

- Hai la pressione bassa.

- Utilizzi dei farmaci per altre malattie.

- Sei sottopeso.

- Hai già sofferto di problemi alimentari che ti hanno causato delle conseguenze.

- Hai sofferto di amenorrea.

- Aspetti un bambino o sei in fase di allattamento.

Tolti questi dubbi, se sei un uomo o una donna sana che, avendo consultato il proprio medico, sa di non riscontare problemi in futuro puoi intraprendere in maniera sicura e intelligente questo percorso di digiuno!

Domande frequenti

Qui elencate le risposte alle domande maggiormente poste da chi vuole iniziare questo percorso:

1. Si può bere acqua o altri liquidi durante la giornata?

Si, si possono bere liquidi, importante pero che non ci sia zucchero. Puoi bere, ma non eccessivamente anche del latte. Bere il caffè potrebbe aiutarti a colmare la fame che ti verrà durante il giorno. (caffè senza aggiunta di zuccheri)

2. Solitamente è sconsigliato non fare colazione?

Se durante le giornate mangi in modo sano e colmi il vuoto che la colazione ti ha portato non ci sarà nessun tipo di problema a non farla, però se si ha la possibilità la colazione può aiutarti a iniziare meglio la giornata e evitare che per la fame di abbuffi nei pasti successivi.

3. Posso aiutarmi con degli integratori?

Sì, certamente. Valuta pero che alcuni integratori con vitamine funzionano meglio se presi mangiando.

4. Pratico solitamente molto sport, posso continuare gli allenamenti?

Allenarsi in digiuno non porta problemi. Prima di allenarsi sarebbe ottimale integrarsi con degli aminoacidi appositi. Molti prodotti li puoi trovare online.

5. Posso perdere la mia massa muscolare?

Partiamo dal presupposto che qualsiasi sia il tuo percorso di perdita di peso porterà ad una perdita di massa muscolare, per questo è importante fare sollevamento pesi e prendere giornalmente dopo ogni allenamento le proteine per limitarne la perdità.

6. Avrò un rallentamento del metabolismo?

Studi dimostrano che un digiuno a breve termine può portare ad un acceleramento del tuo metabolismo. Tutto ciò se il digiuno non supera i 2/3 mesi

7. Per quanto riguarda i bambini?

Far digiunare i bambini non è una buona idea.

COME INIZIARE A INTRAPRENDERE QUESTO PERCORSO

Inconsciamente sono certo che tu abbia già digiunato nel corso della tua vita. Spesso ti sarà capitato di fare cena e poi andare a letto per poi svegliarti tardi e non mangiare fino a sera, non mangiando per più di 14/15 ore. Per certe persone questo è il loro modo di mangiare normalmente, prima di iniziare subito a mille potresti abituare il tuo corpo allenandoti gradualmente. Se dovessi trovare naturale questo metodo e quindi vuoi spingerti oltre inizia a aumentare i tuoi intervalli di digiuno, magari non mangiando per un giorno intero.

Può essere un altro metodo valido quello di iniziare a digiunare ogni tanto, quando se ne hanno le possibilità', non si ha abbastanza fame, oppure non si ha tempo. Inizialmente non è importante seguire una scaletta organizzata per avere dei risultati, ovvio questo in base all'obbiettivo che vuoi raggiungere. Fai tu il tuo programma di alimentazione a seconda delle tue esigenze. Il digiuno può essere un semplice modo per aiutarti a vivere la tua vita in modo più semplice aiutando la tua alimentazione e migliorandoti fisicamente. Avere un'alimentazione sana, allenarsi ogni giorno e dormire bene durante la notte sono le cose a cui devi dare più peso. Non esiste una dieta che possa andare bene per tutti bisogna trovare il proprio equilibrio, sapendo fino a dove il nostro corpo può spingersi.

Abbiamo compreso che questa pratica non è per tutti, devi capire da solo, prendendo in considerazione i consigli del tuo medico se per te può essere un'ottima scelta oppure no. Se iniziando questo percorso riesci sostenere il digiuno senza particolari problemi allora potrebbe essere un'ottima idea e soluzione per migliorare la tua salute.

Cos'è la 5: 2?

5: 2 è un approccio flessibile a un'alimentazione sana che comporta la riduzione del consumo calorico al 25% del fabbisogno energetico per due giorni alla settimana e il consumo normale per gli altri cinque giorni.

Puoi fare alcuni calcoli di base per calcolare il tuo "limite" calorico o optare per un obiettivo basato sul fabbisogno energetico medio: 500 per le donne e 600 per gli uomini.

Chiamiamo i giorni limitati "Fast Days", anche se puoi mangiare pasti allettanti e sazianti. Chiamo gli altri cinque giorni i miei "giorni di festa" perché tutto il cibo sembra una festa in quei giorni. Puoi persino regolare con precisione il numero di giorni di digiuno, a seconda di quanto velocemente vuoi perdere peso, quindi un approccio 4: 3 significa tre giorni veloci, che dovrebbero aumentare la velocità della perdita di peso.

Oppure 6: 1

È la scelta per molti che hanno raggiunto il loro peso target o stanno seguendo questo stile di vita per i grandi benefici per la salute. Se ti attieni ai due giorni sulla linea guida 500-600 calorie, inizierai a raccogliere i frutti. Ma se sei come me, vorrai saperne di più sul motivo per cui dovresti provare questa dieta, perché è diversa e cosa farà per il tuo peso e la tua salute generale. Quindi qui risponderò a tutte le domande che avevo quando ho iniziato, così come alle domande che affiorano ancora e ancora sui forum.

Ma sentiti libero di passare direttamente alle ricette, se hai voglia di mangiare. Ho provato un sacco di diete e ho sempre ripreso peso, cosa rende il 5: 2 o 6:1 diverse? Tutte le diete dimagranti si basano sul fatto che consumi meno energia (cibo, misurato in calorie) di quanto consumi nella tua vita quotidiana. Il problema con la misurazione o il conteggio delle calorie è che è noioso e richiede molto lavoro e può renderti ossessionato dal cibo. A un livello, 5: 2 è solo un modo diverso per gestire le calorie ingerite. È meno monotono perché devi controllarti solo per due giorni alla settimana.

Negli altri giorni puoi ancora festeggiare le occasioni in famiglia, andare a bere qualcosa e mangiare con gli amici e goderti i cibi che ami. Questa flessibilità rende molto più probabile che ti manterrai a lungo termine. E la perdita di peso non è tutta la storia; 5: 2 è diverso anche a causa dei potenziali benefici per la salute, che sono molto motivanti.

Devo fare i miei giorni di digiuno uno dopo l'altro e posso farne più di due? È più facile e più gestibile separare i tuoi giorni di digiuno, ad esempio lunedì e mercoledì o martedì e giovedì.

Questo è ancora più consigliato mentre ti stai abituando ai Fast Days.

È molto più facile restare al limite quando sai che domani potrai mangiare quello che ti piace. Una volta che sei abituato al digiuno, puoi scegliere di fare i due giorni insieme. Lo faccio di tanto in tanto, quando si adatta al mio programma. Lo trovo un po 'più difficile di un giorno, ma è ancora più facile della dieta a tempo pieno. Inoltre, non devi fare gli stessi giorni ogni settimana; puoi adattarli agli impegni di lavoro o alle occasioni familiari. Pianificare i giorni migliori per fare il digiuno è una delle chiavi del successo generale.

4:3

Puoi fare più di due giorni e molte persone passano da 5: 2 a 4:3, dove fanno tre Fast Days. Aumenta il deficit calorico (la differenza tra ciò che mangi e l'energia di cui hai bisogno), il che di solito significa che perderai peso più velocemente. Un'altra variante è il digiuno a giorni alterni (ADF), in cui digiuni a giorni alterni. Dipende da te, anche se sconsiglio di non fare più di due giorni di digiuno insieme perché potrebbero innescare alcuni cambiamenti inutili nel modo in cui il tuo corpo sta usando l'energia.

Infine, se non hai peso da perdere o hai raggiunto il tuo obiettivo di peso, allora 6: 1, il digiuno solo una volta alla settimana, è una buona opzione se desideri i benefici per la salute offerti da questo piano. Quante calorie dovrei consumare nei Fast Days? Puntiamo a circa un quarto di ciò che il nostro corpo consuma in una giornata tipica: quella cifra è nota come fabbisogno calorico giornaliero (DCR) o spesa energetica giornaliera totale (TDEE). Ci sono due modi per impostare il limite: uno è lavorare sui requisiti medi per uomini e donne e l'altro è fare calcoli personali. Per la maggior parte di noi, le medie funzionano bene.

La maggior parte delle donne moderatamente attive consuma circa 1.800-2.000 calorie al giorno: un quarto della cifra superiore ci dà un limite calorico di Fast Day di 500. Gli uomini moderatamente attivi hanno bisogno in media di 2.400 calorie al giorno, quindi ottengono 100 calorie extra per Fast Day, che significa un limite calorico totale di Fast Day di 600 calorie. Può valere la pena calcolare i tuoi limiti se sei molto più piccolo, più alto, più pesante, più leggero o più o meno attivo della persona in media.

Una donna più piccola che non fa esercizio avrà bisogno di calorie significativamente inferiori rispetto a una donna più alta e in sovrappeso che si sta allenando per una maratona. Più siamo grandi - e quindi più peso stiamo trasportando - più calorie abbiamo bisogno per sostenere la nostra dimensione attuale. È, per inciso, uno dei motivi per cui la perdita di peso con le diete tradizionali può essere più difficile da sostenere poiché più siamo magri, meno calorie abbiamo bisogno.

Tuttavia, se passiamo a 6: 1 (un giorno di digiuno a settimana) dopo aver raggiunto il nostro obiettivo di peso, ci aiuta a rimanere consapevoli di ciò che il nostro appetito ci dice di cui abbiamo veramente bisogno. Come faccio a calcolare il mio limite calorico personale per il Fast Day? Il modo più semplice per farlo è utilizzare un calcolatore online per calcolare il fabbisogno calorico / dispendio energetico (DCR / TDEE).

Quindi dividi il totale per quattro e questo è il tuo limite di calorie per i tuoi giorni di digiuno. La formula per calcolare il tuo fabbisogno energetico tiene conto del tuo sesso, età, peso attuale, altezza e anche dei tuoi attuali livelli di attività fisica, ma è davvero importante capire che tutti questi sono basati su stime. Scoprire esattamente quante calorie bruci è un processo costoso e che richiede tempo.

Diversi calcolatori online possono fornire risultati leggermente diversi; non rimanere troppo attaccato a una differenza di poche calorie. L'altra cosa da sapere è che ci sono due formule principali utilizzate per calcolare il DCR / TDEE: Harris Benedict e Mifflin St Jeor. La maggior parte dei calcolatori online utilizza il primo, ma in realtà si dice che quest'ultimo sia più preciso. Se vuoi farlo da solo, devi prima calcolare il tuo metabolismo basale (BMR), che è il numero di calorie necessarie per mantenere attive le tue funzioni di base senza perdere peso. Userò la formula di Mifflin St Jeor, ma ricorda che se ottieni risultati diversi da un calcolatore online, probabilmente stanno usando Harris Benedict.

Formula Mifflin St Jeor BMR

Maschio: (10 × peso in kg) + (6,25 × altezza in cm) − (5 × età) + 5 = BMR

Femmina: (10 × peso in kg) + (6,25 × altezza in cm) − (5 × età) − 161 = BMR

Darò i miei numeri come esempio. Dopo aver perso 11 kg (25 libbre) in questa dieta, ora peso 61,7 kg (136 libbre). La mia altezza è 163 cm (5ft 4in) e io ho 45 anni.

617 (10 x 61,7) + 1.019 (6,25 x 163) – 225 (5 x 45) – 161 = BMR di 1.250

Tieni presente che questo è il tuo BMR: è sufficiente per farti andare avanti, ma non è quello che usi per calcolare il limite calorico del Fast Day. Per questo, abbiamo bisogno di prendere in controllo quanto sei attivo per determinare il tuo fabbisogno calorico giornaliero totale (DCR) o il dispendio energetico giornaliero totale (TDEE). Lo facciamo moltiplicando il tuo BMR per una figura a seconda di quanto esercizio fai o quanto è attivo il tuo lavoro.

Poco o nessun esercizio fisico: BMR x 1.2

Esercizio leggero (1-3 giorni alla settimana):

BMR x 1,375

Esercizio moderato (3-5 giorni alla settimana): BMR x 1,55

Molto attivo (6-7 giorni alla settimana):

BMR x 1,725

Lavoro extra attivo (molto esercizio fisico): BMR x 1,9

Quindi, nel mio caso, attualmente faccio esercizio leggero, il che significa che il mio DCR / TDEE è:

1.250 (BMR) x 1,375 = 1.719

Quindi, se consumo circa 1.700 calorie al giorno, il mio peso dovrebbe rimanere stabile.

La somma finale per calcolare il limite del Fast Day è dividere

DCR/TDEE per quattro. Nel mio caso questo equivale a 430 calorie. Questo è inferiore alla media perché sono leggermente più corto della media, e peso anche meno da quando ho iniziato sul 5:2! Cerco di attenermi a questo nei miei Fast Days, ma sospetto che la mia perdita di peso sarebbe stata solo un po 'più lenta se avessi puntato a 500 calorie.

A titolo di confronto, ho fatto le stesse somme online usando il metodo Harris Benedict e mi ha dato 1.832, con un limite fast day di 458 calorie.

Se perdi molto peso, dovresti ricalcolare i tuoi limiti, poiché il tuo DCR / TDEE diminuisce insieme al tuo peso - A MENO che tu non vuoi aumentare i tuoi livelli di attività, il che può accadere quando hai più energia e fiducia.

È possibile suddividere l'apporto calorico in uno, due o anche tre pasti, anche se alcuni ricercatori sospettano che i benefici per la salute possano essere maggiori se ci si limita a uno o due pasti.

Puoi scegliere di mangiare quando ti si addice, anche se molti dietisti 5:2 - me, incluso - hanno scoperto che una volta abituati ai Fast Days, è più facile da gestire se rimandano il mangiare fino al più tardi possibile. In passato, non ho sempre fatto colazione, ma ora trovo che farla nei Fast Days mi fa sentire meno affamato durante il giorno rispetto a quando non mangio qualcosa al mattino.

Puoi (e dovresti) bere molta acqua. Puoi anche bere caffè nero o tè, tè alle erbe e bevande dietetiche, anche se bevande zuccherate artificialmente possono ancora influenzare i livelli di insulina. Se prendi il latte, ricorda di includere le calorie nella tua indennità. Nella dieta 5:2 evita bevande lattiere tranne che con i pasti perché ci sono prove che possono innescare la produzione di insulina, che potrebbe essere controproducente.

Sta a te quanti pasti mangi. In uno studio importante di ADF (Alternate Daily Fasting), i partecipanti hanno avuto un solo pasto all'ora di pranzo nei loro Fast Days con buoni risultati. Questo ha senso per me perché il corpo ha meno da "fare" in termini di digestione del cibo, rilascio di insulina, ecc. Ma se preferisci, puoi mangiare tre pasti più piccoli e persino prendere in fattore uno spuntino: questo potrebbe essere utile all'inizio se sei preoccupato di sentirti male o nervoso se non mangi regolarmente.

La bellezza di questa dieta rispetto a tutte le altre che ho provato (e abbandonato) è la flessibilità: decidi come adattare la dieta alla tua vita, piuttosto che la dieta che detta come vivere.

Su una nota personale: all'inizio, non avrei mai potuto immaginare di fare un'intera giornata senza cibo. Ma ora mangio spesso solo una o due volte, in modo da poter mangiare un pasto leggermente più grande con il mio compagno la sera, per esempio. Non mi è affatto difficile.

In teoria, puoi mangiare quello che vuoi - fintanto che rimani al di sotto del limite di calorie. Questo libro parla della preparazione di piatti soddisfacenti che ti aiutano a rimanere in pista! In generale, le verdure e piccole porzioni di carni magre, pesce o uova sono più soddisfacenti della frutta o dei carboidrati raffinati come il pane bianco o il riso. E i dolci, le torte o gli alcolici sono da evitare in quanto "mangiano" la tua indennità in modo molto drammatico e ti danno una corsa allo zucchero che potrebbe farti tornare di nuovo affamato molto rapidamente e renderti meno propenso ad avere successo. C'è molta ispirazione nelle sezioni della ricetta e della pianificazione dei pasti più avanti nel libro.

Una volta che sei abituato ai Fast Days, quasi certamente ti sentirai più energico e positivo e ti godrai ogni boccone del cibo che prepari per te stesso.

All'inizio, però, i Fast Days possono richiedere un po 'di tempo per abituarsi. Potresti avere fame per cominciare e le persone a volte riferiscono di sentire di più il freddo o di provare mal di testa; tutti questi sintomi sono comuni con qualsiasi nuova dieta. Naturalmente, se ti senti molto male, non esitare a smettere di digiunare fino a quando non hai visto il tuo medico, ma questo è molto, molto insolito.

La maggior parte di noi si adatta molto rapidamente a mangiare meno nei Giorni Veloci, ma ha senso programmare i primi due giorni per quando non hai troppo da fare. Detto questo, è meglio non cancellare completamente il tuo diario: la maggior parte di noi ha scoperto che rimanere occupati è la migliore distrazione da qualsiasi morsi della fame.

E la fame? Non sarò vorace?

Questa è una delle maggiori preoccupazioni per le persone nuove alle 5:2 eppure, per la maggior parte di noi, la paura scompare entro due o tre giorni veloci. La verità è che 500 o 600 calorie sono sufficienti per mantenerti soddisfatto, se scegli saggiamente (e stai leggendo questo libro, che ha molte scelte sagge!).

AUTODISCIPLINA E DIETA - ANTONELLO VENDISCHI

Siamo così abituati a mangiare in orari regolari, a fare spuntini o "pascolare" tra i pasti, che molti di noi hanno dimenticato come ci si sente ad avere fame. All'inizio, può essere una sensazione inquietante, ma ci sono alcune cose da tenere a mente.

In primo luogo, la fame tende a venire in onda e se hai una bevanda calda o ti distrai con una telefonata, un pezzo di lavoro o una rapida occhiata ai gruppi o forum online, presto andrà via o diminuirà.

In secondo luogo, questa è una scelta temporanea che stai facendo e da cui il tuo corpo trarrà beneficio a lungo termine.

In terzo luogo, tornare in contatto con il tuo appetito è una delle cose migliori che puoi fare in termini di sviluppo di abitudini alimentari più sane. Lasciarsi arrivare al punto in cui non vedi l'ora di mangiare, dove ha un sapore incredibile e dove saprai quando ne hai avuto abbastanza può essere un cambiamento drammatico, che ti gioverà continuamente, non solo due giorni alla settimana.

Infine, ricorda lo slogan positivo 5:2: domani puoi mangiare quello che vuoi!

Posso allenarmi quando digiuno? E posso "comprare" più calorie in quel modo?

Molti di noi fanno esercizio fisico nei Giorni Veloci e non c'è motivo medico per cui non dovresti. Potrebbe essere una buona idea aspettare fino a dopo il tuo primo paio di digiuni prima di provarlo e prenderlo delicatamente. Se ti senti male, ascolta il tuo corpo e fermati.

Una cosa da notare: non dovresti aggiungere calorie bruciate attraverso l'esercizio fisico al tuo apporto calorico in un Fast Day: *attieniti a 500-600 calorie per i benefici per la salute!*

E i cinque giorni di festa? Devo contare le calorie o posso mangiare quello che mi piace?

Questo è uno degli argomenti più comuni e ha una risposta semplice e complicata!

La risposta semplice è: puoi mangiare i tuoi cibi preferiti. L'ho fatto, gustando cioccolato, formaggio, prelibatezze, pasti celebrativi e vino, e ho perso 11 kg (25 libbre). Ho scoperto che rimuovere il senso di colpa e qualsiasi restrizione ha reso il mio mangiare molto, molto più equilibrato nel complesso. Non mi abbuffo nei miei giorni di festa; tutto quello che mangio mi sembra una festa e adoro il mio cibo, ma mi fermo quando sono pieno.

La risposta leggermente più complicata è che è possibile "annullare" il deficit calorico che hai creato nei tuoi Fast Days se mangi molto nei tuoi giorni di festa. Non possiamo cambiare il modo in cui il nostro corpo consuma energia: se mangi più calorie di quante ne stai bruciando, ingrasserai.

Tuttavia, la cosa davvero interessante delle 5:2 è l'effetto che ha su come la maggior parte di noi mangia. In realtà, il bingeing non sembra accadere perché i Fast Days hanno un effetto "reset" così potente sul tuo appetito e sviluppi rapidamente una maggiore consapevolezza di quanto cibo il tuo corpo ha effettivamente bisogno.

La ricerca ha dimostrato che l'ICR (Intermittent Calorie Restriction), non porta al bingeing. In uno studio sulle persone che seguono un piano 4:3, le persone hanno mangiato tra il 95% e il 125% del loro DCR il giorno dopo un Digiuno, quindi anche la cifra più alta non è stata sufficiente per annullare il deficit del Fast Day. In effetti, la maggior parte di noi trova che mangiamo significativamente meno di prima, senza farlo consapevolmente.

Molti di noi sono felici di lasciare che questa nuova consapevolezza ci aiuti a rimanere in pista. Il conteggio delle calorie e l'alimentazione limitata nei Fast Days ci aiutano solo ad apprezzare gli alimenti che possiamo mangiare nei giorni di festa e a capire quanto abbiamo davvero bisogno di sazziare la nostra fame, quindi mangiamo naturalmente un po 'meno o scegliamo opzioni più sane.

Tuttavia, una minoranza significativa di persone 5:2 - specialmente quelli che hanno seguito diete per gran parte della loro vita adulta - è riluttante a rinunciare al conteggio delle calorie. Se vuoi contare su giorni non veloci, il tuo DCR / TDEE (una media di 2.000 per le donne e 2.400 per gli uomini) è ciò a cui stai mirando, ma la tua assunzione varierà naturalmente giorno per giorno a seconda dei livelli di attività.

Le maggiori preoccupazioni per me riguardo al conteggio costante delle calorie sono, in primo luogo, che è noioso e significa che il conteggio 5:2 plus non è così diverso dalla dieta normale, il che potrebbe renderlo insostenibile.

Il secondo è che il conteggio può diventare ossessivo e può portare a sensi di colpa se lo esageriamo, che è una delle cose da cui 5:2 ha liberato così tante persone.

Devo preoccuparmi della modalità fame?

No. Altre diete ipocaloriche possono innescare il tuo corpo per immagazzinare più grasso a lungo termine, ma non 5:2. La "modalità fame" si verifica quando il cibo viene percepito dal corpo come scarso, ma poiché 5:2 alterna non più di due Giorni Veloci con un di normale consumo, il tuo corpo non risponde rallentando il metabolismo come potrebbe con altre forme più prolungate di restrizione calorica.

Ho sentito parlare di mezzo digiuno, finestre delle 18:6 o di otto ore.

Dovrei provare anche questi?

Ci sono tante variazioni su 5:2 quante sono le persone che lo fanno, il che può essere fonte di confusione. Nessuno può essere d'accordo, per esempio, su quanto sia persino "mezzo veloce"! Le finestre "alimentazione" di 18:6 e 8 ore comportano solo mangiare all'interno di una breve "finestra" durante il giorno (6 ore su 24, ad esempio) e digiunare il resto del tempo.

Sono giunto alla conclusione che personalmente, penso che mantenerlo semplice sia meglio: un giorno veloce alla volta, in cui consumi sotto il tuo limite dalla mattina alla sera e mangi normalmente il giorno successivo.

Cosa succede se la mia perdita di peso si blocca?

Ricorda che il tuo peso può fluttuare su base giornaliera per molte ragioni. I nostri corpi variano giorno per giorno a seconda di ciò che abbiamo mangiato e, per le donne, i cambiamenti ormonali possono aggiungere 2,5 kg (5,5 libbre) (o più) in diversi periodi del mese!

Molte persone 5:2 più felici sui nostri forum si pesano solo una volta al mese, o per niente, affidandosi invece al loro metro a nastro, alla vestibilità dei loro vestiti - e complimenti - per aiutarli a monitorare i loro progressi.

Se, dopo un paio di settimane di seguito del piano, non stai perdendo peso, prova ad aggiungere le calorie che stai mangiando in un giorno di festa medio. Se è molto rispetto al tuo DCR (o alla media di 2.000 per le donne e 2.400 per gli uomini) potresti prendere in considerazione il passaggio a 4:3 o Alternate Day Fasting (ADF) per un po ', o cercare di identificare modi per ridurre il consumo del giorno di festa senza perdere il tuo piacere nel cibo.

Alcune condizioni mediche possono rendere più difficile spostare il peso, quindi se sei sicuro di seguire correttamente il piano, vale la pena discuterne con il tuo medico di famiglia.

IN CHE MODO INFLUISCE SULLA MIA SALUTE?

La perdita di peso è il risultato più ovvio di 5:2, ma ciò non significa che sia il più importante. I tuoi Fast Days hanno anche un effetto sorprendente sulla capacità del tuo corpo di ripararsi da solo.

Una ricerca dell'uomo e studi sugli animali ha dimostrato che la restrizione calorica intermittente (il termine più preciso per quello che chiamiamo digiuno) può ridurre il rischio di sviluppare molti tumori, malattie cardiovascolari e morbo di Alzheimer e altre forme di demenza.

La biologia è complessa, ma il digiuno innesca processi che rallentano la crescita di nuove cellule, e invece aumentano le riparazioni a quelle esistenti, per innescatoci per la sopravvivenza. Un ormone chiave, chiamato IGF-1, o "fattore di crescita insulino-simile" è di particolare interesse. Questo ormone è essenziale per la crescita cellulare nei neonati e nei bambini, ma negli adulti, l'IGF-1 è legato all'invecchiamento biologico e allo sviluppo del cancro. Fondamentalmente, i livelli di questo ormone sono stati visti diminuire nei Giorni Veloci, che possono essere la chiave per molti dei benefici per la salute associati alla restrizione calorica intermittente.

Ma perché dovrebbe essere così? Parte della risposta potrebbe essere collegata a come vivevano i nostri antenati. Naturalmente, le loro vite seguivano un modello di festa / digiuno. I nostri corpi, quindi, si sono evoluti per assumere quanta più energia possibile nei momenti "buoni", come durante un raccolto o quando i cacciatori hanno portato un animale che avevano preso da mangiare. "Banchettando", i nostri corpi accumulerebbe depositi di grasso in riserva per farci andare avanti durante i periodi più magri.

È solo di recente che la fame ha cessato di essere una minaccia per la maggior parte delle popolazioni sviluppate. Ora, abbiamo una scelta incredibilmente ampia di alimenti a nostra disposizione, inclusi tutti gli alimenti sani, freschi e minimamente trasformati raccomandati da medici ed esperti di dieta. Eppure i nostri corpi bramano ancora il cibo che avrebbe assicurato la sopravvivenza dei nostri antenati. I nostri corpi non pensano al futuro; tutto quello che possono fare è reagire all'ora. Quindi, quando vengono offerti cibi dolci e grassi, siamo programmati per mangiare il più possibile, in modo da poter deporre le fat store per una "giornata piovosa" nutrizionale.

Quello che fa 5:2 e il digiuno è tornare alle basi. Penso che reintroduca alcuni dei "giorni di pioggia" che i nostri antenati conoscevano fin troppo bene, fornendo meno energia dal cibo, ma in modo controllato.

Quando digiuniamo, i nostri corpi rispondono cercando di assicurarci di essere nella forma migliore per la carestia. Ciò include "riordinare" le cellule canaglia che stanno ingombrando il posto e riparare qualsiasi che ha bisogno di aiuto, un po' 'come fare manutenzione per preparare la casa o l'auto per un inverno rigido.

Quando torniamo a mangiare normalmente il giorno successivo, i brutti tempi si fermano, ma abbiamo guadagnato i benefici di quella manutenzione e pulizia.

C'è anche un altro fattore, ed è l'effetto negativo che mangiare ha costantemente sul corpo. Per anni, siamo stati incoraggiati a fare spuntini o "pascolare" tra i pasti. Tuttavia, fare ciò significa che il corpo digerisce costantemente il cibo e bilancia i nostri livelli di zucchero nel sangue. L'insulina ormonale impedisce che i livelli di zucchero diventino pericolosamente alti, ma ci impedisce anche di bruciare grassi, adescandoci a deporre depositi di grasso per i momenti in cui il corpo è a corto di cibo. Digiunare significa che i nostri corpi hanno meno lavoro da fare, e quando l'insulina non circola, possiamo iniziare a bruciare i depositi di grassi per l'energia. Il digiuno intermittente migliora anche la sensibilità all'insulina, il che è buono perché vogliamo che il nostro corpo sia il più sensibile possibile all'insulina, quindi rispondiamo in modo più rapido ed efficiente. È uno dei fattori chiave per ridurre il nostro rischio di sviluppare diabete di tipo 2.

Molti degli effetti sulla salute discussi qui sono preventivi, quindi è più difficile vedere i risultati. Ma man mano che i gruppi e i forum 5:2 crescono, stiamo ricevendo molte prove aneddotiche che 5:2 sta avendo un effetto positivo su una serie di condizioni, tra cui asma, sintomi della menopausa, artrite e persino russare.

E le 5:2 e la mente?

La ricerca ha dimostrato che il digiuno può proteggere dalla demenza, aumentare la nitidezza mentale e l'energia e persino avere un effetto positivo sulle sostanze chimiche e sui processi che svolgono un ruolo nella depressione e in altri disturbi dell'umore.

I benefici evolutivi del digiuno sulla concentrazione e sulla memoria sono chiari: se i nostri antenati avevano fame, aveva senso che fossero in grado di ricordare dove hanno trovato il cibo per l'ultima volta o di pensare a un nuovo piano per la caccia o la cattura della preda!

Gran parte delle prove degli effetti a lungo termine sulla chimica e sulla funzione cerebrale si basano su studi sugli animali, ma questi test possono ancora essere utili per determinare quali possono essere gli effetti sull'uomo. In uno studio, ratti e topi geneticamente ingegnerizzati per sviluppare la demenza, hanno sviluppato la condizione prima quando sono stati nutriti con una dieta di cibo spazzatura e molto, molto, molto più tardi del previsto quando sono stati messi a dieta a digiuno intermittente.

Ci sono molte prove aneddotiche di miglioramenti dell'umore e dell'attenzione da parte delle persone sul gruppo Facebook 5:2 e sui forum, e anche questo è qualcosa che ho già sentito. Di solito sono davvero stufo nei mesi invernali, ma dall'inizio delle 5:2 ho più energia che mai e il mio umore è rimasto positivo.

Sono necessarie molte più ricerche sugli effetti del digiuno sulla chimica del cervello. Il ruolo del BDNF (fattore neuropatico derivato dal cervello) sembra fondamentale: bassi livelli di questa proteina sono associati all'Alzheimer, alla depressione e ad alcuni comportamenti compulsivi. Il digiuno può aumentare i livelli nel cervello, con effetti potenzialmente positivi.

Per quanto tempo posso rimanere alle 5:2?

Per tutto il tempo che vuoi. Molte persone si rendono conto molto presto dopo aver iniziato le 5:2 che è un piano che possiamo seguire per il resto della nostra vita, perché sembra così facile e naturale. Una volta raggiunto un peso sano, potresti voler passare dalle 5:2 alle 6:1.

Dove posso ottenere più supporto?

Per problemi o domande mediche specifiche, assicurati di consultare il tuo medico, un altro specialista o un infermiere per il diabete.

Una parola sulle parole

Le parole che usiamo influenzano il nostro pensiero e c'è un sacco di dibattito sano nei gruppi 5:2 su come dovremmo descrivere ciò che stiamo facendo. 5:2 è una dieta, un piano, un approccio o uno stile di vita? Dovremmo davvero chiamare i nostri Fast Days "digiuni", quando ci è permesso mangiare? E chiamare i giorni non di digiuno "Feast Days" ci incoraggia a uscire, o ci fa semplicemente apprezzare il cibo che amiamo?

Per questo libro, uso il termine "dieta" perché è un termine breve e significa semplicemente "cosa mangiamo", ma so che ha associazioni negative per alcune persone. Quindi, se "approccio", "modo di mangiare", "piano" o "stile di vita" funzionano meglio per te, per me va bene!

Allo stesso modo, se preferisci pensare ai tuoi giorni di festa come giorni non veloci, giorni normali o (il mio nuovo giorno preferito) giorni gratuiti, è fantastico. Tutto ciò che riguarda questa dieta / approccio / stile di vita è flessibile per soddisfare le tue esigenze. È una delle cose che ho trovato così rinfrescante dopo anni di piani pasto limitati.

Ciò che conta davvero è che tu fai scelte che funzionino per te per aiutarti a apportare cambiamenti che, spero, saranno per tutta la vita!

Basta con l'antipasto, è il momento del piatto principale!

5:2 Veloce, Fresco, Delizioso

Ho sempre amato cucinare. In realtà, non è proprio vero. A scuola temevo Home Economics e producevo uno dei peggiori casi di pasticceria alla mela jalousie che il mio insegnante avesse mai visto. Fortunatamente, da allora non ho mai sentito il bisogno di fare una mela jalousie.

Le cose sono migliorate immensamente ma ricordo ancora il difficile processo di insegnamento a decifrare ricette e cucinare cibo che volevo davvero mangiare. Quindi ho lavorato sodo per rendere queste ricette il più chiare e deliziose possibile. Tutte le ricette, comprese quelle dei nostri dietisti, sono state ritestate per assicurarsi che funzionino perfettamente ogni volta.

Quando ho iniziato 5:2, odiavo l'idea del cibo "dietetico": avevo avuto il mio piano di ricotta e ananas su pane croccante di cartone nel corso degli anni. All'inizio mi affidai al riscaldamento delle zuppe pronte nei Fast Days, ma ben presto fui tentato di tornare in cucina per sperimentare. Naturalmente, mi sono reso conto che cucinare per Fast Days non poteva fare affidamento su sploshes di olio d'oliva o dollops di burro.

Invece, mi sono concentrato su prodotti freschi e stagionali, metodi di cottura intelligenti e i sapori più eccitanti di tutto il mondo. È stato così divertente mettere insieme il libro che lo avrei voluto avere quando ho iniziato. Naturalmente, le ricette non sono solo per fast days: probabilmente vorrai fare i tuoi piatti preferiti per tutta la settimana, magari aggiungendo un po 'di formaggio, olio o carne extra in un giorno di festa.

Spero davvero che le pagine della tua copia di questo libro finiscano coperte di macchie di cottura e note o idee tue – quindi sentiti libero di arrampicarti sulle ricette, adattarle, fare colazione per cena o cene a colazione. Prima di cucinare, ecco alcuni suggerimenti per aiutarti a intraprendere la tua strada ...

Metodi di cottura

Quando si tratta di cucinare 5:2, c'è un compromesso tra sapore e calorie. La cottura a vapore e l'ebollizione non comportano l'aggiunta di grassi, quindi sono scommesse sicure dal punto di vista calorico. Mentre la tostatura e la frittura esaltano il sapore di molte carni e verdure, ma comportano l'uso di grassi (e, quindi, aumentano il numero totale di calorie).

Il mio compromesso è quello di utilizzare uno spray da cucina 1-cal, che puoi acquistare nella maggior parte dei supermercati, per ricette in cui friggere o arrostire è l'opzione migliore per massimizzare il sapore. Questi spray sono strani da usare all'inizio; li si spruzza su una padella fredda, e sono bianchi perché sono un'emulsione di olio e acqua, con alcuni altri ingredienti aggiunti (incluso l'alcol che i produttori dicono evapori completamente durante il processo di cottura). Aiutano anche a evitare che il cibo bruci e si attacchi alla padella.

Quando voglio un po' di sapore aggiuntivo, utilizzerò grassi "reali" e conterò le calorie – non solo in cucina ma anche nei condimenti per insalate. Che tu stia usando spray o piccole quantità di olio o burro, di solito è meglio cucinare a temperature leggermente inferiori a quelle a cui sei abituato, per ridurre il rischio di combustione. Questo è particolarmente importante per l'aglio, che può bruciare molto rapidamente; l'aglio bruciato ha un sapore orribile e rovinerà l'intero piatto. Puoi anche aggiungere un po' d'acqua o succo di limone se il cibo inizia a bruciare o attaccare.

Per la tostatura, puoi usare spray da cucina 1 cal o un po' di olio spazzolato sulla superficie del tuo cibo con un pennello da pasticceria (mi piacciono i pennelli in silicone perché sono facili da lavare). Se si avvolge il cibo in un foglio prima della tostatura, non è sempre necessario aggiungere grassi: utilizzare erbe o spezie per esaltare il sapore.

Non ho incluso lo spray da cucina 1 cal nel conteggio delle calorie per le ricette perché quanto né usi dipende dalle dimensioni e della temperatura della padella. Generalmente, avrai bisogno di due o tre spruzzi di spray (e calorie) per nebbiare la superficie di una casseruola medio-grande e due spray su ciascun lato delle verdure, carne o pesce che hai intenzione di arrostire. Un'alternativa è ottenere uno spray pompa e riempirlo con olio d'oliva, ma significherà che stai usando più calorie ed è più difficile da monitorare.

GRASSI E OLI

Uno sguardo alla tabella delle calorie confermerà quanto poco grasso può essere necessario per far deragliare il tuo Fast Day. Ci sono alcuni oli e grassi, tuttavia, che hanno sapore anche in quantità molto piccole – sto parlando di un quarto di cucchiaino. Ecco una selezione degli oli e dei grassi che uso più frequentemente.

Olio extravergine di oliva

Non lo uso per cucinare perché le alte temperature riducono i suoi benefici per la salute, ma nei condimenti per insalate, il sapore ne vale la pena.

Olio di sesamo

Il forte sapore nocciola esalta le patatine fritte e le medicazioni. Mi piace l'olio di sesamo tostato in quanto ha il sapore più intenso.

Olio di cocco

Questo è disponibile in un barattolo ed è in realtà solido a temperatura ambiente, come il burro, il che significa che è più facile controllare quanto ne usi. È il mio nuovo grasso preferito - sembra strano - perché è molto stabile ad alte temperature e aggiunge un sapore di cocco molto leggero che è davvero attraente nei curry o nei piatti piccanti.

La ricerca suggerisce anche tutta una serie di benefici per la salute tra cui effetti positivi sul diabete, sulla funzione cerebrale e sulle proprietà antimicrobiche. È anche ottimo come crema per le mani! Non puoi dirlo sulla margarina!

Burro

che cosa? Sì, è vero. Non lo userei mai su toast nei Fast Days – troppo pericolosamente allettanti – ma per cucinare, mezzo cucchiaino aggiungerà sapore extra e il burro è un altro grasso che non si deteriora alle alte temperature. Il burro ha avuto una cattiva stampa, ma con moderazione, penso che sia uno dei prodotti buoni. La parte difficile, ovviamente, è la moderazione.

Nella cottura, è possibile utilizzare i burri spalmabili "più leggeri", che danno il sapore burroso e l'umidità ma senza tante calorie come il vero burro. Controlla le etichette anche se le calorie variano!

FRULLATO DELLA PALUDE

Questa non ha bisogno di descrizione, lo capirai da solo.

Per fare 4 bicchieri

Calorie per bicchiere: 98

Tempo di preparazione: 5 minuti

- 30g foglie di spinaci 8 cals

- manciata di foglie di menta fresca 5 cals

- 1 avocado maturo (circa 150g) 235-285 cals

- 400ml succo di mela fresco (non da concentrato) 144-196 cals

1. Sciacquare gli spinaci e le foglie di menta e asciugare con un asciugamano da tè pulito.

2. Rimuovere la buccia e la pietra dall'avocado e tagliare la carne a pezzi grezzi.

3. frullare tutti gli ingredienti in un frullatore fino a quando vengono ben miscelatili. Potresti voler aggiungere alcuni cubetti di ghiaccio se il tuo frullatore è abbastanza forte e preferisci il tuo frullato ghiacciato. Aggiungi una spruzzata d'acqua se preferisci che il frullato abbia una consistenza più sottile.

4. Servire e assaggiare, sentendosi compiaciuto e sano!

MUFFIN ALL'AVENA BANANA

Muffin in un giorno veloce? Ma questi, amici miei, non sono muffin ordinari. Mettine uno in borsa con una fiaschetta di caffè per una colazione in movimento che ti aiuterà a resistere alle tentazioni zuccherate del tuo barista locale. I semi e l'avena ti aiutano a mantenerti pieno, e sono il più a basso contenuto di zucchero che possiamo farli senza perdere il gusto. Aggiungi tutti i semi che hai a portata di mano. Si congelano bene: raffreddare completamente e congelare in una scatola di plastica per un massimo di un mese. Scongelare completamente prima di servire.

Per fare 12 muffin

Calorie per muffin: 219

Tempo di preparazione: 15 minuti

Tempo di cottura: 20-25 minuti

- 100g avena arrotolata 355 cals
- 50g farina integrale 155 cals
- 150g farina bianca semplice 503 cals
- 2 cucchiaino lievito in polvere 10 cals
- 1 cucchiaino bicarbonato di soda 5 cals
- 1/4 cucchiaino sale
- 75g zucchero muscovado 300 cals
- 4 grandi banane molto mature, purè 480 cals

- 1 uovo grande, sbattuto 100 cals

- 4 cucchiai di olio d'oliva leggero 540 cals

- 2 cucchiai di semi di zucca o girasole o un mix

- 175–184 cals

1. Preriscaldare il forno a 180 °C/ 350 ° F

2. Allineare una latta di muffin a 12 fori con custodie di carta.

3. Mescolare insieme l'avena (tenendo da parte un cucchiaio per il condimento), farine, lievito in polvere, bicarbonato di soda, sale e zucchero.

4. Mescolare il purè di banane, uova e olio e poi versare nell'avena secca e nella farina mescolare e piegare insieme.

5. Versare nelle casse di muffin preparate e spargere la parte superiore di ogni muffin con l'avena riservata e i semi. Cuocere per 20-25 minuti, fino a quando non è marrone e leggermente elastico da toccare.

VASI DI MUESLI ALLA VANIGLIA CON COMPOSTA DI FRUTTI DI BOSCO

Il muesli è una delle mie cose preferite: cuocere gli ingredienti gli dà uno scricchiolio che lo rende un taglio sopra a muesli comuni o da giardino. L'aggiunta di una composta di frutta arrosto e bacche è irresistibile e funziona bene se vuoi che la tua colazione / brunch sia uno degli eventi principali nei Fast Days - e, naturalmente, è delizioso anche nei giorni di festa. Perché non cuocere un lotto la domenica per averli per tutta la settimana? La composta rimarrà in frigo per un massimo di tre giorni.

Gragnola alla vaniglia

Fa 350g (7 x 50g porzioni) Calorie per 50g porzione: 231

Tempo di preparazione: 10 minuti

Tempo di cottura: 35 minuti

- 1 cucchiaio di olio vegetale 135 cals
- 5 cucchiai di sciroppo d'acero (o sciroppo d'agave) 191 cals
- 1 cucchiaino estratto di vaniglia 12 cals
- 150g di avena arrotolata jumbo 533 cals
- 3 cucchiai di semi misti, come girasole, sesamo e zucca 270 cals
- 45g mandorle sbollentate intere, tritate grossolanamente 275 cals

- 75g mix di ciliegie secche, uva sultanina e albicocche secche tritate 203 cals

La composta di frutti di bosco produce 3 porzioni, calorie per porzione: 76

Tempo di preparazione: 5 minuti

Tempo di cottura: 18 minuti

- 2 pesche mature o nettarine 102 cals

- 1 cucchiaio di sciroppo d'agave o miele 44-60 cals

- scorza finemente grattugiata 1/2 arancia e una spremuta di succo 5 cals

- 1 bastoncino di cannella

- 75g more 30 cals 35g mirtilli 20 cals 75g lamponi 29 cals

1. Preriscaldare il forno a 150 °C. Per preparare il muesli, mescolare l'olio, lo sciroppo d'acero e la vaniglia in una ciotola. Aggiungere il resto degli ingredienti tranne la frutta secca e mescolare insieme.

2. Stendere su una teglia foderata con carta da forno antiaderente e cuocere per 20 minuti. Aggiungere il frutto, mescolare bene e cuocere per altri 10-15 minuti, fino a doratura. Lasciare raffreddare completamente prima di conservare in un barattolo ermetico per un massimo di un mese.

3. Per la composta, alzare il forno a 180 ° C / 350 ° F / marchio di gas 4. Togliere le pietre dalle pesche o dalle nettarine, tagliare a spicchi e posizionare su una grande teglia. Versare sopra lo sciroppo d'agave, la scorza d'arancia e il succo e aggiungere il bastoncino di cannella. Cuocere per 15 minuti o fino a quando il frutto è tenero.

4. Aggiungere le bacche e cuocere per altri 2-3 minuti per ammorbidire leggermente. Dare la mancia alla frutta calda in una ciotola e lasciare raffreddare.

5. Per servire, stratifica il muesli con la composta di frutta in un bicchiere o in una piccola ciotola: puoi aggiungere anche una bambola di yogurt naturale senza grassi, se lo desideri (ma ricorda di contare le calorie per questo).

MUFFIN DI FRITTATA DI FUNGHI E SPINACI

Queste sono la colazione perfetta (o pranzo o cena) in movimento. Sono facili da cucinare, e sembrano anche molto carini. Un po' di parmigiano fa molta strada. . . È possibile utilizzare diversi ripieni come prosciutto, pomodoro o peperoni tritati per variare i sapori.

Per fare 6 muffin:

Calorie per muffin: 83

Tempo di preparazione: 10 minuti

Tempo di cottura: 20 minuti

- Spray da cucina 1 cal

- 125g di funghi castagni, affettati 16 cals

- 1 spicchio d'aglio, tritato 4 cals 100g spinaci, tritato 25 cals 4 uova grandi, sbattuto 400 cals 30ml latte scremato 11 cals

- 10g parmigiano, grattugiato finemente 42 cals

- sale e pepe

1. Preriscaldare il forno a 200 °C

Spruzzare una padella antiaderente con spray da cucina 1-cal, aggiungere i funghi, condire bene e friggere a fuoco alto per 3-4 minuti, fino a quando non iniziano a diventare dorati.

2. Aggiungere l'aglio e friggere per un altro minuto, quindi aggiungere gli spinaci e lasciare appassire per 1 minuto

3. Togliere dal fuoco e mettere da parte per raffreddare. Drenare qualsiasi liquido in eccesso.

4. Sbattere insieme le uova, il latte e metà del parmigiano in una ciotola. Condire bene e quindi mescolare la miscela di funghi e spinaci.

5. Allineare una latta di muffin a 6 fori con casse di carta o semplicemente ungere leggermente ogni foro con spray da cucina a 1 cal. Dividere la miscela di uova tra le casse e cospargere le cime dei muffin con il resto del parmigiano.

6. Cuocere in forno per 15 minuti, o fino a gonfiarsi e diventare dorati. Servire mentre è ancora caldo. (Se i muffin non verranno tutti mangiati immediatamente, lasciali raffreddare e poi tenerli in una scatola di plastica in frigo per 3-4 giorni. Surriscaldare i muffin nel microonde per 25 secondi.) Se non si dispone di un forno a microonde, riscaldare in forno a 180 ° C / 350 ° F per 5 minuti o fino a quando non viene riscaldato.

UOVO AL FORNO VELOCE CON POMODORO E PROSCIUTTO

Chiamami eccentrico, ma ho una particolare passione per il cibo servito nei ramekins. Forse perché so che tutto quello che c'è dentro quella piccola pentola è mio, tutto mio. Questa è una colazione sorprendentemente low-cal per uno con molta bontà salata. E per quei giorni in cui hai fretta puoi anche cucinarli in microonde in pochi istanti.

Per una persona

Calorie per porzione: 138

Tempo di preparazione: 5 minuti

Tempo di cottura: 12-15 minuti

- Spray da cucina 1 cal

- 1/2 pomodoro, tritato 8cals

- 1 fetta di prosciutto affumicato magro, tritato 5 cals

- 1 uovo 78 cals

- 1 cucchiaio da tavola crema semigrasso fraîche 26 cals

- 5g parmigiano, grattugiato finemente 21 cals

- sale e pepe

1. Preriscaldare il forno a 180 ° C / 350 ° F / marchio di gas 4. Ungere leggermente un ramekin con spray da cucina 1-cal.

2. Posizionare il pomodoro e il prosciutto alla base del ramekin. Rompere con cura l'uovo, versare sopra la crème fraîche, condire bene e disperdere sopra il parmigiano.

3. Cuocere per 12-15 minuti, fino a quando il bianco non si è impostato ma il tuorlo è ancora malandato. Servire immediatamente.

Metodo a microonde

1. Preparati come sopra, ma assicurati di perforare con cura il tuorlo d'uovo con la sporgenza di una forchetta o di uno stuzzicadenti (altrimenti esploderà). Coprire con un coperchio o un po 'di carta da cucina e cuocere per 30 secondi.

2. Controllare le uova e quindi cuocere per altri 20 secondi. Il bianco dovrebbe essere impostato e il tuorlo ancora che cola. In caso non sia così, cuocere per altri 10 secondi. Non essere tentato di alzare la temperatura del microonde poiché cuoce troppo rapidamente. Un uovo troppo cotto è il modo più veloce per rovinare il tuo Fast Day!

RAREBIT FUNGO PORTOBELLO

Versioni cattive e magre!

Non posso credere di essere arrivato fin qui senza menzionare quanto amo il formaggio. Trovare una correzione per il formaggio nei miei Fast Days è stata una priorità assoluta per me, e quindi ho adattato questa ricetta classica sostituendo il pane high-cal con funghi portobello santi ma gustosi. Naturalmente, se hai le calorie da risparmiare, potresti anche farlo con una piccola fetta di pane integrale. Oppure il mix rimarrà in frigo per un giorno, in modo da poter avere la seconda porzione nel giorno della festa, servita su pane tostato con un uovo fritto in cima. Ho aggiunto una seconda versione "magra" per un colpo di formaggio ancora più basso. Shirley Conran disse: 'La vita è troppo breve per farcire un fungo'. Questa è la prova che si sbagliava!

Rarebit cattivo

Serve 2 come principale, o 4 come piccolo spuntino

Calorie per porzione: 228 (come principale)

Tempo di preparazione: 5 minuti

Tempo di cottura: 6-8 minuti

- 4 x 80g di funghi portobello, puliti

- 83 cals

- Spray da cucina 1 cal 1 uovo 78 cals

- 75g di formaggio Lancashire stagionato, finemente sbriciolato o grattugiato 279 cals

- 2 cucchiai di latte robusto o parzialmente scremato 6-12 cals o 7 cals

- 1 cucchiaino senape inglese 9 cals

- spruzzare salsa Worcestershire (o l'equivalente vegetariano, fatto senza acciughe)

- sale e pepe

1. Preriscaldare la griglia a media temperatura. Posizionare i funghi su una teglia foderata con un foglio e spruzzare con 2 o 3 spruzzi di spray da cucina 1-cal. Grigliare il lato del gambo rivolto verso l'alto per 4-5 minuti, o fino a quando i funghi non si sono appena ammorbiditi (i funghi più grandi possono richiedere un po 'più di tempo).

2. Nel frattempo, preparare il mix rarebit. Sbattere l'uovo con una forchetta in una piccola ciotola. Aggiungere il formaggio seguito dal resto degli ingredienti e mescolare bene. Condire con sale e pepe.

3. Versare la miscela di uova sopra i funghi (se hanno rilasciato molto liquido versarlo prima via). Riposizionare sotto la griglia per 2-3 minuti, fino a quando la miscela di formaggio si gonfia e rosola, ma assicurarsi che non bruci.

4. Scolare via qualsiasi ulteriore liquido di cottura dai funghi prima di servire accanto a qualcosa dal sapore forte, come un razzo pepato o un'insalata di crescione.

Variazioni: Invece di usare funghi portobello, è possibile utilizzare 320g funghi più piccoli (42 cals) affettati e spalmati in uno strato. Prova la stessa miscela in due metà di un piccolo fungo (30 cals). Aggiungere un cipolco tritato (1-2 cals) e un paio di pomodorini (6-10 cals) alle metà del fungo e cuocere come indicato sopra.

SKINNY RAREBIT PER UNA PERSONA

Calorie per porzione: 96

Tempo di preparazione: 5 minuti

Tempo di cottura: 7 minuti

- 2 x 80g di funghi portobello, puliti

- 42 cals

- 1 cucchiaino di senape inglese 9 cals

- 2 livelli cucchiaino Philadelphia Light (qualsiasi sapore)

- 45–48 cals

- sale e pepe

1. Grigliare i funghi come sopra, quindi stendere le cime con la senape, usando il retro di un cucchiaino. Dividere il formaggio tra i funghi in uno strato uniforme. Grigliare per 2 minuti. Condire e servire mentre è ancora caldo.

Variazioni: Poiché questa versione è così bassa nei cals, potresti servire con una fetta da 25 g di toast integrale (55 cals) o un Warburton's Thin (100 cals per entrambe le fette). Potresti usare il pesto al posto della senape (1 cucchiaino di pesto in bottiglia è di circa 23 calorie, a seconda del marchio), e in cima con un pezzo di cheddar leggero pre-affettato da 25 g (60 cals extra), sbriciolato sui funghi.

HUEVOS 'FASTEROS'

Gli spagnoli introdussero i polli in Messico nel XVI secolo e presto Huevos Rancheros (uova in stile ranch) divenne un piatto nazionale. Questo piatto per il brunch (o in qualsiasi momento) è super soddisfacente. Mi sono preso alcune libertà con la versione autentica per farlo attuabile per un Fast Day, ma ci sono opzioni extra che puoi aggiungere, calorie permettendo. Puoi facilmente moltiplicare questa ricetta per servire più persone: avrai solo bisogno di una padella più grande.

Serve 1

Calorie per porzione: 230

Tempo di preparazione (salsa non incluso): 2 minuti

Tempo di cottura: 7 minuti

- 1/4 porzione di salsa di pomodoro messicana
- 30 cals
- 1 uovo 78 cals
- 1 piccola tortilla di mais 117 cals
- poche foglie di coriandolo (o qualsiasi erba verde fresca, ad esempio origano o erba cipollina) 5 cals
- sale e pepe

1. Preriscaldare il forno a 140 °C / 275 ° F . Surriscaldare la salsa messicana in una piccola padella con un coperchio.

Quando viene riscaldato, fai un piccolo pozzo nel mezzo e rompi l'uovo in esso.

2. Mettere il coperchio sopra la padella e cuocere a fuoco medio per circa 3 minuti e mezzo, fino a quando l'albume è cotto 2. e il tuorlo è ancora malandato. Nel frattempo, scaldare la tortilla su un piatto nel forno per 2-3 minuti.

3. Quando l'uovo è cotto, utilizzare una spatola per posizionarlo con cura sopra la tortilla, cucchiaiando la salsa messicana insieme ad essa. Condire con sale e pepe. Aggiungere un qualsiasi dei condimenti opzionali, sotto, quindi spargere sulle foglie di coriandolo per servire.

Condimenti opzionali:

- 1/2 avocado bambino, carne tagliata a pezzi

- circa 80-90 cals

- 50g fagioli fritti riscaldati in microonde o piccola padella 45-50 cals

- 15g formaggio feta magro, sbriciolato (non autentico ma buono!) 27 cals

I prodotti freschi sono fantastici, ma mantenere l'armadio della cucina ben fornito significa che avrai sempre qualcosa a portata di mano per quei giorni in cui non hai tempo di fare acquisti - o quando vuoi prendere una decisione tattica di stare fuori dal supermercato ed evitare tentazioni. Se sei mai stato una Guida o uno Scout, sai che ha senso "Preparati".

IL PIANO DI LAVORO

- Spray da cucina 1 cal, olio d'oliva, olio di sesamo, olio di cocco

Sale marino e pepe nero

Tieniti sempre a portata di mano. Ho un macinino al pepe e un pizzico di sale marino grosso. Evita di usare troppo sale, ma se stai riducendo gli alimenti trasformati - che sono la principale fonte di sale nelle nostre diete - puoi permetterti di usare un po 'per migliorare i sapori.

L'ARMADIO

Fagioli

Mezza latta su toast è un pranzo o una cena fast day facile e a basso contenuto di cal.

Riso Basmati

Il riso non è la scelta ideale per i Fast Days, ma il riso basmati ha l'effetto meno drammatico sulla glicemia, quindi se vuoi riso, il basmati marrone è quello da scegliere.

Couscous

Più veloce del riso e facile da controllare le dimensioni delle porzioni.

Pane croccante

Ryvita o pane croccante simile possono darti uno scricchiolio a basso contenuto calorico rispetto al pane e le oatcakes sono utili per lo stesso motivo.

Cup-a-soups / zuppa di miso

Buono per uno spuntino a basso contenuto calorico quando hai bisogno di qualcosa di più sostanzioso della tisana.

Funghi secchi

Questi aggiungono un sacco di sapore in zuppe o piatti vegetariani per pochissimo sforzo!

Gelatine a basso contenuto di zuccheri

Il salvatore di molti neofiti dai denti dolci 5:2. Sono dolci e molto a basso contenuto calorico per soddisfare una brama. Puoi acquistare i singoli vasi o, più a buon mercato, crearne uno tuo. Essere consapevoli del fatto che la gelatina non è adatta ai vegetariani.

bevande a basso contenuto di zucchero / bevande dietetiche

Utile se ti annoi con l'acqua il giorno veloce.

Noci e semi

Noci e semi sono ad alto contenuto di sostanze nutritive ma anche ad alto contenuto calorico. Una piccola quantità darà scricchiolio e sapore, ma misurala con attenzione.

Olive

Uno spuntino e un ingrediente saporito. Leggi l'etichetta per controllare le calorie ed evitare quelle conservate nell'olio o ripiene di formaggio per Fast Days.

Pomodori secchi (essiccati)

Un intenso colpo di sole e il Mediterraneo. Quelli essiccati sono più bassi in calorie rispetto a quelli che sono conservati nell'olio. Se quelli oliati sono tutto ciò che riesci a trovare, scolali molto bene prima dell'uso.

Zuppe in scatola

Queste sono spesso più basse di calorie rispetto alle zuppe "fresche" e un ottimo cibo di conforto.

Mais dolce in scatola

Ottimo crudo in insalate o come un ortaggio laterale veloce. Il mais dolce è, tuttavia, relativamente alto in calorie per un vegetale, quindi misura attentamente.

Pomodori in scatola

La base per un'ottima zuppa o salsa. Compro pomodori prugna tritati pronti per qualcosa di veloce.

Purè di pomodoro

Ottimo per aggiungere sapore a tutti i tipi di stufati e zuppe.

Tortillas/focaccia

Le tortillas avvolte in plastica hanno una durata di conservazione più lunga rispetto al pane e sono buone per pranzi al sacco.

IL FRIGORIFERO

Formaggio:

Ricotta halloumi leggera

Formaggio/feta leggera in stile greco

Philadelphia Light

Tendo a evitare la maggior parte degli alimenti a alto contenuto di grassi, ma questi sono i più accettabili per quanto mi riguarda. la ricotta è naturalmente più bassa nei grassi rispetto ad altri formaggi e i formaggi in stile feta sono così saporiti (e salati) che noterai a malapena la riduzione.

Uova

Se ti piacciono, ti riempiono e sono nutrienti. Acquista uova medie o anche piccole piuttosto che grandi, non noterai la differenza.

Limoni (o succo di limone)

Indispensabile per aggiungere sapore o affettato con acqua calda come bevanda rinfrescante. Uso succo di limone già spremuto quando ho fretta.

Creme fraîche/quark/yogurt a basso contenuto di grassi Scegli il tuo preferito per aggiungere ricchezza come condimento per zuppe o piatti caldi e per servire con dessert alla frutta.

Alimenti pre-preparati

Questo libro a tutto per preparare i tuoi pasti, ma mantenere una zuppa fresca di emergenza o un pasto pronto a basso contenuto calorico in frigo non farà male per quei giorni quando non hai l'energia per cucinare.

Quorn

Un cibo vegetariano molto magro a base di una forma di fungo. Le salsicce o gli hamburger sono solitamente a basso contenuto calorico rispetto ai piatti sgranati di pane.

Cipolline

Più veloce di una normale cipolla se li tagli in una padella o in un'insalata con forbici da cucina.

Prosciutto sottile o tacchino

Ottimo per panini e insalate.

IL CONGELATORE

Banane

Congelo banane troppo mature non mature, avvolte in un foglio o poste in un sacchetto congelatore, da utilizzare in frullati (o torte). Diventano molto morbide quando vengono scongelate.

Bacche

Lamponi e mirtilli si congelano magnificamente. Mescolarli nello yogurt o usarli in frullati. Puoi anche acquistare miscele di bacche congelate.

Lollies fatti in casa

Fai ghiaccioli e lollies in uno stampo usando zucca low-cal per una dolcezza senza sensi di colpa in estate. Aggiungi alcune bacche per la consistenza!

Foglia o spinaci tritati

Per quando non vuoi preparare spinaci di foglie fresche.

Piselli, mais dolce

Congelati subito dopo la raccolta, questi si aggrappano alle loro vitamine e sono facili e veloci da preparare.

Zucca di butternut preparata

Ho avuto troppe esperienze di quasi morte con il taglio della zucca al burro per rischiare quando ho fretta; questi sono i miei piani di backup.

Verdure mediterranee arrosto/ peperoni alla griglia

Queste mi hanno sorpreso. Si surriscaldano bene e sono gustosi per quando non hai avuto la possibilità di grigliare i tuoi peperoni.

Filetti di pesce bianco (ad esempio merluzzo bianco)

Per una cena davvero veloce e ipocalorica.

Super zuppe

La zuppa ha risparmiato molti 5:2 più velocemente dal cedere in una giornata invernale. Ed è un'ottima scelta leggera anche in estate. Ho incluso molte ricette di zuppa in questo libro perché sono così abbondanti e adattabili. Gli scienziati hanno anche dimostrato che la zuppa ti mantiene soddisfatto più a lungo, rispetto a mangiare le stesse calorie in un pasto solido. L'aggiunta di liquido significa che lo stomaco rimane pieno per un periodo più lungo e ciò impedisce alle cellule dello stomaco di inviare un messaggio al cervello per dirti che è ora di mangiare di nuovo. Un'ottima cosa in un Fast Day.

Aggiungi questo al fatto che la zuppa è perfetta per pranzi al sacco da lavoro - e che essere bravo con la zuppa impressionerà i tuoi amici e familiari (in qualche modo produrre zuppa fatta in casa porta a complimenti che superano di gran lunga lo sforzo coinvolto) e sarai d'accordo sul fatto che la zuppa è assolutamente, beh, super.

ZUCCA AL BURRO E ZUPPA DI PATATE DOLCI

Serve 4

Calorie per porzione: 182

Tempo di preparazione: 15 minuti

Tempo di cottura: 25 minuti

- Spray da cucina 1 cal

- 1 cipolla, sbucciata e tagliata a pezzetti 38 cals

- Zucca di butternut sbucciata da 200 g, tagliata a pezzetti 80 cals

- 200g patata dolce sbucciata, tagliata a pezzetti 180 cals

- 2 carote medie, sbucciate e tagliate a pezzetti 68 cals

- 1 cucchiaino curry in polvere 5 cals

- 100g lenticchie rosse senza immersione, risciacquate 330 cals

- 1 litro di brodo vegetale (o 1 litro d'acqua con 2 cucchiaino di brodo di calendula in polvere) 25 cals

- sale e pepe

1. Spruzzare una grande casseruola antiaderente con spray da cucina 1-cal (oppure è possibile utilizzare mezzo cucchiaino di olio di cocco, che aggiungerà 21 calorie ma si abbina bene alle spezie).

2. Aggiungere la cipolla e lasciare ammorbidire a fuoco medio per 2 minuti. Mescolare la zucca alla butternut, la patata dolce, le carote e il curry in polvere e cuocere per 5 minuti.

3. Aggiungere le lenticchie e il calcio e portare a ebollizione. Coprire con un coperchio e cuocere a fuoco lento per circa 20-25 minuti, fino a quando le verdure sono morbide.

4. Togliere dal fuoco e mescolare le verdure nella padella con un frullatore a bastoncino, aggiungendo 50-100 ml di acqua se necessario per allentare la consistenza. Se non hai un frullatore a bastoncino, usa un frullatore di brocche. Condire, a piacere con sale e pepe e servire. Puoi anche congelare questa zuppa in singole porzioni.

ZUPPA REGINA

Serve 4

Calorie per porzione (senza condimento): 82

Tempo di preparazione: 10 minuti (meno con robot da cucina)

Tempo di cottura: 15 minuti

- 250g di barbabietole fresche o confezionate sottovuoto (non in aceto!) 108 cals

- 1 mela da dessert media 80 cals

- Spray da cucina 1 cal

- 1 cipolla rossa, sbucciata e tritata 38 cals 1 spicchio d'aglio, tritato o schiacciato 4 cals 1 cucchiaino cumino intero 5 cals

- 400g di pomodori tritati di stagno 72 cals

- 1 cucchiaio di aceto di sidro o aceto balsamico 2-20 cals

- 700-750ml brodo vegetale (o 750ml di acqua con 2 cucchiaino di polvere di brodo di calendula) 20- 24 cals

- 2 foglie di alloro fresche

- 2 rametti timo o timo limone, più extra per servire sale e pepe

1. Grattugiare o tagliare a dadini la barbabietola e la mela. (Un robot da cucina è molto utile per questo e ridurrà parte della colorazione rosa alle tue mani!)

2. Spruzzare una piccola casseruola antiaderente con spray da cucina 1-cal, quindi cuocere la cipolla a fuoco medio per 2 minuti. Ridurre il fuoco a basso e aggiungere l'aglio e il cumino e cuocere per altri 2 minuti. Se inizia ad attaccarsi al fondo della padella, aggiungi un pizzico d'acqua o uno schizzo di succo di limone.

3. Aggiungere la barbabietola e la mela e mescolare insieme in modo che le verdure siano combinate. Quindi aggiungere i pomodori, l'aceto, il magazzino, le foglie di alloro e il timo.

4. Portare il composto a fuoco lento, coprire la padella con un coperchio e cuocere per 8-10 minuti fino a quando la barbabietola e la mela non sono cotte.

5. Togliere dal fuoco e rimuovere le foglie di alloro e i rametti di timo. Utilizzare un frullatore a bastoncino o un frullatore di brocca per mescolare le verdure a una consistenza liscia. Condire a piacere con sale e pepe.

6. Servire con uno dei due condimenti suggeriti di seguito, o semplicemente spargere su alcune erbe fresche - prezzemolo tritato o erba cipollina tagliata vanno molto bene con questa zuppa. (Porzioni extra possono essere congelate o conservate in frigo prima dell'aggiunta dei condimenti.)

Condimenti suggeriti

1. Mescolare 1 cucchiaio di frais di fromage a basso contenuto di grassi (25 cals) per porzione in una ciotola con grattugiato, fresco o imbottigliato, rafano a piacere (circa mezzo cucchiaino per porzione / 9 cals). Versare al centro della zuppa e mescolare.

2. Sbriciolare 10 g di formaggio feta magro (18 cals) per porzione sopra la zuppa calda - il mio preferito.

Variazione: Prova questa ricetta con cavolo rosso triturato (75g è 20 calorie) invece della mela. Utilizzare aceto balsamico al posto dell'aceto di sidro.

ZUPPA DI FUNGHI SPIRITOSA (CON CASTAGNE QUANDO NE HAI VOGLIA)

La zuppa di funghi può essere una delizia o un pasticcio noioso e slittino. Ho sperimentato il massimo del lusso per le calorie minime con due fantasiose aggiunte francesi: castagne e cognac. Le castagne e il brandy mi fanno sentire festoso, ma questa zuppa non è solo per Natale. La quantità di brandy è minuscola, e potresti invece usare lo sherry o lasciarlo completamente fuori. Puoi omettere anche le castagne. Ho assaggiato la zuppa con e senza il brandy e le castagne fianco a fianco. Entrambi sono eccellenti, il primo è solo piuttosto ricco. Preferisco la versione completa; l'altra mia metà preferisce la zuppa più frugale. È una tua scelta.

Serve 2

Calorie per porzione: 143 con il brandy e le castagne; 48 senza

Tempo di preparazione: 10 minuti

Tempo di cottura: 15-20 minuti

- Spray da cucina 1 cal

- 1 cipolla, sbucciata e tritata 38 cals

- 1 spicchio d'aglio, schiacciato o tritato finemente 4 cals

- 200g funghi misti, affettati (mi piace un mix di castagno e shiitake per un sapore robusto) 26 cals

- 1 cucchiaio di brandy o sherry secco (opzionale) 31 cals o 22 cals

- noce moscata grattugiata

- 100g castagne, castagne confezionate sottovuoto o purea di castagne non zuccherate (opzionale) 160 cals

- 6g funghi secchi, ad esempio porcini o funghi misti imbevuti di acqua bollente da 150 ml 15 cals

- 550-600ml brodo di pollo o vegetale (o 600 ml di acqua con 1 cucchiaino di polvere di brodo di calendula) 12-20 cals

- 3 rametti di sale e pepe di timo fresco

Per servire

- 1 cucchiaio di creme fraîche a basso contenuto di grassi per porzione 25 cals

- timo fresco o altre erbe fresche (l'erba cipollina funzionano bene), tritati

1. Spruzzare una casseruola media antiaderente con spray da cucina 1 cal. Scaldare la padella a fuoco medio e friggere la cipolla per 2 minuti. Abbassare un po 'il fuoco, aggiungere l'aglio e cuocere per altri 2 minuti.

2. Aggiungere i funghi e friggere per circa 3-4 minuti. Aggiungere il brandy e un po 'di noce moscata

grattugiata. Mescolare le castagne intere, se si utilizza, e cuocere per un altro minuto.

3. Se i funghi secchi sono grintosi, filtrare attraverso un setaccio, mantenendo il liquido ammollo per il sapore. Scegli i funghi e tagliali o strappali a pezzi più piccoli. Aggiungere questi alla padella, insieme al liquido ammollo, la purea di castagne, se usato, il calcio e i rametti di timo.

4. Aumentare il fuoco e portare a ebollizione, quindi ridurre a fuoco lento, coprire e cuocere per 10 minuti.

5. Togliere dal fuoco e rimuovere i gambi di timo. Utilizzare un frullatore a bastoncino o un frullatore di brocche per fondere con una consistenza liscia. Se ti piace un po 'di consistenza, rimuovi alcuni dei funghi con un cucchiaio forato prima della miscelazione, quindi aggiungi di nuovo al mix e mescola. Potresti aver bisogno di un po 'più di liquido per la versione castagna, quindi aggiungi una spruzzata d'acqua fino ad ottenere la consistenza che ti piace.

6. Condire, assaggiare e servire con una bambola di creme fraîche e una dispersione di erbe.

Idee: Se si utilizzano le castagne confezionate sottovuoto, affettare le castagne rimanenti e usarle in patatine fritte o aggiunte a ricette come lo stroganoff di funghi o lo stufato di manzo e birra. Sono buoni anche come spuntino (25g sono 40 cals).

SOSTANZIOSA ZUPPA DI FAGIOLI TOSCANI

Il cibo italiano non deve ruotare intorno alla pasta o alla pizza, e questa sostanziosa zuppa è un ottimo esempio di ripieno di cibo rustico. L'aggiunta di parmigiano e un trucco intelligente con un prosciutto di Parma friabile gli conferisce un calcio salato favoloso, ma potresti semplicemente cospargere di erbe fresche in cima per tagliare le calorie.

Serve 4

Calorie per porzione: 136 con parmigiano e prosciutto di Parma; 110 senza

Tempo di preparazione: 15 minuti

Tempo di cottura: 20 minuti

- Spray da cucina 1 cal

- 2 fette prosciutto di Parma (opzionale) 62 cals

- 1 cipolla, sbucciata e finemente a dadini 38 cals

- 2 carote medie, pelate e finemente a dadini 68 cals

- 2 bastoncini sedano, a dadini finemente 12 cals
  400g di fagioli misti di stagno, sgocciolati 230 cals 2 grandi pomodori maturi, tritati 40 cals

- 1,2 litri di pollo fresco caldo o brodo vegetale (o fatto con cubetti di brodo di buona qualità) 30 cals

- 75g di cavolo verudo, nucleo rimosso, triturato

- 20 cals

- 10g parmigiano, grattugiato al fresco (opzionale) 42 cals

1. Preriscaldare la griglia a medio. Oliare leggermente una teglia con spray da cucina 1-cal. Mettere il prosciutto di Parma sulla teglia e grigliare per circa 3-4 minuti, fino a quando non è croccante. Rimuovere e mettere da parte per raffreddare.

2. Spruzzare una grande casseruola antiaderente con spray da cucina 1-cal, aggiungere la cipolla, le carote e il sedano e una spruzzata d'acqua per aiutare le verdure a cuocere a vapore e friggere a fuoco medio per 3 minuti.

3. Mescolare i fagioli, i pomodori e il calcio caldo, portare a ebollizione, coprire con un coperchio e cuocere a fuoco lento per 5 minuti. Mescolare il cavolo e cuocere a fuoco lento per 2 minuti, o fino a poco a poco tenero.

4. Cucchiaio in ciotole da portata e spargere con il parmigiano e sbriciolare sul croccante prosciutto di Parma, se usato.

MINESTRONE DI VERDURE E PESTO PRIMAVERILE

Ogni famiglia italiana avrà una ricetta diversa per il minestrone, ma l'aggiunta di pesto è tipica della regione Liguria settentrionale. Questa zuppa ripiena canta di sapore ed è una delle mie preferite: con la sua verdura verde e il tocco di rosso dei pomodori, questa è sicuramente primavera in una ciotola. È meglio fatto con pesto fresco.

Serve 4

Calorie per porzione: 127 con formaggio; 106 senza

Tempo di preparazione: 20 minuti

Tempo di cottura: 15 minuti

- Spray da cucina 1 cal1 cipolla piccola, sbucciata e tritata finemente 38 cals

- 2 bastoncini sedano, tritati finemente 12 cals

- 1 carota, sbucciata e tritata finemente 34 cals

- 100g porri per bambini, 22 cals finemente affettati

- 1 zucchine (170g), tritata finemente 34 cals

- 2 spicchi d'aglio, tritati finemente 8 cals

- 2 cucchiaino concentrato di pomodoro essiccato al sole 20 cals

- 1,2 litri di pollo fresco caldo o brodo vegetale (o 1,2 litri di acqua con 3 cucchiaini di brodo di calendula in polvere / cubetto di brodo di pollo di buona qualità, ad esempio Kallo) 30-36 cals

- 2 pomodori maturi, scuoiati e tritati 32 cals

- 75g cavolo verde o cavolo nero, finemente triturato 20 cals

- 40g di vermicelli sottili, spezzati in pezzi 132 cals

- 2 cucchiaino pesto di basilico fresco 42 cals

- 20g parmigiano, grattugiato finemente (opzionale) 84 cals

- sale e pepe

1. Spruzzare una grande casseruola antiaderente con spray da cucina 1-cal, aggiungere la cipolla, il sedano, la carota, i porri, le zucchine e una spruzzata d'acqua. Friggere delicatamente a fuoco basso per 3-4 minuti, o fino ad ammorbidire ma non colorato. Aggiungere l'aglio e il concentrato di pomodoro essiccato al sole e friggere per un altro minuto.

2. Aggiungere il calcio caldo e i pomodori e portare a ebollizione. Aggiungere il cavolo e i noodles, condire bene e cuocere a fuoco lento per 2-3 minuti, fino a quando il cavolo e i noodles sono semplicemente teneri.

3. Per servire, dividere la zuppa tra le ciotole, cospargere con un po 'di pesto e disperdersi con il parmigiano grattugiato, se usato.

ZUPPA PICCANTE DI POLLO, ZUCCHINE, BASILICO E ORZO

La zuppa di pollo merita la sua reputazione nutriente. Quando è combinato con verdure, basilico e orzo (una piccola pasta che sembra riso) allora hai una ciotola di prelibatezza nutriente. Questa zuppa si congela molto bene; congelarlo senza erbe fresche.

Serve 4

Calorie per porzione: 134

Tempo di preparazione: 20 minuti

Tempo di cottura: 1 ora

- Spray da cucina 1 cal
- 1 carota, sbucciata e tritata finemente 34 cals
- 2 bastoncini sedano, tritati finemente 12 cals
- 1 porro (180g), tritato finemente 40 cals
- 1 cipolla, sbucciata e tritata finemente 38 cals
- 2 cosce di pollo, pelle rimossa 212 cals
- 2 foglie di alloro
- 50g orzo 165 cals
- 1 piccola zucchine, tritata finemente 25 cals

- 2 cucchiai di basilico fresco tritato o prezzemolo 10 cals

1. Spruzzare una grande casseruola antiaderente con spray da cucina 1-cal. Aggiungere la carota, il sedano, il porro e la cipolla e friggere a fuoco medio per 3-4 minuti o fino ad ammorbidire. Aggiungi una spruzzata d'acqua per aiutare le verdure a vapore.

2. Aggiungere le cosce di pollo, le foglie di alloro e abbastanza acqua per coprire tutto (circa 1,2 litri). Portare a ebollizione e poi cuocere a fuoco lento per 45 minuti, fino a quando il pollo non viene cotto.

3. Rimuovere il pollo dalla padella, triturare la carne e mettere da parte. Scarta le ossa.

4. Aggiungere l'orzo nella padella e cuocere per 3 minuti. Aggiungere il pollo triturato e le zucchine e cuocere a fuoco lento per 3 minuti, o fino a quando la zucchina è tenera. Spargere con le erbe tritate prima di servire.

ZUPPA DI MISO UDON NOODLE

Penso al miso come alla versione giapponese di Marmite, non che abbiano un sapore simile, ma sono entrambi vasi intensi di sapore serio. Il miso è fatto con soia fermentata o riso, e la zuppa di miso viene tradizionalmente servita a colazione. Consiglio in particolare la versione di riso integrale, che si conserva per un anno in frigo (aggiungi acqua calda per la zuppa istantanea o davvero ottima con il salmone come marinata). Questa zuppa di noodle è profondamente aromatizzata e confezionata con ingredienti sani, tra cui verdure e tofu. Gustoso e virtuoso.

Serve 1

Calorie per porzione: 226

Tempo di preparazione: 10 minuti

Tempo di cottura: 10 minuti

- 300ml acqua bollente

- 1 cucchiaio di pasta di miso 17 cals

- 2cm pezzo di zenzero radice fresca, sbucciato e grattugiato 2 cals

- 35g tendertem broccoli florets 11 cals

- 1 piccolo pak choi, foglie separate 13 cals

- 50g funghi enoki o funghi esotici 13 cals

- 50g di tofu di seta, sgoccionato e tagliato a cubetti 43 cals

- 1/2 cucchiaino salsa di soia 2 cals

- 75g udon o soba noodles 103 cals

- 1/2 cucchiaino olio di sesamo 22 cals

1. Versare l'acqua bollente in una casseruola media e mescolare nella pasta di miso. Aggiungere lo zenzero e i broccoli e cuocere a fuoco lento per circa 3-4 minuti, o fino a teneri.

2. Aggiungere il pak choi, funghi, tofu e salsa di soia e scaldare per 1-2 minuti.

3. Cuocere i noodles secondo le istruzioni del pacchetto e quindi scolarli e ribaltarli in una ciotola da portata.

4. Versare la zuppa e le verdure sui noodles e cospargere con un po 'di olio di sesamo.

CARNE BOVINA PHO

Il manzo viene affettato di soli 2-3 mm di spessore, quindi si cucina nel momento in cui colpisce il brodo caldo ed è meravigliosamente tenero nella zuppa finita. Non ci sono calorie incluse per gli aromatici - l'erba di limone, lo zenzero e le foglie di lime - poiché vengono rimossi prima di servire. Questa zuppa è così buona che probabilmente vorrai raddoppiare la quantità: lo stock speziato manterrà fino a 4 giorni in frigo.

Serve 1

Calorie per porzione: 260 con noodles; 183 senza i noodles

Tempo di preparazione: 5 minuti

Tempo di cottura: 15 minuti

- 300ml brodo di carne bovina fresca 15-30 cals

- 1 bastoncino di limone, colpito e tritato 3cm pezzo di zenzero radice fresca, sbucciato e

- Affettato

- 1 peperoncino rosso, affettato 2 foglie di lime Kaffir

- 35g di noodles sottili all'uovo (opzionale) 77 cals

- 75g di piselli a scatto di zucchero misto e mais dolce per bambini, grana dolce dimezzata per 25 cals

- Filetto di manzo magro da 75 g, affettato molto sottile 132 cals

- piccola manciata germogli di fagioli 10 cals

- sale e pepe

- foglie fresche di coriandolo, per guarnire

1. Versare lo stock in una casseruola media, aggiungere l'erba di limone, lo zenzero, metà del peperoncino (riservare il resto per guarnire) e le foglie di lime. Portare a ebollizione, quindi cuocere a fuoco lento, coperto, per 10 minuti. Filtrare attraverso un setaccio in una casseruola pulita e scartare gli aromatici.

2. Aggiungere i noodles, se si utilizza, e cuocere per 2 minuti. Aggiungere i piselli a scatto di zucchero e i mais dolci per bambini e cuocere per altri 2 minuti. Condire il manzo, aggiungere alla zuppa e riscaldare per 1 minuto.

3. Versare in una ciotola, mescolare delicatamente attraverso i germogli di fagioli e spargere con il peperoncino a fette rimanente e il coriandolo.

Variazione: Prova questo con pollo cotto e triturato da 75 g (124 cals) al posto della carne bovina o, per una versione vegetariana, usa 75g di tofu (65-139 cals), alcuni funghi shitake secchi o freschi (8 cals) e brodo vegetale (10 cals).

GAZPACHO

Non ho potuto vedere il fascino della zuppa refrigerata fino a quando non ci siamo trasferiti in Spagna e ho assaggiato il vero Gazpacho per la prima volta. Ora questo piatto rinfrescante e ipocalorico riporta ricordi di cene al tramonto accompagnate da uno sherry freddo e secco. Questa ricetta utilizza aceto di sherry in modo da ottenere il sapore, senza l'alcol. Sono una zuppa refrigerata e se provi questo, lo sarai anche tu. Potresti tralacciare i croûton per ridurre al minimo le calorie, ma questa zuppa è così santa e sana che sicuramente ti meriti un po 'di scricchiolio? Dai un'occhiata alla foto per vedere quanto è appetitosa!

Serve 4

Calorie per porzione: 110 con crostini e guarnire; 81 senza

Tempo di preparazione: 10 minuti

- 600g di rosso intenso, pomodori maturi, tritati 120 cals
- 1 grande spicchio d'aglio, tritato 4 cals
- 1 peperone rosso, seminato e tritato 30 cals
- 1/2 cetriolo, pelato e tritato 10 cals
- 1 cucchiaino zucchero sedatrice o dolcificante (potresti non averne bisogno se i pomodori sono molto maturi e dolci) 15-0 cals
- 2 cucchiai di aceto di sherry 10-15 cals
- 1 cucchiaio di olio d'oliva 135 cals

- sale e pepe

Per guarnire (opzionale)

- 1 fetta di pane granaio, tagliato a cubetti da 0,5 cm

- 59 cals

- 1 cucchiaino olio d'oliva 45 cals

Peperoni rossi, gialli, arancioni e verdi, cetrioli e cipollotti, tutti tritati finemente (come guida, utilizzare 2 strisce di ogni pepe di colore tagliate a cubetti da 0,5 cm, 4 cm di cetriolo tagliato a cubetti da 0,5 cm e cipollotti da 4 cm - a persona) 12-15 cals

1. Mettere i pomodori, l'aglio, il peperone rosso e il cetriolo in un frullatore e frullare fino a quando viene liscio. Condire bene, aggiungere il resto degli ingredienti e frullare di nuovo. Passa attraverso un setaccio in una grande brocca e rilassati per almeno un'ora.

2. Per i croûton, friggere i cubetti di pane nell'olio a fuoco medio fino a doratura.

3. Versare la zuppa refrigerata in ciotole e guarnire con i croûton, peperoni tritati, cetrioli e cipollotti, se si utilizza.

STRUMENTI MUST-HAVE

Frullatore (bastone o brocca)

Ho avuto lo stesso piccolo Moulinex Turbomix per anni. Non occupa quasi spazio ed è un soffio quando si tratta di mescolare zuppe nella padella. Cercarne uno con un motore decente e un design dall'aspetto robusto. Puoi ottenerli da meno di 10EURO a oltre 100 Euro con tutti i tipi di allegati: chiediti onestamente quanto spesso useresti gli extra. Un frullatore di brocche rende la zuppa più liscia ma significa più lavaggio: comprane uno con una brocca che può andare in lavastoviglie!

Grattugia

I negozi di pentole vendono dozzine di varianti di grattugia, ma una grattugia più e versatile e maggiormente la potrai utilizzare

Scala digitale

Un must per misurare fino all'ultimo grammo o frazione di oncia. Puoi usarlo con qualsiasi ciotola, aggiungendo ingredienti mentre misceli, e puoi comprarne uno per meno di £ 5.

Cucchiai di misura

possono anche essere usati come misurini per molti prodotti

Padelle antiaderenti

Le superfici antiaderente rendono la cottura con poco o nessun grasso molto più facile. Una casseruola media e una padella dovrebbero essere sufficienti per la maggior parte delle situazioni e consiglierei di acquistare il meglio che puoi permetterti, poiché dureranno più a lungo e il rivestimento ha meno probabilità di sfaldarsi. Per usarle hai bisogno di spatole in legno o silicone che non graffino la superficie della padella.

Scatole di plastica/sacchetti congelatori

Per cucinare più porzioni e congelare porzioni extra di zuppe, piatti principali e prodotti da forno. Come ho detto, Lakeland Stack-a-Boxes prende meno spazio negli armadi ed evita di arrampicarsi cercando di trovare il coperchio giusto per adattarsi alla scatola giusta. I sacchetti congelatori sono buoni per zuppe o salse, puoi anche usarne due per cibi dall'odore forte per impedire che altri oggetti vengano contaminati.

Pelaverdure vegetale

Preferisco un design a forma di un pelaverdure convenzionale. Quelli Good Grips sono migliori da usare. Sono buoni per sbucciare la verdure, fare la "pasta" di zucchine e per filetti molto sottili di formaggio o cioccolato.

Coltello molto affilato

Non c'è bisogno di un blocco di coltelli pieno di diverse dimensioni. Un coltello da cucina medio che si adatta bene alla tua mano ti basterà.

Robot da cucina

Ottimo se hai intenzione di usarlo. Non è così bello se finirà nell'armadio. Ne ho comprato uno piccolo (un Magimix Mini Plus), che ha una ciotola ancora più piccola per piccole quantità di aglio o noci. Rimane sul piano di lavoro e questo mi ricorda di usarlo tutto il tempo per grattugiare, affettare e tagliare.

Mandolino

Non lo strumento musicale, ma uno strumento elegante che è brillante per radere fette super sottili di verdura o frutta. Ti fa anche sentire molto bravo. Ho dovuto guardare alcuni video di You Tube prima di prendere il talento. Scegline uno con una guardia a mano, poiché quei rasoi sono, beh, affilati come un rasoio.

Produttore di zuppe / fornello e frullatore all-in-one

Ho quasi comprato la Rolls Royce dei produttori, la Vitamix, che costa all'incirca come una vacanza e cucinerà la zuppa ed eseguirà circa un centinaio di altre funzioni diverse. Poi mi sono calmato e mi sono reso conto che avrebbe preso la maggior parte del mio piano di lavoro e quanto è stato soddisfacente preparare comunque la zuppa in una padella? Tuttavia, molte persone giurano di aver fatto succhi di frutta, zuppe e molti altri piatti.

SAPORI FASTDAY

La cosa migliore che abbia mai fatto, per aggiungere sapore alla mia cucina, è stato comprare un masala dabba. È una latta circolare ermetica con un coperchio trasparente e sette vasini all'interno. Riempi le pentole con le sette spezie che usi più spesso e usa il piccolo cucchiaio per aggiungere alla tua cottura le spezie mentre cucini. Quindi niente di tutto questo fatica ad aprire barattoli diversi con le mani unte, o a versare erbe ovunque mentre cerchi di misurare un cucchiaino.

La mia latta contiene curcuma, zenzero macinato, semi di cumino, semi di coriandolo, baccelli di cardamomo e fiocchi di peperoncino. Nella pentola centrale tengo chiodi di garofano, un bastoncino di cannella e foglie di alloro. Tutto pronto per l'azione: ha migliorato la mia cottura, puoi acquistare il tuo masala dabba online per circa £ 10.

L'elenco seguente mostra ancora più modi per migliorare i sapori del fast day e intrattenere le papille gustative.

Capperi

Queste divertenti pepite di sapore, conservate in barattoli, funzionano bene con pesce o verdure arrosto. O li ami o li detesti!

Peperoncini

I fiocchi di peperoncino essiccati o le polveri sono brillanti per condire zuppe, stufati e fagioli al forno - uno studio suggerisce anche che potrebbero aiutare con la combustione dei grassi e l'aumento del metabolismo. I peperoncini freschi tritati sono meravigliosi, ovviamente: puoi coltivare il tuo o acquistare una pianta e tenerla su un davanzale soleggiato. Fai attenzione, però, dato che sono davvero potenti.

Chutney/sottaceti

Sono dipendente da tutte le cose agrodolci, compresi sottaceti e chutney. Fai attenzione al contenuto di zucchero, ma una piccola quantità, contato di calorie, può darti un colpo di sapore tanto necessario. Stenderne un po su una fetta di pane, aggiungere una fetta di formaggio a basso contenuto di cal e grigliare per un formaggio Fast Day su toast.

Aglio

A basso contenuto calorico. È molto meno potente se lo arrostisci insieme ad altre verdure. Puoi anche diffonderlo su una fetta di pane se sei coraggioso; è untuoso come il burro.

Erbe

Non uso spesso erbe essiccate, ma se ti piacciono, vivranno piatti di carne e pesce alla griglia o al forno. Erbe congelate o erbe in bottiglia in aceto o olio possono funzionare, anche se preferisco ancora fresco. I più versatili sono prezzemolo a foglia piatta, erba cipollina e basilico. In estate, coltivo il mio e spesso le piante sopravvivono per vivere un altro giorno la prossima primavera; e in inverno riesco a tenere in funzione pentole di erbe del supermercato per un bel po '(anche se fallisco sempre con il coriandolo). Le foglie di rucola o di spinaci giovani funzionano bene sia come insalata che aggiunte a zuppa o stufati per aggiungere corpo e gusto.

Rafano/wasabi

Adoro il tang spaventoso-caldo del wasabi (il rafano verde che ottieni in vassoi di sushi preconditi o in un tubo) anche se la più piccola quantità può rendere i tuoi occhi acqua! La combinazione di dolore e piacere ti toglie sicuramente la mente dal digiuno.

Miso

Questa pasta fermentata giapponese è disponibile in barattoli o tubi e aggiunge un sapore carnoso (anche se vegetariano) a tutti i tipi di piatti.

Funziona anche come una zuppa molto bassa quando mescolato con acqua bollente in una tazza. Puoi acquistarlo come bustine in polvere pronte per essere fatte in zuppa, che potrebbe essere più conveniente da portare al lavoro.

Senape

Amo ogni tipo: Digione, inglese, americano e integrale. Anche quelli con birra o miele non sono off-limits purché controlli le calorie e usi con parsimonioso.

Olive/tapenade

Un barattolo di olive nell'armadio è una buona opzione Fast Day, anche se controlla le calorie. Tapenade, una pasta di olive, aggiunge sapore e salsedine.

Salsa

Fresco è meglio ma quelli jarred non sono male. Poiché la salsa di solito non contiene zucchero, è spesso un'opzione migliore del ketchup di pomodoro.

Salsa di soia

Aggiunge un sapore salato a condimenti e patatine fritte. Preferisco la versione scura, che è più ricca.

Spezie

Le mie sono quelle che tengo nel masala dabba. Tengo anche un'intera noce moscata da grattugiare, oltre a una pentola di garam masala, che è una bella miscela riscaldante.

Generalmente, le spezie macinate si mantengono meno bene che intere, ma puoi macinare il tuo mix in un pestello e malta o persino in un macinino da caffè se vuoi essere davvero preciso al riguardo.

Preferisco le paste pre-miscelate alle polveri di curry per piatti tailandesi o indiani, anche se le calorie variano notevolmente, quindi controlla le etichette.

Dolcificanti

Potrei scrivere un intero libro sugli edulcoranti artificiali e ancora non rispondere a tutte le domande e preoccupazioni che la gente ha. Penso che sia una scelta personale sull'uso artificiale o meno.

Tutti gli additivi alimentari nei paesi sviluppati vengono accuratamente testati prima che siano approvati e ciò significa che mi va bene usarli se necessario.

Anche se ho un debole per i dolci, non aggiungo dolcificanti alle bevande calde, e nei condimenti userò miele o un dolcificante a base di Stevia, che è di origine vegetale.

Personalmente, non vedo molti benefici nell'uso del nettare di agave rispetto al miele o persino allo zucchero normale, in quanto è molto costoso.

Può avere meno effetto sulla glicemia, ma la lavorazione può far scomparire quel vantaggio.

Aceti

Sidro o aceti di vino possono condire insalate, così come il balsamico, anche se quest'ultimo è più calorifico in quanto è dolce, arrivando tra le 4 e le 16 calorie per cucchiaio a seconda del marchio. L'aceto ha anche benefici per la salute e può migliorare la sensibilità all'insulina.

Salsa Worcestershire

Qualche goccia di salsa aggiunge sapore ma se sei vegetariano, cerca una varietà senza acciughe o prova il ketchup di funghi.

CIBO CONSOLATORIO: PIATTI DAL CUORE GRANDE PER PANCE PIATTE

Stufati, pasta, torte. . . parole che ti fanno sentire caldo dentro. Dopo il mio primo inverno facendo 5:2, uno dei più freddi mai registrato, mi sono reso conto di quanto sia importante il comfort food per rimanere in pista.

Molti di noi trovano che i primi Fast Days possono farti sentire più freddo. Le bevande calde aiutano e ci sono molte nuove idee per coloro che sono più avanti in questo libro, ma un pasto abbondante e a basso contenuto calorico ti riscalda dall'interno. Molti dei piatti di questo capitolo sono ottimi per i pasti in famiglia e si trovano nella fascia più alta dell'indennità di 500-600, quindi funzioneranno particolarmente bene se preferisci mangiare una volta in una giornata veloce. Tendono anche a prestarsi alla cottura in lotti e al congelamento se stai cucinando per uno.

La frase "cibo di conforto" a volte ci fa sentire in colpa, ma in realtà, il cibo è un piacere e un conforto nelle giornate fredde. Questi piatti dal cuore grande ti scaldano i cardi, senza sabotare il tuo Fast Day. Sul serio, cosa non c'è da amare?

IL DOLCE SUCCESSO DI CLAIRE

"Il mio medico approva le 5:2 e sto vedendo risultati sorprendenti."

Claire Cowking, di Trafford a Manchester, aveva un motivo molto specifico per provare le 5:2. Le è stato diagnosticato il diabete di tipo 1 da bambina e da allora ha monitorato i suoi livelli di zucchero nel sangue e il loro effetto sulla sua salute.

"Sapevo che quelli con diabete di tipo 2 avevano segnato miglioramenti nelle condizioni di salute mentre erano in 5:2, quindi ho deciso di provarlo. Sapevo che avrebbe aiutato con il controllo diabetico e avevo bisogno di perdere 16 kg (35 libbre). I club dietetici non funzionano e ho trovato le diete normali insostenibili.

Claire, che ha 38 anni e vive con suo marito, suo figlio adolescente e sua figlia, ha parlato con i suoi specialisti prima di iniziare, anche se si è resa anche un'esperta. Il suo corpo non produce insulina, quindi deve usare una pompa per insulina, che prende una lettura della sua glicemia ogni cinque minuti. Significa che è in grado di vedere come 5:2 sta migliorando direttamente la sensibilità all'insulina, in altre parole, quanto velocemente ed efficacemente l'insulina si mette al lavoro.

E dopo poche settimane nel suo nuovo regime, stava già vedendo risultati molto significativi. "Prima di iniziare, avevo una media di 55 unità al giorno. Dopo un mese, la mia media di cinque giorni è ora (rullo di tamburi) 35,5 unità al giorno - una riduzione enorme!

Claire spiega esattamente perché le cifre sono buone notizie: "Dimostra che questo modo di mangiare aumenta la sensibilità all'insulina, e quindi ti aiuterà a perdere peso e ridurre il colesterolo. Vedo la riduzione dei picchi di insulina e il miglioramento della sensibilità all'insulina in misure reali e tangibili".

Oltre agli ovvi benefici per la salute, Claire sta anche perdendo circa 0,45 kg (1 lb) a settimana, e mantenendosi molto attiva. "Ho anche fatto un giro in mountain bike di 16 km (10 miglia) sulla neve con molte salite, senza rompere il mio digiuno! E sono più calma, ma ho più energia di prima.

Il nuovo regime di Claire ha anche il sigillo di approvazione da parte del medico che la cura da quando aveva undici anni. "Quest'anno si ritira, ma ha detto che con il modo in cui mi prendo cura della mia dieta, è fiducioso che vivrò una vita lunga e sana con complicazioni diabetiche minime. Egli è a favore delle 5:2.

Naturalmente, chiunque abbia problemi di salute a lungo termine deve parlare con il proprio specialista prima di iniziare le 5:2, ma Claire è molto soddisfatta del verdetto del suo medico. 'Significava molto perché non mitraglierà le sue parole e ti dirà sempre se non è d'accordo con quello che stai facendo!'

Quorn, tofu o strisce di manzo.

Serve 3-4

Calorie per porzione: 222-167

Tempo di preparazione: 10-15 minuti

Tempo di cottura: 25-30 minuti

- Spray da cucina 1 cal

- 1 cipolla, sbucciata e a dadini 38 cals

- 1 spicchio d'aglio, schiacciato 4 cals

- 1 carota, sbucciata e a dadini 34 cals

- 1 pepe verde, seminato e tagliato a pezzi di dimensioni ridotte 30 cals

- 300g seni di pollo senza pelle, grassi tagliati e tagliati a pezzi di dimensioni ridotte 495 cals

- 1/2 cucchiaino cinese cinque spezie

- 1 cucchiaio di salsa Worcestershire 5 cals

- 200g passata 60 cals 330ml lattina Dieta Coca-Cola sale e pepe

1. Spruzzare una grande casseruola antiaderente con spray da cucina 1 cal e friggere la cipolla a fuoco medio per 2-3 minuti per ammorbidire. Mescolare l'aglio e scaldare per un altro minuto. Aggiungere la carota e il pepe nella padella e ammorbidire per 1-2 minuti.

2. Mescolare i pezzi di pollo insieme alle cinque spezie cinesi e alla salsa Worcestershire. Cuocere, mescolando, per 3 minuti.

3. Versare la passata e diet coke e portare a ebollizione. Ridurre il fuoco a fuoco lento e cuocere delicatamente per 20 minuti, mescolando di tanto in tanto in modo che non si attacchi alla padella. Allentare con una spruzzata d'acqua se necessario per raggiungere la consistenza desiderata. Servire con riso al cavolfiore, veg verde o un pacchetto di noodles shirataki che sono stati ben risciacquati e poi bolliti in acqua salata per 5 minuti.

POLPETTE DI LIMONE E MAIALE CON SALSA DI POMODORO GROSSO

Queste polpette di herby e limone sono incredibilmente a basso contenuto calorico per un piatto così soddisfacente. Fanno un ottimo pasto in famiglia; servire con fagiolini o, se si dispone di alcune calorie da risparmiare, patate dolci o poltiglia. Se stai cenando da solo, si manterranno in frigo per un massimo di tre giorni o si congelano davvero bene per un massimo di tre mesi.

Serve 4

Calorie per porzione: 160, 174 con fagioli

Tempo di preparazione: 25 minuti

Tempo di cottura: 40 minuti

- Spray da cucina 1 cal

- 2 cipolle rosse, sbucciate e tritate finemente 76 cals

- 2 spicchi d'aglio, tritati finemente 8 cals

- 75ml vino bianco 50 cals

- 2 x 400g barattoli pomodori tritati 144 cals

- generoso pizzico scaglie di peperoncino essiccato pizzicare zucchero sedatrice

- 250g salsicce di maiale di buona qualità, pelle rimossa 287 cals

- scorza grattugiata di 1 limone 2 cals

- 2 cucchiai di origano fresco tritato o foglie di salvia

- 10 cals

- 1 tuorlo d'uovo all'intervallo libero, sbattuto 64 cals

- sale e pepe

- 200g fagiolini, per servire (opzionale) 54 cals

1. Per la salsa, spruzzare un po 'di spray da cucina 1 cal in una grande casseruola antiaderente. Aggiungere le cipolle, condire bene e friggere a fuoco basso per 4-5 minuti fino ad ammorbidire ma non colorato. Rimuovere un terzo della cipolla cotta e mettere da parte per raffreddare per le polpette.

2. Aggiungere l'aglio nella padella e friggere per 2 minuti. Versare il vino, alzare il fuoco e lasciare bollire per 2-3 minuti. Mescolare i pomodori, il peperoncino e lo zucchero. Portare a ebollizione, quindi abbassare il fuoco e cuocere a fuoco lento per 20-30 minuti fino a quando non si addensa leggermente. Aggiungere una spruzzata d'acqua se la salsa è troppo spessa.

3. Punta la cipolla raffreddata riservata in una grande ciotola. Aggiungere la carne di salsiccia, la scorza di limone, l'origano e il tuorlo d'uovo. Condire, quindi mescolare fino a ben combinato.

4. Preriscaldare la griglia a medio-caldo. Bagnare le mani, quindi modellare la miscela in 20 palline piccole.

5. Mettere tutte le polpette su una teglia leggermente unta e grigliare per 15-20 minuti, girando, fino a doratura dappertutto e cotta. Dare la mancia alle polpette cotte nella salsa e scaldare.

6. Dividere le polpette e la salsa tra i piatti di servizio e accompagnare con i fagiolini al vapore, se si utilizza.

STUFATO DI MANZO E BIRRA

Il nome onesto e senza fronzoli di questo piatto evoca ancora una cucina invernale.

Serve 4

Calorie per porzione: 439

Tempo di preparazione: 15 minuti

Tempo di cottura: 13/4 ore

- Spray da cucina 1 cal

- 2 cipolle, pelate e tritate 76 cals

- 2 carote, pelate e affettate spessamente 68 cals

- 2 bastoncini sedano, affettati spessamente 12 cals

- 1/2 svedese, sbucciato e tagliato a cubetti 36 cals

- 1 porro, affettato spessamente 40 cals

- 2 cucchiai di purea di pomodoro 9 cals

- 700g bistecca di manzo a dadini extra magra

    o cals

- 4 cucchiai di farina bianca semplice 204 cals

- 2 rametti di rosmarino fresco 2 foglie di alloro fresche

- 500 ml di birra scura (utilizzare qualsiasi birra o robusta più scura)

- 150 cals

- 250ml brodo di manzo fresco 12 cals 2 cucchiaino gelatina di ribes rosso 27 cals sale e pepe

1. Preriscaldare il forno a 180 °C. Spruzzare un piccolo spray da cucina 1 cal in una grande casseruola antifiamme. Aggiungere le cipolle e friggere a fuoco medio per circa 5 minuti, fino ad ammorbidire e rosolare leggermente.

2. Aggiungere le altre verdure e cuocere per 5-8 minuti, fino a quando leggermente ammorbidito. Mescolare la purea di pomodoro e cuocere per 1 minuto.

3. Mettere il manzo in una grande ciotola, condire bene, aggiungere la farina e mescolare per rivestire. Aggiungere il manzo alla padella con le verdure e mescolare bene. Aggiungere il rosmarino, l'alloro, la birra

e il calcio, mescolare bene e portare a ebollizione. Coprire con un coperchio e cuocere a fuoco lento in forno per circa 1 ora e mezza, fino a quando la carne bovina e le verdure sono tenere.

4. Per servire, rimuovere i rametti di rosmarino e mescolare la gelatina di ribes rosso. Questo è delizioso servito con verdure verdi al vapore.

SKINNY MINI POPEYE PIES

I giorni veloci divengono sempre più facili. Ma a volte mi manca il tipo di scricchiolio che si ottiene da toast, una patata arrosto o una torta. Questo riempie sicuramente il divario di croccantezza! Con un buon aiuto di cremosità e un enorme sapore di erbe per giunta. Sii generoso con la tua manciata di prezzemolo, menta o erba cipollina.

Il ripieno si basa sul ripieno di spinaci e ricotta che si trova nelle torte spanakopita greche. Avvolgere il ripieno in pasta aggiunge solo calorie ed è difficile evitare il filo inzuppato sui fondi senza un sacco di grasso. Quindi in questa ricetta si ottiene tutto il sapore e lo scricchiolio, senza i fondi inzuppati. Puoi farli in ramekins individuali - per mini torte - o in un piatto soufflé più grande per un pasto in famiglia. Così bello e primaverile, nessuno si renderà conto che stanno condividendo un piatto veloce!

Serve 4

Calorie per porzione: 199

Tempo di preparazione: 5 minuti

Tempo di cottura: 26 minuti

- 100g di foglie di spinaci o 110g di spinaci di foglie congelate 25 cals

- 100g di formaggio feta magro, sbriciolato 180 cals

- 250g ricotta 335 cals

- manciata di erbe fresche miste ad esempio prezzemolo, menta, coriandolo, rucola, erba cipollina, aneto, tritato 5 cals

- 2 uova, sbattute 156 cals

- 4-5 cipollotti, tritati finemente 6 cals noce moscata grattugiata, a piacere (lotti, nel mio caso) sale e pepe

- Spray da cucina 1 cal

- 2 fogli filo pasta 88 cals (ma controllare il pacchetto)

1. Preriscaldare il forno a 180 ° C / 350 ° F / marchio di gas 4. Sbollenta gli spinaci in acqua bollente per 45 secondi (o nel microonde per lo stesso tempo). Scolare via quanta più acqua possibile, spremere asciugare e quindi tritare finemente. Se si utilizzano spinaci congelati, cuocere e scolarli accuratamente secondo le istruzioni del pacchetto. Lasciare raffreddare gli spinaci.

2. Mescolare i formaggi, gli spinaci raffreddati, le erbe tritate, le uova e i cipollotti insieme in una ciotola. Grattugiare sulla noce moscata, quindi condire con un po 'più di sale e pepe di quanto si pensi possa aver bisogno. Versare il composto in un piatto o in singoli ramekins e cuocere in forno per 10 minuti.

3. Prendi un foglio di filo, strappale a metà e scrunch leggermente, come carta velina. Mettilo sopra il piatto della torta in modo che riempia circa un quarto dello spazio. Ripetere con l'altra metà e poi l'altro foglio di filo. Spruzzare la parte superiore con spray da cucina 1-cal (utilizzare 3 o 4 spray per dare un rivestimento leggero). Se si utilizzano singoli ramekins, utilizzare mezzo foglio per ogni ramekin per coprire il ripieno.

4. Cuocere in forno per 10-15 minuti fino a quando non è marrone (tenere d'occhio per assicurarsi che non bruci). Questo è così buono servito con broccoli al vapore o piselli a scatto di zucchero e o un'insalata di pomodoro fresca.

POLLO AL LATTICELLO CROCCANTE CON POMODORI ARROSTITI BALSAMICI E ZUCCHINE

Un altro vincitore quando si tratta dello scricchiolio dei Fast Days. La marinata al latticello rende il pollo meravigliosamente tenero, in contrasto con la croccantezza del favoloso rivestimento di briciole, erbe e parmigiano. È un vincitore da servire ad amici o familiari non a digiuno, ma facile ridurre anche gli ingredienti da servire 1. Adoro tutti i pomodori rimanenti su toast in un giorno di festa!

Serve 4

Calorie per porzione: 325

Tempo di preparazione: 15 minuti, oltre alla marinatura

Tempo di cottura: 20 minuti

- 4 × 110g di petto di pollo senza pelle, grasso tagliato 726 cals

- 284ml latticello 98 cals

- 100g pangrattato fresco 268 cals

- scorza di 1 limone

- pizzicare fiocchi di peperoncino essiccati

- 2 cucchiai di origano fresco tritato 10 cals

- 20g parmigiano, grattugiato finemente 84 cals

- Spray da cucina 1 cal

- 2 zucchine, affettate spessamente 68 cals

- 2 cucchiaino aceto balsamico 4-12 cals

- 200g pomodorini, sulla vite 40 cals

- sale e pepe

1. Mettere i seni di pollo in una grande ciotola poco profonda, versare sopra il latticello e lasciare marinare per 2 ore o durante la notte se il tempo lo consente.

2. Preriscaldare la griglia a medio-alta. In una grande ciotola poco profonda, mescolare il pangrattato, la scorza di limone, i fiocchi di peperoncino, metà dell'origano e del parmigiano e condire con sale e pepe. Togliere il pollo dal latticello, scrollarsi di gitare l'eccesso e poi rivestire le briciole. Spruzzare il pollo con spray da cucina 1-cal.

3. Posizionare il pollo su una teglia e grigliare per 15 minuti, girando a metà strada, fino a doratura su entrambi i lati e cotta.

4. Nel frattempo, preriscaldare il forno a 220 ° C / 425 ° F / marchio di gas 7. Mettere le zucchine in un piatto poco profondo a prova di forno, cospargere di aceto balsamico e spargere con il resto dell'origano. Condire con sale e pepe e spruzzare con spray da cucina 1 cal. Cuocere per 10 minuti, quindi mettere i pomodorini in cima e cuocere per 8-10 minuti, fino a quando le zucchine sono semplicemente tenere e i pomodori si sono ammorbiditi.

5. Servire un pezzo di pollo a persona e quindi dividere i pomodori e le zucchine tra i piatti.

SALMONE AL FORNO AL BASILICO E LIMONE EN PAPILLOTE CON FINOCCHIO ARROSTO

Chi non ama un pacco? Cuocere il salmone in un appezzamento di carta da forno aiuta a sigillare tutti i sapori di limone ed erbe aromatiche, fino ad aprire la confezione a tavola. A l l'insieme ora: buon giorno veloce per te, buon giorno veloce per te!

Per 2

Calorie per porzione: 236

Tempo di preparazione: 10 minuti

Tempo di cottura: 30 minuti

- 1 grande bulbo di finocchio, nucleo rimosso e affettato finemente 31 cals

- 200g porri per bambini, affettati fittamente sulla diagonale 44 cals

- Spray da cucina 1 cal

- scorza grattugiata e succo di 1/2 limone 9 cals

- 2 × 125g di filetti di salmone, pelle rimossa 350 cals

- 2 cucchiai di basilico fresco tritato 10 cals 175g pomodorini 27 cals sale e pepe

1. Preriscaldare il forno a 200 ° C / 400 ° F / marchio di gas 6. Disporre le fette di finocchio e porro in una teglia poco profonda e spruzzare con un piccolo spray da cucina 1-cal. Condire bene con sale e pepe e cospargere il succo di limone sopra la parte superiore. Cuocere per 10-15 minuti.

2. Ritagliare due grandi quadrati di carta da forno antiaderente. Dividere il finocchio cotto e il porro tra i quadrati di carta e fare un piccolo tumulo nel mezzo. Mettere i filetti di salmone sopra e spruzzare con un po 'più di spray da cucina. Spargere con il basilico e la scorza di limone e posizionare i pomodorini intorno al salmone.

3. Avvolgere saldamente i pacchi e cuocere per 10-12 minuti, fino a quando il salmone non viene appena cotto. Per servire, posizionare un pacco su ogni piatto e aprirlo a tavola.

LA MIGLIORE TORTA VEGETARIANA COTTAGE

Il cibo di conforto non è solo per i mangiatori di carne. E il cibo vegetariano non è solo per i vegetariani. Questo ha tutto il sapore per convertire i carnivori: il condimento super gustoso e il ricco ripieno lo rendono il tipo di piatto che cucinerai più e più volte. Se li hai, aggiungi 15 g di funghi porcini secchi e pre-imbevuti (39 calorie) agli altri funghi per aggiungere gusti ancora più salati e terrosi.

Serve 4

Calorie per porzione: 272

Tempo di preparazione: 30 minuti

Tempo di cottura: 1 ora

- Spray da cucina 1 cal

- 1 cipolla, sbucciata e tritata finemente 38 cals 2 carote, sbucciata e tritata finemente 68 cals 2 bastoncini sedano, tritato finemente 12 cals

- 2 spicchi d'aglio, tritati finemente 8 cals 200g funghi castani, affettati 26 cals 3 rametti timo fresco, foglie raccolte

- 300g di lenticchie verdi o in scatola precotte o in scatola 200 cals

- 200g foglie di spinaci per bambini, tritate 50 cals

- 2 foglie di alloro fresche

- 200ml brodo vegetale caldo 8 cals 2 cucchiaino ketchup di funghi 15 cals sale e pepe

Per il condimento

- 650g patate farine sbucciate, tritate in pezzi di dimensioni pari 552 cals

- 2 cucchiai di creme fraîche semigrasso 52 cals

- 1 cucchiaino senape di Digione 5-10 cals

- 2 cucchiai di latte parzialmente scremato 14 cals

- 1 porro, affettato finemente 40 cals

1. Spruzzare una grande casseruola antiaderente con spray da cucina 1-cal. Aggiungere la cipolla, le carote e il sedano, condire con sale e pepe e friggere a fuoco medio per 5 minuti. Aggiungi una spruzzata d'acqua per aiutarli a vapore.

2. Mescolare l'aglio e i funghi, alzare il fuoco e cuocere per circa 4 minuti.

3. Aggiungere il timo, l'alloro, le lenticchie e il calcio e cuocere a fuoco lento per 3-4 minuti. Mescolare gli spinaci e il ketchup di funghi e lasciare per 2 minuti, fino ad appassire.

4. Mentre le lenticchie sono in cottura, soffiare le patate per il condimento in una padella di acqua salata e far bollire per circa 15 minuti fino a tenero. Scolare bene, quindi schiacciare con la crème fraîche, la senape e il latte e condire bene.

5. Cuocere a vapore il porro su una padella di acqua bollente per 3-4 minuti, fino a quando non è tenero e quindi mescolare nella poltiglia.

6. Preriscaldare il forno a 200 ° C / 400 ° F / marchio di gas 6. Per assemblare la torta, versare la miscela di lenticchie in un piatto a prova di forno da 1 litro e finire con la poltiglia. Cuocere per 30 minuti, fino a quando le tubazioni sono calde in tutto e il condimento è marrone dorato.

PROVENZALE DI MERLUZZO AL FORNO CON VASSOIO UNICO

Prima di leggere questa ricetta, dai un'occhiata alla foto. Non vuoi una dose di tutto quel sapore provenzale soleggiato in questo momento? Ancora meglio, è una delle ricette più semplici di questo libro. Cosa stai aspettando?

Serve 2

Calorie per porzione: 247

Tempo di preparazione: 10 minuti

Tempo di cottura: 20 minuti

- 1 peperone rosso, seminato e tagliato a spicchi 30 cals

- 1 pepe giallo, seminato e tagliato a spicchi

- 30 cals

- 1 zucchine, affettata spessamente 34 cals

- 1 cipolla rossa, sbucciata e affettata 38 cals

- Spray da cucina 1 cal

- 2 × 150g di filetti di merluzzo, pelle rimossa 288 cals

- 100g pomodorini 20 cals

- 30g olive nere snocciolato e risciacquato 40 scorza di cals e succo di 1/2 limone 9 cals

- 1 cucchiaio di origano fresco o foglie di timo 5 cals

- sale e pepe

1. Riscaldare il forno a 200 ° C / 400 ° F / marchio di gas 6. Mettere i peperoni tritati, le zucchine e la cipolla in una teglia poco profonda. Spruzzare con un piccolo spray da cucina 1 cal, condire bene con sale e pepe e arrostire per 10 minuti.

2. Posizionare i filetti di merluzzo sopra, condire e spruzzare con spray da cucina 1 cal. Spargere i pomodori, le olive e la scorza di limone intorno al pesce e spremere il succo di limone. Cospargere con le erbe, condire di nuovo, e cuocere per 8-10 minuti, fino a quando il merluzzo non ha appena trasformato un colore bianco più denso (questo dimostra che è cotto). Spargere con le olive e servire immediatamente.

POLLO MAGRO DI KIEV

Ricordo la prima volta che mia madre cucinava un pollo Kiev - la cena più recente e sofisticata dell'isolato. Il pangrattato croccante, il pollo morbido e poi l'improvviso rilascio del ripieno aglio: non c'è da stupirsi che ho chiesto che fosse una cena normale. Questa è la nostra versione 5:2. È molto più basso in calorie rispetto ai normali Kiev acquistati in negozio.

Serve 4

Calorie per porzione: 376

Tempo di preparazione: 30 minuti

Tempo di cottura agghiacciante: 30 minuti

- 2 grandi spicchi d'aglio, schiacciati 8 cals

- scorza finemente grattugiata di 1/2 limone e una spremuta di succo 4-5 cals

- 2 cucchiai di prezzemolo fresco a foglia piatta tritato finemente

- 10 cals

- 1 cucchiaio di dragoncello fresco tritato finemente o 2 cucchiai di basilico fresco tritato 5-10 cals

- 4 cucchiai di crema di formaggio magro, refrigerato 88 cals

- 4 × 100g di petto di pollo senza pelle, grasso tagliato 660 cals

- 50g di farina bianca semplice, ben condita con sale e pepe 168 cals

- 2 uova, sbattute 156 cals

- 75g panko giapponese pangrattato 270 cals

- 1 cucchiaio di olio d'oliva leggero 135 cals

- sale e pepe

1. Per fare il ripieno, mettere l'aglio, la scorza di limone e il succo, prezzemolo, dragoncello o basilico e crema di formaggio in una piccola ciotola. Condire con sale e pepe e battere insieme.

2. Farfalla i seni di pollo affettandoli parte del percorso con un coltello affilato per fare una tasca. Fai attenzione a non tagliare fino all'altro lato.

3. Condire ogni petto di pollo appiattito con sale e pepe. Posizionare un quarto del ripieno al centro di ogni seno. Arrotolare saldamente ogni seno in pellicola e raffreddare per 30 minuti per rassodare.

4. Preriscaldare il forno a 200 ° C / 400 ° F / marchio di gas 6. Quando è sodo, rimuovere i seni di pollo ripieni dal film di aggrappamento e rotolare nella farina stagionata. Scrollarsi di tagliare l'eccesso, immergersi nell'uovo

sbattuto, quindi rotolare nel pangrattato per ricoprire completamente.

5. Scaldare l'olio in una padella a prova di forno a fuoco medio-basso. Cuocere il pollo Kievs su tutti i lati fino a quando non è leggermente rosonato, quindi trasferire al forno e cuocere per 20 minuti, fino a quando non è dorato e cotto. Servire immediatamente. Questi sono fantastici con fagiolini al vapore o broccoli.

MANGIARE IN FAMIGLIA

Una domanda comune che mi viene posta è: "Come posso fare dieta quando il resto della mia famiglia non ha bisogno - o non vuole - unirsi?"

Ci sono due cose a cui pensare qui. In primo luogo, i problemi pratici relativi alla cucina per tutti e, in secondo luogo, se vuoi che i tuoi figli più piccoli si rendano conto che stai "dietando", soprattutto perché il digiuno non è qualcosa che i bambini o gli adolescenti dovrebbero prendere in considerazione.

Destreggiarsi tra pasti in famiglia e pasti veloci Se state mangiando tutti insieme e una cosa che devi fare, molti dei pasti di questo libro piaceranno anche ad altri membri della famiglia. Puoi facilmente aggiungere patate a piatti di carne o pesce, o riso e altri contorni ai curry. In questo modo, la tua famiglia probabilmente non si accorgerà nemmeno che non mangi tanto quanto loro.

Se sei preoccupato di essere tentato quando prepari qualcosa di diverso per il resto della famiglia, programma i piatti che amano e odi per i tuoi Fast Days – in questo modo non c'è pericolo che i loro avanzi ti buttino fuori pista! Potresti anche pianificare un Fast Day per quando sei in servizio a lavoro o quando tutti voi avete comunque pasti in orari diversi. Un'altra opzione è cucinare qualcosa di simile ma più basso di calorie per te stesso, quindi nessuno se ne accorge.

Oppure potresti scoprire che l'opzione più semplice è semplicemente "risparmiare" tutte le calorie per il tuo pasto serale insieme, in modo da poter spesso attenersi esattamente a quello che stanno mangiando i tuoi famigliari.

In molti casi, 5:2 può essere più facile di una normale dieta a tempo pieno controllata da calorie perché con 5:2, puoi mangiare ciò che i tuoi figli e partner mangiano la maggior parte del tempo. E, naturalmente, ti dà molta più libertà di goderti celebrazioni, feste di compleanno e vacanze.

DIRE O NON DIRE

Tutti vogliamo dare il buon esempio ai nostri figli e infondere atteggiamenti ragionevoli nei confronti del cibo, quindi potresti essere preoccupato di come spiegare i Fast Days, specialmente perché 5:2 è un'idea relativamente nuova. Nessun approccio è giusto per tutti: alcuni dei membri del nostro forum sono molto felici di raccontare ai loro figli più piccoli tutto sulla dieta, mentre altri preferiscono evitare l'argomento, magari dicendo che hanno già mangiato.

La scelta della lingua può essere d'aiuto; una mamma chiama Fast Days i suoi giorni di "pulizia" e le Feste i suoi giorni "nutrienti". Puoi anche usare 5:2 come occasione per discutere scelte alimentari più sane e il fatto che le prelibatezze fanno parte di una dieta equilibrata. Credo che questo piano ti aiuterà a bilanciare il tuo approccio al mangiare e controllare il tuo appetito — e che il tuo migliore atteggiamento nei confronti del cibo darà un grande esempio ai bambini.

Non dimenticare che non sono solo i tuoi figli le cui reazioni potrebbero sorprenderti. Anche i partner possono avere le loro opinioni su questo, e non sempre quelle utili. Potrebbero non capire la scienza alla base della dieta, in qual caso farli leggere uno dei libri su questo argomento potrebbe aiutare. Oppure potrebbero provare a sabotare i tuoi Fast Days offrendoti torte o dolci. A volte il cambiamento di qualsiasi tipo - anche in meglio - mette le persone a disagio, quindi pui spiegare perché questo è così importante per te, specialmente dal punto di vista della salute.

Uno dei modi più semplici per gestire gli adulti - partner o figli adulti - è reclutarli anche per "la causa". Una volta che vedono la differenza nel tuo peso e nel tuo benessere, dovrebbe essere abbastanza facile convertirli.

Dieta
CHETOGENICA

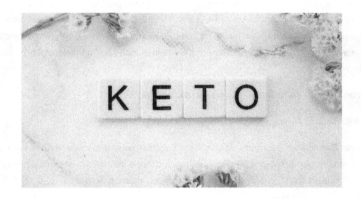

Il libro perfetto per iniziare uno stile di vita chetogenico,
bruciare il grasso in eccesso e migliorare la tua salute.
Comprende ricette facili, sane e gustose

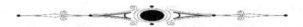

ANTONELLO VENDISCHI

© Copyright 2021 ANTONELLO VENDISCHI

INTRODUZIONE

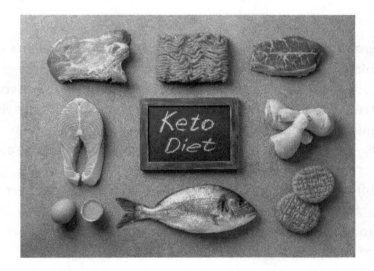

Volevi lavorare sul tuo fisico ma sentivi che dovevi perdere un po' di peso prima?

O potrebbe essere che il termine "perdita di peso" è stato in giro nella tua mente, solo che non ti sei mai davvero messo a lavorarci?

Diete restrittive e strane, macchine costose fantasiose e la pillola magica per perdere peso senza allenamento e brucia grassi per eccellenza. Queste sarebbero le molte presunte soluzioni che si potrebbero trovare ogni volta che si cerca una risposta nell'abbagliante industria della perdita di peso multimiliardaria.

AUTODISCIPLINA E DIETA - ANTONELLO VENDISCHI

La verità è che, arrivando a questo libro, hai già un'idea di ciò che è veramente necessario per ottenere una perdita di peso sicura e duratura. È un fatto naturale che solo osservando ciò che mangiamo avremo il maggior impatto sul nostro peso.

È qui che la dieta chetogenica brilla davvero e ti consente di bruciare i grassi in modo automatico e senza sforzo senza tutti i soliti vincoli calorici di altre diete.

La perdita di peso è un risultato quasi certo di cui godrai una volta che inizi la dieta chetogenica, ma questo non è l'unico vantaggio di cui godrai. Pensa a tutte quelle attività che hai sempre voluto svolgere, ma accantonate perché semplicemente non avevi più energia dopo la tua solita giornata di lavoro. Bene, è tempo di rispolverare quegli hobby e le cose che ti piace fare, perché con la dieta chetogenica avrai più energia per il tuo lavoro e gioco quotidiano! Anche la lucidità mentale e l'acutezza di pensiero che l'accompagnano sono effetti positivi che avrai come risultato diretto della dieta. Una migliore pagella sanitaria, attraverso letture ottimizzate del colesterolo, glicemia normalizzata e un corrispondente ridotto rischio di malattie cardiovascolari sono anche solo alcuni degli effetti benefici sulla salute sperimentati dalla maggior parte della dieta.

Lo scopo di questo libro è principalmente quello di darti gli strumenti con cui lasciare che la dieta chetogenica si svolga in modo più fluido e fluido nella tua vita quotidiana.

Qualcosa che molti imparano è che una dieta è buona quasi quanto il numero di ricette che ha nel suo repertorio. I benefici di una dieta particolare possono essere numerosi, ma se si è costretti a consumare le stesse cose a colazione, pranzo e cena, anche il più accanito sostenitore del lotto avrebbe probabilmente problemi a sostenere la dieta. È qui che sono più felice di dire che la dieta chetogenica ha un certo margine di manovra per la preparazione di varie ricette diverse, ed è lo scopo di questo libro di portarti alcuni dei pasti più deliziosi e facili da preparare per i tuoi piaceri gastronomici!

Per i principianti così come gli adepti della dieta chetogenica, le ricette contenute all'interno sono create appositamente per essere appetibili al tuo palato pur non richiedendo di passare letteralmente l'intera giornata in cucina! Concise e al punto, le ricette suddividono i requisiti di preparazione dei pasti in un semplice formato passo dopo passo, di facile comprensione per chiunque. Un ulteriore programma alimentare di 28 giorni è anche strutturato per servire sia come guida che come ispirazione per i nuovi e vecchi aderenti alla dieta chetogenica. Le liste della spesa completano il tutto per darti il promemoria tempestivo su cosa comprare nel tuo prossimo viaggio di spesa.

Il solo fatto che tu sia qui con questo libro, è una prova sufficiente che sei almeno curioso di sapere come la dieta chetogenica può aiutarti. Ancora meglio, forse sei già abbastanza esperto con i suoi benefici e stai cercando ricette diverse, ricche e gustose per un viaggio chetogenico più delizioso.

Indipendentemente da quale sia, questo libro di cucina dietetico cheto sarà nella posizione migliore per fornirti idee culinarie utilizzabili con cui ravvivare i tuoi pasti quotidiani.

SPERO DAVVERO CHE IL VALORE E LE
IDEE CHE TROVI IN QUESTO LIBRO TI
SERVIRANNO BENE E CHE TU POSSA
AVERE UN FRUTTUOSO VIAGGIO
CHETOGENICO!

COSA DEVI SAPERE SULLA DIETA CHETOGENICA

La dieta chetogenica, altrimenti nota come dieta cheto, non è una dieta di moda nuova basata su una scienza nutrizionale traballante. È stato utilizzato sin dai tempi antichi, con gli antichi greci che utilizzavano la dieta come parte di un trattamento olistico per l'epilessia. In effetti, qui negli Stati Uniti, era un mezzo riconosciuto di trattamento per le crisi epilettiche infantili per tutti gli anni '20.

Sfortunatamente, questo modo naturale di terapia ha dovuto cedere il passo ai moderni progressi della scienza farmaceutica con la sua propensione per gli effetti immediati.

Fortunatamente, la dieta chetogenica è tornata nel mainstream ancora una volta e probabilmente per ottime ragioni! Vedete, la base della dieta è essenzialmente attivare i meccanismi di combustione dei grassi del vostro corpo al fine di alimentare ciò che il corpo richiede per l'energia durante il giorno.

Ciò significa che il grasso che mangi, così come il grasso immagazzinato nel tuo corpo, sono diventati tutte riserve di carburante che il tuo corpo può attingere! Non c'è da stupirsi che questa dieta ti aiuti davvero con la perdita di peso, anche per quelle zone adipose ostinate e difficili da perdere. Questo potrebbe essere uno dei motivi per cui hai scelto questo libro e hai cercato di intraprendere il viaggio chetogenico, o potresti aver sentito cose dalla tua cerchia sociale su come la dieta cheto normalizza effettivamente i livelli di zucchero nel sangue e ottimizza le tue letture di colesterolo e te sono incuriositi.

AUTODISCIPLINA E DIETA - ANTONELLO VENDISCHI

Che ne dici di storie di diabete di tipo 2 che vengono invertite solo seguendo questa dieta da sola, nonché di storie di alcuni tumori che vengono arrestati o dei tumori che si riducono a causa degli effetti positivi della dieta cheto?

Non dobbiamo inoltre dimenticare la conseguente riduzione del rischio di malattie cardiovascolari a seguito della dieta!

Tutti i benefici sopra menzionati derivano in gran parte da un unico importante processo nella dieta chetogenica.

LA CHETOSI È IL NOME DEL GIOCO.

La chetosi è uno stato in cui il corpo produce molecole chiamate chetoni che vengono create dal fegato. Progettato per fornire energia alle cellule e agli organi, può sostituire il glucosio come fonte di carburante alternativa. Nella nostra dieta tradizionale ricca di carboidrati, otteniamo la maggior parte della nostra energia dal glucosio, che viene convertito dai carboidrati che mangiamo durante i pasti. Il glucosio è una rapida fonte di energia, dove è necessaria l'insulina come una sorta di messaggero che dice alle cellule di aprirsi e consentire al glucosio di fluire in modo tale da poter essere utilizzato come combustibile per i mitocondri, altrimenti noti come le fabbriche di energia nelle nostre cellule.

Più **carboidrati** ingeriamo, più glucosio sarà presente nel nostro sangue, il che significa che il pancreas ha bisogno di produrre più insulina per facilitare la produzione di energia dallo zucchero nel sangue disponibile. In un corpo in cui la funzione metabolica è ancora normale, l'insulina prodotta dal pancreas viene prontamente accettata dalle cellule, il che porta quindi a un uso efficiente dello zucchero nel sangue come energia. Il problema è che le nostre cellule possono effettivamente diventare insulino desensibilizzate, portando a una situazione in cui il pancreas è costretto a pompare sempre più insulina nel corpo solo per cancellare e normalizzare i livelli di zucchero nel sangue.

La de-sensibilità all'insulina o resistenza all'insulina si crea principalmente a causa della continua elevata presenza di glucosio nel sangue, solitamente causata dall'ingestione di cibi ricchi di carboidrati. Pensa alle cellule del tuo corpo come a un buttafuori in un club, dove l'ingresso al club richiede il pagamento di una quota. Qui interpreti il ruolo del glucosio e la quota richiesta per entrare nel club è l'insulina. Se la tua frequenza al club è in linea con la norma, il buttafuori non rileva nulla di insolito e quindi non alza la quota richiesta per l'iscrizione.

Tuttavia, se ti presenti quasi ogni notte chiedendo a gran voce di essere lasciato entrare, il buttafuori conosce il tuo disperato bisogno e di conseguenza aumenta la tassa di insulina per far entrare il glucosio. A poco a poco, la quota di iscrizione diventa sempre più alta fino a quel punto dove la fonte dell'insulina, che in questo caso è il pancreas, non ne produce più. È qui che la situazione verrà diagnosticata come diabete di tipo 2 e la solita soluzione comporterebbe l'assunzione di farmaci o colpi di insulina per tutta la vita.

Il nocciolo della questione qui sta nella presenza di glucosio nel sistema corporeo. Ogni volta che consumiamo un pasto ricco di carboidrati, cosa che non è difficile in questo giorno ed età di fast food e dolcetti zuccherini, i nostri livelli di zucchero nel sangue aumentano e l'insulina viene attivata per la conversione in energia e per immagazzinare ciò che non viene utilizzato eccesso nelle cellule adipose. È qui che sorge il solito furore, con condanne in arrivo sia per il glucosio che per l'insulina come la radice di molte malattie e del temuto aumento di peso. Vorrei cogliere l'occasione per affermare che l'insulina e il glucosio non sono decisamente la radice di tutti i mali, come alcuni libri hanno affermato che fossero.

Sarebbe molto più accurato indicare la nostra dieta attuale come la principale causa di obesità e malattie metaboliche che affliggono la parte migliore del mondo sviluppato.

Indica la dieta chetogenica, che è dove possiamo vedere il cambiamento in meglio. La dieta cheto è una dieta a base di grassi, con un'enfasi sull'essere deliberatamente a basso contenuto di carboidrati. Questo approccio è progettato in modo da ridurre la nostra assunzione di cibi zuccherini e amidacei che sono così facilmente disponibili.

Solo un fatto divertente: lo zucchero era effettivamente usato come conservante nei tempi antichi, e non è un caso che gran parte degli alimenti trasformati che vediamo oggi contengano quantità elevate di zucchero proprio perché consente una conservabilità allungata. È stato anche dimostrato che gli alimenti ricchi di zucchero innescano la risposta della fame edonica nel cervello, essenzialmente inducendoti a mangiare per amore del piacere piuttosto che per la vera fame.

Gli studi hanno dimostrato che i dolcetti zuccherini sono collegati alle aree del cervello che sono anche responsabili del gioco d'azzardo e della tossicodipendenza.

> Ora sai perché non riesci a smettere di metterti in bocca quei dolci canditi!

Quindi abbiamo ridotto i carboidrati, ed è qui che entrano i grassi per sostituire l'energia necessaria per sostenere il corpo. Nella dieta chetogenica standard, cercherai di assumere il 75% delle calorie giornaliere sotto forma di grassi, circa il 20% di proteine e il restante 5% sotto forma di carboidrati. Lo facciamo perché, come ricordi, vogliamo che i grassi diventino la nostra principale fonte di carburante. Solo con la combinazione di ridurre i carboidrati e aumentare l'assunzione di grassi innescheremo il corpo a iniziare la chetosi. È o lo facciamo attraverso la dieta che consente un uso sostenibile a lungo termine, o in realtà ci facciamo morire di fame nella chetosi. Sì, hai sentito bene, la chetosi è la funzione naturale del corpo che costruisce un cuscinetto contro quei periodi di magra in cui il cibo scarseggia.

CHETO DIETA: UNA DIETA DA FAME?

Questo è stato anche molto diffuso negli ultimi tempi, con alcuni che cercano di gettare una luce negativa sulla dieta cheto a forza di associarla alla fame. Per chiarire le cose, il processo di chetosi viene attivato quando il nostro corpo percepisce che non abbiamo glucosio sufficiente nel sistema. Quindi si rivolge alle nostre riserve di grasso per convertirli in chetoni attraverso il fegato al fine di mantenere l'approvvigionamento energetico continuo per le nostre cellule e organi. Ciò non significa che con la dieta cheto, in realtà stai morendo di fame! Mi agito un po 'ogni volta che qualcuno lo dice. Come può una persona che assume da 1.800 a 2.000 calorie su base giornaliera, che è ciò che otterrai con il programma alimentare, morire di fame?

Per essere onesti, la chetosi è stata molto utile durante i tempi dei cacciatori-raccoglitori della nostra storia umana. Era un periodo in cui l'agricoltura non era così diffusa e il cibo che mangiava dipendeva da ciò che cacciavi o trovavi. Ciò ha creato una situazione in cui potrebbe non esserci cibo per giorni alla volta, quindi quando il glucosio ha trovato la sua strada nel sistema, i nostri corpi hanno inviato insulina per trasportarla nei nostri organi e accumulare il glucosio inutilizzato nelle cellule adipose per un uso futuro.

Durante i periodi di magra, quando non c'era davvero cibo da mangiare, il corpo entrava in uno stato di chetosi utilizzando i grassi immagazzinati per fornire energia.

Durante questo stato, i nostri ormoni della fame come la grelina, riducono la loro produzione e gli ormoni che controllano la sazietà, come la leptina, vedono i loro livelli elevati. Tutto questo perché il nostro corpo sta cercando di trarre il meglio dalle cose e ci permette di stare il più a nostro agio possibile quando rileva che le fonti di cibo sono scarse.

Ora, avanziamo rapidamente ai tempi moderni, quando il cibo è letteralmente a uno o due isolati, o forse solo a una macchina di distanza, e probabilmente non dovremo affrontare carenze di cibo come i nostri antenati paleolitici. I nostri corpi, tuttavia, contengono ancora i processi ei meccanismi che hanno permesso loro di sopravvivere. Questo è il motivo principale per cui, con la dieta cheto, riduciamo i carboidrati e aumentiamo l'assunzione giornaliera di grassi. Quando lo facciamo, viene indotto lo stato di chetosi e possiamo godere di tutti i benefici metabolici che la dieta conferisce.

Il grasso che mangiamo va anche a reintegrare le riserve di grasso nel corpo, motivo per cui devo dire di nuovo, non muori di fame durante la dieta chetogenica!

Una volta chiarito questo punto, alcune persone si concentrano sulla questione multimilionaria.

SE IL CONSUMO DI GRASSI VIENE
IMMAGAZZINATO COME GRASSO,
PERCHÉ QUASI SEMPRE PERDIAMO
PESO DURANTE LA DIETA CHETO?

COME IL KETO PORTA PERDITA DI PESO?

Una delle prime cose che perdiamo sempre quando ci imbarchiamo nella dieta chetogenica è sicuramente il peso dell'acqua. Il corpo immagazzina il glucosio come grasso adiposo, ma c'è una piccola quantità di glucosio che viene immagazzinata come glicogeno, che consiste principalmente di acqua. Il glicogeno ha lo scopo di fornire energia che esplode rapidamente, il tipo di cui abbiamo bisogno quando corriamo o solleviamo pesi.

Quando *riduciamo i carboidrati*, il corpo si trasforma in glicogeno come primo serbatoio di approvvigionamento energetico, motivo per cui il peso dell'acqua andrà perso nelle fasi iniziali. Questa esplosione iniziale di perdita di peso può essere un richiamo morale per molti, ed è un buon presagio per ciò che verrà per le persone che si attengono alla dieta cheto. In una nota a margine, il peso dell'acqua è facilmente perso e guadagnato. Ciò significa che per le persone che inizialmente vedono alcuni risultati con la dieta cheto e poi decidono di scendere dal carrozzone per qualche motivo, è probabile che il loro peso aumenti di nuovo una volta che i carboidrati diventano il sostegno calorico giornaliero.

Per gli altri che si attengono alla dieta chetogenica, ciò che accadrà dopo sarà il meccanismo di combustione dei grassi del corpo che è responsabile degli sbalorditivi risultati di perdita di peso visti da molti. La premessa di base è sempre la stessa, in quanto i grassi adiposi vengono ora attivati come fonti di energia dagli organi e dalle cellule del corpo, portando a uno stato naturale di perdita di grasso e quindi di accompagnamento alla riduzione del peso.

AUTODISCIPLINA E DIETA - ANTONELLO VENDISCHI

La combustione dei grassi non è l'unico motivo per cui la dieta cheto è vista la perdita di peso. La soppressione della fame e il miglioramento della sazietà dopo i pasti sono anche i motivi per cui le persone sono in grado di perdere peso meglio durante la dieta. L'adagio di mangiare di meno e muoversi di più è sempre stato uno dei principi di vecchia data della perdita di peso. L'idea è di creare un deficit calorico tale che il corpo debba fare affidamento sulle sue riserve di energia immagazzinate per compensare il dispendio richiesto. Sulla carta, sembra facile e semplice, ma per chiunque abbia vissuto situazioni in cui hai dovuto frenare consapevolmente il tuo mangiare a stomaco affamato, potrebbe essere difficile come scalare l'Everest!

Con la dieta chetogenica, sai che avrai una soppressione della fame naturale, grazie all'adeguamento degli ormoni che controllano la sensazione di fame e sazietà. Oltre a ciò, il cibo che consumiamo normalmente durante la dieta aiuta anche a perdere peso. I grassi e le proteine sono noti per essere più sazianti e appaganti dei carboidrati zuccherini. Quando passiamo a una dieta ricca di grassi riducendo i carboidrati, otteniamo due cose più o meno allo stesso tempo. Ridurre i carboidrati, in particolare quelli zuccherini, riduce l'impulso a mangiare solo perché ne hai voglia, non perché sei veramente affamato. Aumentare l'assunzione di grassi crea anche l'effetto di sazietà molto più rapidamente e ti fa sentire pieno. Questo è uno dei motivi per cui molte persone a dieta cheto affermano di poter fare due pasti e mezzo o anche due pasti al giorno senza sentire il minimo pizzico di fame.

Nel nostro piano alimentare cheto, teniamo conto di un apporto calorico giornaliero che varia da 1.800 a 2.000 calorie, quindi non utilizziamo realmente la restrizione calorica per ridurre il peso. La realtà è che, quando provi pienezza e soddisfazione dai tuoi pasti, quegli snack piccoli e innocenti che occupano il tempo tra i pasti non saranno molto presenti nella tua vita! Pensaci: ciambelle, patatine e torte, che sono i tipici snack da non perdere, vengono tagliati, semplicemente perché è meno probabile che tu ceda alla fame edonistica causata principalmente da quegli stessi dolcetti zuccherini! Ciò fa davvero molto per ridurre le calorie in eccesso che altrimenti sarebbero state convertite in tessuto adiposo.

Per riassumere, la dieta chetogenica consente pasti senza la restrizione calorica tipica di altre diete dimagranti. Fornisce anche una mano nella creazione di effetti di soppressione della fame in modo da non dover combattere con quei morsi della fame vili! C'è anche l'assenza di voglie di carboidrati, che possono potenzialmente far deragliare qualsiasi dieta. Questo ci consente di godere di una perdita di peso naturale con il minor disturbo possibile nella nostra vita quotidiana. Non è necessario distribuire contatori di calorie, non c'è bisogno di fastidiosi 6-8 pasti al giorno e sicuramente non sono richieste routine di esercizi strane o divertenti. Quando lo accoppi con i pasti keto ad alto contenuto di grassi, raggiungi una situazione in cui la fame potrebbe diventare davvero un estraneo.

Imparare di nuovo com'è la vera fame arriva anche come un altro effetto positivo. Con una dieta ricca di carboidrati, otteniamo casi di fame perché i nostri livelli di zucchero nel sangue tendono a fluttuare selvaggiamente mentre le nostre cellule diventano gradualmente insulino-desensibilizzate. Lo zucchero aumenta anche la tendenza a mangiare d'impulso, il che può davvero far deragliare qualsiasi dieta! Quando riduciamo i carboidrati e aumentiamo i grassi, dovremmo davvero sederci e prestare attenzione quando sentiamo i morsi della fame, perché quelli sarebbero segnali appropriati che il tuo corpo ha bisogno di rifornimento.

TANTI GRASSI O SENZA GRASSI?

Questo argomento emergerà sicuramente quando parliamo della dieta chetogenica.

Il grasso è sempre stato diffamato come una delle principali cause di malattie cardiovascolari. Ciò era in gran parte dovuto allo studio sui sette paesi condotto da Ancel Keys, dove ha confermato i risultati della ricerca di sette diversi paesi che alla fine lo hanno portato a collegare il consumo di grassi con un aumento del rischio di disturbi cardiovascolari. Era un caso classico di concentrarsi solo sui numeri di ricerca che supportavano la sua ipotesi e ignorando le altre parti che avrebbero potuto contraddire la sua teoria.

Questo studio ha portato a un letterale giro di vite in tutto il mondo sul consumo di grassi e le diete a basso contenuto di grassi, se ricordi quelle, sono diventate di gran moda. Per fortuna, la ricerca attuale ha almeno ridimensionato alcuni dei legami tra grassi e problemi cardiaci. Ciò su cui la maggior parte degli scienziati e dei nutrizionisti moderni possono essere d'accordo è che ci sono alcuni grassi che non sono dannosi per il corpo. I grassi, infatti, sono definiti macronutrienti essenziali, proprio perché il nostro corpo ne ha bisogno per funzionare. Diamo ora uno sguardo ai grassi ritenuti benefici per il sistema umano, perché saranno componenti importanti della dieta chetogenica!

I grassi monoinsaturi, di cui non ti annoierò con la definizione chimica soffocante, sono solitamente presenti in forma liquida a temperatura ambiente allo stato più puro ma tenderanno a solidificarsi quando li metti in ambienti freddi. Sarebbe difficile trovare qualcuno che dia una recensione negativa su questo particolare grasso in questi giorni, perché è stato classificato come grasso sano per il cuore. Un po 'di ironia è in gioco qui, dal momento che non molto tempo fa tutti i grassi erano etichettati come una delle principali cause di malattie cardiache, e in questo momento, abbiamo il tipo monoinsaturo effettivamente responsabile dell'abbassamento dei rischi cardiaci i problemi!

La maggior parte dei **grassi monoinsaturi** che consumiamo si presenta sotto forma di avocado e olio d'oliva. È presente anche nelle mandorle, negli anacardi e nelle uova. Un'altra fonte di grassi monoinsaturi, che probabilmente diventerebbe una delle nostre scelte alimentari intuitive, sarebbe il cioccolato fondente.

> Ricorda, stiamo parlando di cioccolato in cui il contenuto di cacao è almeno dell'80%: più alto è, meglio è.

Il cioccolato fondente può richiedere un po 'di tempo per abituarsi, soprattutto per le persone golose che amano il cioccolato al latte. La differenza nell'impatto sulla salute, tuttavia, fa sì che valga la pena abbracciare il passaggio. Senza gli zuccheri in eccesso presenti, e con un corrispondente aumento del contenuto di cacao benefico, il cioccolato fondente aiuta ad abbassare il colesterolo cattivo LDL oltre a migliorare il profilo di rischio cardiaco del consumatore. Oltre ai benefici grassi monoinsaturi, il cioccolato fondente contiene anche un ricco livello di utili antiossidanti che agiscono per frenare le malattie infiammatorie croniche e migliorare la funzione cognitiva.

Un altro grasso che ha ricevuto una letteratura scientifica positiva sarebbe **la varietà polinsaturi**. Come il suo fratello monoinsaturo, si trova normalmente in forma liquida a temperatura ambiente, mentre la refrigerazione generalmente solidificherebbe questi grassi. I grassi polinsaturi sono molto più suscettibili all'ossidazione dovuta al calore e alla luce, ed è qui che risiede il nocciolo del problema.

Gli oli di soia e mais, così come il girasole, sono ricche fonti di acidi grassi polinsaturi omega-6 e questi grassi dovrebbero abbassare il colesterolo LDL. Tuttavia, è comune avere calore e luce in quantità abbondanti quando esaminiamo la maggior parte dei metodi di estrazione dell'olio. Lo stesso varrebbe anche per gli oli di pesce ricchi di omega-3, l'altro famoso acido grasso polinsaturo. Problemi di lavorazione, che comportano troppo calore e luce, inevitabilmente ossidano i grassi un tempo sani.

Quando ossidato, il grasso polinsaturo diventa un animale completamente diverso. I grassi ossidati sono noti come grassi trans o grassi franken. Non apportano assolutamente alcun beneficio per la salute al corpo, ma aumentano notevolmente l'incidenza del rischio cardiovascolare e stimolano la crescita cancerogena all'interno del corpo. Anche i livelli di radicali liberi sono elevati quando consumiamo grassi trans.

Se ci fosse una sostanza sulla terra che non consiglierei, probabilmente questa sarebbe in cima alla lista. A peggiorare le cose, i grassi trans si trovano naturalmente solo in quantità infinitesimali, il che significa che probabilmente non ne subiremmo gli effetti se lasciassimo le cose alla natura. Sfortunatamente, la maggior parte dei grassi trans che si introducono nei nostri sistemi corporei sono di struttura umana, attraverso l'estrazione e la lavorazione del petrolio. La maggior parte dei cibi fritti e lavorati disponibili sul mercato sono anche derivati dell'olio vegetale, data la sua disponibilità economica e immediata.

Ci faremmo un grande favore se dovessimo davvero stare alla larga da questi oli vegetali.

Ci sono invece alcuni oli e sostanze che sono più adatti alla cottura ad alte temperature e di questi parleremo sicuramente più avanti.

Per ora, però, la nostra migliore scommessa per ottenere acidi grassi polinsaturi omega-6 e omega-3 di qualità e non adulterati sarebbe probabilmente mangiando pinoli e pistacchi non trasformati. Anche i pesci grassi come la trota e il salmone sarebbero ottime fonti di omega-3, presi crudi nello stile giapponese del sashimi o leggermente grigliati nei sapori mediterranei. Per le persone che stanno pensando di assumere integratori di omega-3 come l'olio di pesce, sarebbe meglio se potessi scegliere produttori che utilizzano processi che implicano il minor calore e la luce possibile. In tali situazioni, a volte passare alla vecchia scuola e al tradizionale potrebbe essere migliore di qualsiasi metodo nuovo.

La chiave è fare attenzione all'assenza di calore, luce e pressione nel metodo di estrazione dell'olio di pesce. L'assenza di additivi chimici è anche un grande vantaggio per assicurarti di ottenere olio di pesce biologico e non contaminato. Potrebbe sembrare un'impresa ardua, e devo dire che è da una non piccola quantità di ricerche da parte mia che ho scoperto questa particolare marca di olio di pesce che è capitato di essere estratto nel modo tradizionale vichingo, escludendo impedimenti moderni come la luce, calore, pressione e additivi chimici. Basta digitare "Rosita fish oil" in qualsiasi motore di ricerca e dovresti essere in grado di accedere al sito web dell'azienda.

Vorrei affermare qui che questo è quello che uso personalmente, e ho visto buoni risultati dal consumo prolungato del loro olio extravergine di fegato di merluzzo. Non sono in alcun modo affiliato alla società né la appoggio. Questo è solo qualcosa che vorrei condividere con chiunque sia alla ricerca di integratori di olio di pesce di qualità nel tentativo di aumentare l'assunzione di omega-3. Gli acidi grassi omega-3 sono fondamentali per la salute del cervello e gli studi hanno dimostrato che i pazienti che hanno sofferto di lesioni cerebrali traumatiche hanno visto un miglioramento del recupero quando l'acido eicosapentaenoico (EPA) e l'acido docosaesaenoico (DHA), due degli acidi omega-3 più importanti, erano introdotto direttamente tramite il sistema endovenoso. Gli acidi omega-3 sono importanti anche nella regolazione della risposta infiammatoria del corpo.

La loro presenza produce sostanze antinfiammatorie che contribuiscono a bilanciare gli effetti nocivi degli zuccheri e dei grassi trans presenti nella dieta moderna.

Gli acidi Omega-6 sono necessari anche per una corretta funzione infiammatoria, poiché contengono trigger che scatenano la reazione infiammatoria nel corpo. È necessaria un'adeguata risposta infiammatoria nel corpo per agire come una sorta di firewall o difesa contro agenti patogeni estranei e sostanze nocive che potrebbero altrimenti ferirci. La chiave qui è l'equilibrio tra gli acidi omega-3 e -6, dove il rapporto ottimale è visto come due parti di omega-3 e una parte di omega-6. Vuoi essere in grado di mobilitare le forze di difesa del tuo corpo quando i nemici appaiono alle porte, ma nello stesso contesto, vuoi anche essere in grado per respingerli dopo che i virus sono stati schiacciati. Avere le difese del corpo attivate troppo a lungo è una ricetta perfetta per l'infiammazione cronica.

L'ultimo tipo di grasso che stiamo esaminando sarebbe il grasso saturo. È qui che si svolgeranno i dibattiti e gli argomenti più seri relativi all'impatto che questo grasso ha sulla salute umana. Alcuni convinti sostenitori della teoria che collega i grassi saturi alle malattie cardiache continuano a sostenere che ridurre i grassi saturi aiuterebbe notevolmente a ridurre il colesterolo e i rischi di malattie cardiovascolari. Altri, tuttavia, indicano una crescente evidenza che i grassi saturi non hanno alcuna relazione con lo sviluppo di malattie cardiache. Il grasso saturo ha la sua cattiva reputazione per i problemi cardiaci a causa del fatto che si pensa che ostruisca le arterie attraverso la formazione di placche aterosclerotiche.

La placca comprende **grasso e colesterolo**, nonché altre sostanze, e costituisce un caso molto valido per affermare che il grasso è il principale responsabile della formazione di questa placca pericolosa per la vita. Tranne che le cose non sono sempre come sembrano.

Se approfondiamo un po' la funzione della **placca aterosclerotica**, la semplice teoria dei grassi saturi che ostruiscono le arterie, come i rifiuti che si inceppano nel lavello della cucina e nei tubi, potrebbe sembrare un po' fragile. Pensaci: se i grassi saturi fossero davvero così cattivi, le persone nell'era dei nostri nonni e bisnonni sarebbero state oggetto di un'epidemia di malattie cardiache! Consumavano carne rossa, strutto, formaggi e altri latticini a crema piena che erano tutti ricchi di grassi saturi. Perché i nostri antenati trovavano giusto avere questi cibi ricchi di grassi senza problemi medici importanti, ma cantavamo una melodia diversa quando consumavamo gli stessi cibi? Il problema, a quanto pare, non sta nei grassi, ma nella nostra moderna ossessione per lo zucchero.

Lo zucchero è stato giustamente identificato come una delle principali cause di infiammazione cronica e il principale colpevole di un buon numero di disturbi debilitanti che sembrano prosperare nel mondo sviluppato. Il diabete, l'Alzheimer e persino la sindrome metabolica sono stati tutti attribuiti in tutto o in parte all'elevata presenza di zucchero nella nostra dieta moderna. Come accade, l'infiammazione si verifica anche nei nostri organi e arterie, e il nostro corpo, essendo questo incredibile supercomputer biochimico, distribuirà quindi sostanze curative a quelle aree infiammate nel tentativo di correggere o isolare il problema. È quello che accade nel caso delle nostre arterie, sofferenti e danneggiate dall'attacco di zucchero, la placca che si forma viene creata dal nostro corpo per coprire le zone in difficoltà e cercare di curarle. Immagina uno squarcio o un taglio sul braccio, poiché sta guarendo, si formerebbe una crosta per proteggere la ferita dalla riapertura, che è esattamente ciò che sta accadendo con la formazione della placca arteriosa.

La placca si forma nel tentativo di consentire al corpo di guarire le arterie colpite. Il più delle volte, però, il corpo sarebbe ancora soggetto ad elevate quantità di zucchero attraverso la dieta e la guarigione è decisamente compromessa. Quando l'area è resa irreparabile, il corpo tenta quindi di proteggere questa parte danneggiata dal resto del sistema sano, ed è allora che l'aterosclerosi inizia sul serio.

Alcune persone potrebbero ancora chiedersi i livelli di colesterolo e grasso presenti nella placca arteriosa e additarli come fonte di preoccupazione. Non sorprende sapere che il colesterolo è uno degli ingredienti più importanti necessari quando il corpo ha bisogno di guarire sé stesso. Questo è il motivo per cui il colesterolo è elencato come una sostanza essenziale per il corpo umano. Ci sono molti che si preoccupano delle letture del colesterolo alto, ma anche i livelli bassi di colesterolo sono motivo di preoccupazione medica, perché implica un potenziale problema nella capacità di guarigione del corpo. Il grasso saturo svolge anche il suo ruolo nel garantire una corretta segnalazione nervosa e nell'ottimizzazione delle prestazioni del sistema immunitario. Questa regolazione del sistema immunitario diventa cruciale quando parliamo di processi di guarigione nel nostro corpo.

Con la presenza di **colesterolo e grassi saturi nella placca arteriosa** spiegata, suppongo che questo dovrebbe mettere a proprio agio la maggior parte delle menti sui grassi saturi! Ricorda, tutti i tipi di grasso sono richiesti dal corpo per la funzione essenziale, quindi sarebbe davvero controproducente per una dieta sposare un basso contenuto di grassi. Ricorda, il cervello è composto principalmente da grassi saturi e i grassi saturi sono necessari per mantenere una funzione ottimale. La guaina mielinica, una sostanza isolante per una corretta trasmissione e segnalazione nervosa, conta il colesterolo e il grasso come i suoi componenti formativi più importanti.

Gli alimenti grassi saturi sarebbero una fonte di ampio rifornimento per questi mattoni.

A questo punto, sappiamo che il grasso è necessario ed è, in effetti, un ingrediente necessario in molti degli importanti processi corporei richiesti per sostenere la vita. Inoltre, probabilmente potremmo farci un favore e bandire il legame tra grassi sani e organici e malattie cardiovascolari.

Nota che ho detto grassi sani e biologici. I grassi trans o franken dovrebbero comunque rimanere in cima alla tua lista di controllo per le sostanze vietate! Quindi vai avanti e goditi i cibi sani e ricchi di grassi che trovi in abbondanza nella dieta chetogenica con la massima tranquillità, perché questa è una grande opportunità per riportare il corpo in uno stato metabolico ottimale e trasformarlo in una macchina bruciagrassi naturale per l'avvio!

CHETOSI CONTRO CHETOACIDOSI

Ogni volta che sono nella fase iniziale per aiutare un amico ad adattarsi alla dieta cheto o semplicemente per saperne di più, sono quasi sempre certo che questa domanda sulla chetoacidosi sorgerà, quindi ho pensato che potrebbe essere utile includerla sezione per chiarire l'aria su questo.

La chetoacidosi è principalmente una situazione in cui il corpo ha poca o nessuna insulina per trasportare il glucosio presente nel flusso sanguigno nelle cellule per l'uso o la conservazione. Il corpo ha quindi l'impressione che stia morendo di fame e abbia bisogno di energia, quindi la produzione di chetoni viene attivata nel fegato per correggere questo problema. Tuttavia, il corpo non riceve il segnale per rallentare o interrompere la produzione di chetoni perché nel sistema non c'è abbastanza insulina per farlo. I chetoni si accumulano quindi nel sangue, insieme al glucosio, ei livelli elevati causano chetoacidosi.

Alcuni dei sintomi della chetoacidosi suonerebbero terribilmente familiari con la chetosi nutrizionale:

- Molti viaggi in bagno per la minzione

- Sentirsi costantemente assetati

- Sperimentare vomito costante

- Dolori allo stomaco e nausea costante

- Sensazione di stanchezza e confusione mentale

- Sensazione di aria insufficiente o mancanza di respiro

Anche la **minzione** frequente, la stanchezza e lo stato di affaticamento mentale sono eventi comuni quando qualcuno sta attraversando le fasi iniziali della chetosi. È qui che il corpo si abitua allo stile di vita a basso contenuto di carboidrati e apporta le sue regolazioni metaboliche. Questi sintomi possono essere fastidiosi ma sono innocui e, cosa più importante, passeranno dopo le prime settimane di chetosi.

Per essere definitivi nell'identificare la chetoacidosi, il trucco qui non è solo ingrandire un particolare sintomo e diventare eccessivamente preoccupati. I sintomi della chetoacidosi di solito si presentano insieme e se dovessi essere costretto a scegliere un sintomo particolare a cui prestare attenzione, quello sarebbe il vomito costante. Quando questo è presente insieme a dolori di stomaco e mancanza di respiro, è necessario un trattamento medico immediato poiché la chetoacidosi può essere un problema di pericolo di vita.

La chiave qui è la fornitura insufficiente o la mancanza di insulina.

Questa è una situazione in cui la maggior parte dei pazienti diabetici di tipo 1 si troverebbe, così come, in misura minore, alcuni diabetici di tipo 2. Quando il pancreas non è in grado di produrre il livello di insulina necessario per segnalare l'arresto della produzione di chetoni, è allora che i livelli di chetoni possono andare in overdrive e indurre condizioni eccessivamente acide nel sangue.

Ciò non significa che i diabetici di tipo 1 o le persone che si affidano a fonti di insulina esterne non possono seguire la dieta chetogenica. Possono ancora, a condizione che monitorino e mantengano livelli adeguati di insulina nel corpo. Nei casi in cui il pancreas è ancora in condizioni relativamente buone e in grado di fornire

La chiave qui è la fornitura insufficiente o la mancanza di insulina.

Questa è una situazione in cui la maggior parte dei pazienti diabetici di tipo 1 si troverebbe, così come, in misura minore, alcuni diabetici di tipo 2. Quando il pancreas non è in grado di produrre il livello di insulina necessario per segnalare l'arresto della produzione di chetoni, è allora che i livelli di chetoni possono andare in overdrive e indurre condizioni eccessivamente acide nel sangue.

Ciò non significa che i diabetici di tipo 1 o le persone che si affidano a fonti di insulina esterne non possono seguire la dieta chetogenica. Possono ancora, a condizione che monitorino e mantengano livelli adeguati di insulina nel corpo. Nei casi in cui il pancreas è ancora in condizioni relativamente buone e in grado di fornire adeguate quantità di insulina, la dieta cheto sarà in grado di correggere efficacemente la desensibilità all'insulina delle cellule del corpo e migliorare o addirittura invertire le condizioni del diabete di tipo 2.

ALTRE COSE BUONE DALLO STILE DI VITA CHETOGENICO

Più che avere il potenziale per invertire il diabete di tipo 2, la dieta chetogenica ha molteplici effetti benefici che ho elencato di seguito. Questo sarà un buon richiamo motivazionale o un promemoria durante i momenti lungo il viaggio cheto quando il gioco si fa duro e gettare la spugna diventa un'opzione in qualche modo appetibile.

> Non arrenderti! Queste sono le cose belle che ti aspettano alla fine dell'arcobaleno!

Soppressione naturale della fame - Come ciò che è stato elaborato in precedenza, questa caratteristica della dieta cheto è molto utile quando il tuo obiettivo è raggiungere un po 'di perdita di peso. Ora puoi farlo senza soffrire di morsi della fame folli.

Perdita di peso e mantenimento sostenibili - Un'altra cosa che ha qualcosa da fare per la dieta chetogenica è il fatto che praticamente non devi stare attento a eventuali rimbalzi di peso improvvisi o aumenti di peso folli se tieni il passo con la dieta. La meccanica della chetosi non consente che ciò accada e, naturalmente, qui stiamo parlando di pasti normali, non di sette o ottomila piani alimentari calorici che sconvolgerebbero sicuramente il processo di perdita di peso. Puoi ancora ingrassare se mangi troppo!

Pensieri più chiari nella mente - A causa dei benefici neuroprotettivi che i chetoni effettivamente conferiscono al cervello, uno dei vantaggi aggiuntivi dell'andare a cheto sarebbe sperimentare una mente più acuta e chiara. I processi mentali sono toccati con maggiore chiarezza, senza la nebbia del cervello che è comune per le persone che seguono diete ricche di carboidrati elaborati. Anche i chetoni che bruciano in modo più efficiente come carburante contribuiscono a questa maggiore chiarezza mentale.

Sperimenta stati d'animo migliori e più stabili - Quando il corpo entra in chetosi, i chetoni generati per l'energia aiutano anche con l'equilibrio tra due neurotrasmettitori che governano il cervello: GABA, noto anche come acido gamma-aminobutirrico, così come glutammato. Il GABA serve a calmare il cervello, mentre il glutammato agisce come stimolante per il sistema cerebrale. Il trucco per un cervello sano e felice è mantenere queste due sostanze in un corretto equilibrio, ei chetoni sicuramente aiutano a raggiungere questo scopo.

Migliora i livelli di energia e risolvi la stanchezza cronica - Invece di avere picchi di montagne russe nei tuoi livelli di energia, il corpo alimentato dai chetoni ti permetterà di sperimentare livelli di energia aumentati che rimangono più o meno costanti finché fai i pasti quando la fame colpisce. Anche la stanchezza cronica diventa un non-problema a causa degli elevati livelli di energia. Anche se la stanchezza cronica è un sintomo di altre malattie, molti scoprono che sebbene non scompaia del tutto, la stanchezza migliora con la dieta cheto.

Riduci i livelli di infiammazione - Quando ti assicuri di avere un adeguato equilibrio di grassi omega-3, questi grassi polinsaturi sani aiutano a diminuire la risposta infiammatoria nel sistema corporeo. Questo rappresenta una buona notizia per coloro che soffrono di malattie infiammatorie croniche.

Inoltre, la restrizione dei carboidrati vedrebbe probabilmente diminuire l'assunzione di zuccheri, il che aiuterà sicuramente anche a ridurre l'infiammazione.

Abbassa la lettura dei trigliceridi - Con una ridotta assunzione di carboidrati, il livello di trigliceridi nel sangue verrebbe automaticamente abbassato. I trigliceridi si formano quando abbiamo calorie in eccesso, di solito dai carboidrati, in modo che il corpo possa iniziare il processo di immagazzinamento dell'energia non richiesta sotto forma di grassi. Quando il corpo è alimentato prevalentemente dai chetoni e non dal glucosio, la necessità di produrre trigliceridi si riduce effettivamente a causa del cambiamento delle abitudini alimentari. Con il cheto, mangi quando sei veramente affamato, e non a causa delle fluttuazioni selvagge dei livelli di zucchero nel sangue e del richiamo della sirena dei carboidrati.

Migliora le letture del tuo pannello lipidico - Andare in cheto di solito vedrà il tuo colesterolo HDL salire mentre i livelli di colesterolo LDL andranno nella direzione opposta. Potrebbero esserci alcuni casi in cui vedrai aumentare i livelli di HDL e LDL, con un conseguente aumento generale dei livelli di colesterolo.

Alcune persone hanno espresso preoccupazione su questo argomento e vorrei approfondire un po 'di più su questo. I livelli di colesterolo LDL e totale possono aumentare per alcuni che seguono la dieta chetogenica, ma questo non dovrebbe spaventarti del tutto! Pensala in questo modo: se il tuo corpo è stato danneggiato metabolicamente durante gli anni di consumo di carboidrati trasformati e zuccherini, l'aumento del colesterolo è in realtà un segno che il corpo sta attraversando un ciclo di guarigione per normalizzare la funzione metabolica. Quando il danno viene ampiamente riparato, i livelli di colesterolo LDL e totale tendono a iniziare a inclinarsi verso il basso. Il corpo di ognuno è diverso, così come il tempo necessario per effettuare la riparazione. Alcuni potrebbero vedere risultati in mesi, mentre altri potrebbero aver bisogno di uno o due anni per ottenere i livelli ottimali.

Meno stress ossidativo - La dieta chetogenica è responsabile dell'aumento degli antiossidanti presenti nel corpo, riducendo anche direttamente l'ossidazione incontrata dai mitocondri del corpo. Con una maggiore attività antiossidante durante la dieta cheto, i radicali liberi tendono ad avere più difficoltà a infliggere danni ossidativi al nostro corpo. Meno ossidazione di solito significa che le nostre cellule e organi funzionano meglio e godono di una maggiore durata. Ciò significa anche che potrebbe esserci la possibilità di prolungare la nostra longevità, poiché l'ossidazione, essendo uno dei motivi principali dell'invecchiamento, vede la sua attività in una certa misura limitata durante la dieta chetogenica.

Questi sono solo alcuni dei vantaggi di cui godrai quando andrai a cheto. Mi sarebbe piaciuto inserire più informazioni, soprattutto dove la dieta chetogenica ha avuto effetti positivi su malattie come il cancro, la sindrome dell'ovaio policistico, la steatosi epatica non alcolica e disturbi neurodegenerativi come il Parkinson e l'Alzheimer.

Tuttavia, l'intento di questo libro è sempre stato quello di fornire soluzioni culinarie deliziose e gustose per la dieta cheto.

IL SÌ E IL NO DEI CIBI CHETO

Questo capitolo inizierà mettendo a punto gli alimenti che conoscerai intimamente. Oh sì, saranno presenti sia le carni grasse che i latticini, e non dimenticare le verdure e la frutta! Ci sarà un'altra sezione sul tipo di alimenti da ridurre per limitare il consumo di carboidrati. Gli elenchi hanno lo scopo di agire come una sorta di facile introduzione quando si tratta di cibi keto friendly, in modo che diventi più facile per te scegliere e identificare quali cibi sono buoni da consumare durante i pasti.

Come sappiamo, i requisiti standard dei macronutrienti della dieta chetogenica sono i seguenti

- 75% di grassi

- 20% di proteine

- 5% di carboidrati

Quando traduciamo questo in un apporto giornaliero di 2.000 calorie, significa che stiamo guardando 1.500 calorie dai grassi, 400 calorie dalle proteine e le restanti 100 calorie dai carboidrati. Con ogni grammo di proteine e carboidrati che produce 4 calorie e ogni grammo di grassi che produce 9 calorie, l'intera ripartizione di cui sopra si concluderà con una grande cifra giornaliera di circa 166 grammi di grassi, 100 grammi di proteine e 25 grammi di carboidrati. Questi numeri di macronutrienti dovrebbero essere in prima linea nella tua mente quando inizi per la prima volta con la dieta chetogenica. Ricorda, cerca sempre di soddisfare il tuo fabbisogno di grassi, limitare l'assunzione di carboidrati e pensare alla quantità di proteine che stai introducendo nel tuo sistema.

Se la tua esperienza è simile alla mia, scoprirai che mangiare abbastanza grassi sembra essere un problema, almeno nelle fasi iniziali. Ciò è in parte dovuto al fatto che gran parte del grasso che assumi è presente in forma liquida. Pensa agli oli di oliva e di cocco, o al burro e allo strutto quando vengono riscaldati in padella, questi sono tutti elementi essenziali ricchi di grassi nella dieta cheto ma possono essere facilmente trascurati perché non saranno mai la base di un pasto. Ho scoperto che tenere il conto dei miei numeri di grassi giornalieri mi ha aiutato ad aumentare l'assunzione di grassi. Nei giorni in cui il conteggio dei grassi è un po' basso, il cioccolato fondente al 99% e il caffè antiproiettile possono spingere quei numeri più vicino a dove dovrebbero essere.

Naturalmente, ci sono molti altri cibi ricchi di grassi che possono fare il trucco, quindi diamo un'occhiata a loro!

ALIMENTI DA GODERE DURANTE LA DIETA CHETOGENICA.

Ci sono diversi tipi di cibo che rientrano in questo elenco. Queste idee alimentari spingono decisamente per un alto contenuto di grassi, mentre allo stesso tempo contengono altri nutrienti e vitamine sane per l'uso del corpo.

CARNI E PRODOTTI ANIMALI

- Concentrati sui tagli grassi di carne nutriti con erba o allevati al pascolo e sui frutti di mare selvatici, evitando il più possibile le carni di animali d'allevamento e le carni lavorate. E non dimenticare le carni d'organo!

- Manzo

- Pollo

- Uova

- Capra

- Agnello

- Maiale

- Coniglio

- Tacchino

- Carne di cervo

- Crostacei

- Salmone

- Sgombro

- Tonno

- Halibut

- Gelatina

- Carni d'organo

GRASSI SANI

- I migliori grassi da consumare nella dieta chetogenica sono i grassi monoinsaturi e polinsaturi, sebbene ci siano anche molti grassi saturi sani. A rischio di suonare come un registratore rotto, evita i grassi trans. Forse "evitare" non è una parola appropriata. Scappare potrebbe essere meglio. Scappa dai grassi trans come faresti con la peste. È stato detto abbastanza.

- Burro
- Grasso di pollo
- Olio di cocco
- Grasso d'anatra
- Ghee
- Strutto
- sego
- Olio MCT
- Olio di avocado
- Olio di Macadamia
- Olio extravergine d'oliva
- Burro di cocco
- Latte di cocco
- Accorciamento del palmo

VERDURE

- Le verdure fresche sono ricche di sostanze nutritive e povere di calorie, il che le rende un'ottima aggiunta a qualsiasi dieta. Con la dieta chetogenica, tuttavia, è necessario fare attenzione ai carboidrati, quindi attenersi a verdure a foglia verde e verdure a basso indice glicemico piuttosto che ortaggi a radice e altre verdure amidacee. Ho inserito gli avocado in questa sezione perché alcuni di noi potrebbero riconoscerlo come un ortaggio anche se in realtà è un frutto.

- Carciofi

- Asparago

- Avocado

- peperoni

- Broccoli

- Cavolo

- Cavolfiore

- Cetriolo

- Sedano

- Cavolo rapa

- Lattuga

- Gombo o dita delle donne

- Ravanelli

- Alga marina

- Spinaci

- Pomodori

- Crescione

- Zucchine

PRODOTTI LATTIERO-CASEARI

- Se sei in grado di tollerare i latticini, puoi includere nella tua dieta prodotti lattiero-caseari interi, non pastorizzati e crudi. Tieni presente che alcune marche contengono molto zucchero che potrebbe aumentare il contenuto di carboidrati, quindi presta attenzione alle etichette nutrizionali e modera il consumo di questi prodotti. Se possibile, scegli le versioni piene di grassi poiché hanno meno probabilità che lo zucchero venga utilizzato per sostituire il grasso.

- Kefir

- Fiocchi di latte

- Crema di formaggio

- Formaggio cheddar

- Formaggio brie

- Formaggio mozzarella

- Formaggio svizzero

- Panna acida

- Yogurt intero

- Crema pesante

ERBE E SPEZIE

- Le erbe fresche e le spezie essiccate sono un ottimo modo per aromatizzare i tuoi cibi senza aggiungere un numero significativo di calorie o carboidrati

- Basilico

- Pepe nero

- Peperoncino di Cayenna

- Cardamomo

- Peperoncino in polvere

- Coriandolo

- Cannella

- Cumino

- Curry in polvere

- Garam masala

- Zenzero

- Aglio

- Noce moscata

- Origano

- Cipolla

- Paprica

- Prezzemolo

- Rosmarino

- Sale marino

- Saggio

- Timo

- Curcuma

- Pepe bianco

BEVANDE

- Dovresti evitare tutte le bevande zuccherate nella dieta chetogenica, ma ci sono alcune bevande che puoi ancora bere per aggiungere un po 'più di varietà alla tua scelta di liquidi oltre alla buona vecchia acqua.

- Latte di mandorle non zuccherato

- Brodo d'osso

- Latte di anacardi non zuccherato

- Latte di cocco

- Club soda

- Caffè

- Tè alle erbe

- Acqua minerale

- Acqua Seltzer

- Tè

ALIMENTI NELLA LISTA DI MODERAZIONE

Questi alimenti sono inclusi qui perché tendono ad avere un numero di carboidrati più elevato, quindi la moderazione è importante. Tuttavia, sono pieni zeppi di altri nutrienti e alcuni di loro aggiungono anche quel po 'di grasso in più per aiutare l'assunzione giornaliera di grassi!

FRUTTA

- La frutta fresca è un'ottima fonte di nutrimento. Sfortunatamente, sono anche carichi di zucchero, il che significa che sono ricchi di carboidrati. Ci sono alcuni frutti a basso contenuto di carboidrati che puoi gustare in quantità minori, ma devi guardare la quantità che mangi! A volte, è davvero facile continuare a farcirli in bocca. "Nature's candy" è sicuramente un moniker accurato per loro. Possiamo ancora ottenere i loro benefici e mantenere la chetosi con le giuste quantità di consumo. La maggior parte dei frutti descritti di seguito va bene per te per avere una tazza o giù di lì, forse una singola fetta o due su base giornaliera, specialmente quando inizi per la prima volta e stai cercando di mantenere basso il numero di carboidrati. Man mano che progredisci e ottieni una migliore gestione della tua soglia di carboidrati, va bene aumentare la quantità di questi alimenti rimanendo entro il limite di carboidrati designato.

- Albicocca

- More

- Mirtilli

- Cantalupo

- Ciliegie

- Mirtilli

- Pompelmo

- Melata

- Kiwi

- Limone

- Lime

- Pesche

- Lamponi

- Fragole

NOCI E SEMI

- Anche se noci e semi contengono carboidrati, sono anche ricchi di grassi sani. Le seguenti noci e semi hanno un contenuto di carboidrati da basso a moderato, quindi puoi goderteli finché osservi le dimensioni delle porzioni. Di solito un'oncia o una manciata di noci sarebbe un buon indicatore per vedere quanto puoi mangiare e rimanere ancora in chetosi ogni giorno.

- Mandorle

- Anacardi

- Semi di Chia

- Nocciole

- Noci di macadamia

- Noci Pecan

- Pinoli

- Pistacchi

- Psyllium

- Semi di zucca

- Semi di sesamo

- Semi di girasole

- Noci

- Burro di noci

CIBI DA EVITARE

Quando si tratta di cibi che dovresti evitare nella dieta chetogenica, ci sono alcune categorie principali da menzionare. Prima di tutto, dovresti evitare il più possibile i cereali e gli ingredienti a base di cereali poiché sono i più alti in carboidrati. Scegli grassi sani rispetto agli oli idrogenati e cerca di limitare l'assunzione di verdure amidacee e frutta ad alto indice glicemico. Quando si tratta di dolcificanti, gli zuccheri raffinati come lo zucchero bianco e lo zucchero di canna sono completamente limitati e dovresti anche evitare i dolcificanti artificiali. I dolcificanti naturali come il miele, lo sciroppo d'acero puro e l'agave non sono necessariamente dannosi per te, ma sono molto ricchi di carboidrati. I migliori dolcificanti da utilizzare nella dieta chetogenica sono l'eritritolo in polvere, la stevia e il dolcificante della frutta del monaco.

La stevia è un'erba nota anche come foglia di zucchero. Questo dolcificante è disponibile in diverse forme e devi assicurarti che qualunque tipo di dolcificante acquisti non contenga anche un dolcificante artificiale. L'estratto di stevia liquido è solitamente l'opzione migliore, anche se puoi trovare anche l'estratto di stevia in polvere. Un'altra opzione è l'eritritolo in polvere, che viene estratto dal mais, e di solito è l'opzione migliore da utilizzare nelle ricette di prodotti da forno. In termini di salse e condimenti, è necessario leggere l'etichetta del cibo per vedere se l'articolo è cheto-friendly o meno perché le marche differiscono notevolmente. In generale, condimenti di base come senape gialla, maionese, rafano, salsa piccante, salsa Worcestershire, aceto e oli sono keto-friendly. Quando si tratta di cose come ketchup, salsa barbecue e condimenti per insalata, devi essere consapevole del contenuto di zucchero presente in essi.

Ecco un breve elenco di alcuni dei principali alimenti che dovrai evitare nella dieta chetogenica.

- Farina per tutti gli usi

- Preparato per dolci

- Farina di frumento

- Farina per dolci

- Farina per torte

- Cereale

AUTODISCIPLINA E DIETA - ANTONELLO VENDISCHI

- Pasta
- Riso
- Mais
- Prodotti da forno
- Sciroppo di mais
- Snack bar
- Quinoa
- Grano saraceno
- Orzo
- Couscous
- Avena
- Muesli
- Margarina
- Olio di canola
- Oli idrogenati
- Banane
- Manghi
- Ananas
- Patate
- Patate dolci
- Caramella
- Latte al cioccolato

AUTODISCIPLINA E DIETA - ANTONELLO VENDISCHI

- Gelato
- Bevande sportive
- Cocktail di succo
- Bibita
- Birra
- Latte
- Latticini a basso contenuto di grassi
- Zucchero bianco
- Zucchero di canna
- Sciroppo d'acero
- Miele
- Agave

CHE COSA CERCARE IN ALCUNI CIBI CHETO

Dal momento che questo serve molto come un libro di ricette, ho pensato che sarebbe stato appropriato condividere alcuni suggerimenti e idee su cosa cercare quando scegliamo i cibi cheto più comuni e popolari per preparare i nostri pasti.

<u>Salmone</u> - Questo pesce grasso è sempre stato classificato in alto per me quando si tratta di cibi keto friendly. Potresti sapere che è ricco di grassi polinsaturi omega-3 benefici, che aumentano la salute del cervello e aiutano a ridurre l'infiammazione, ma ha anche un sacco di altri nutrienti di cui il corpo ha bisogno.

Potassio e selenio si trovano in abbondanza quando si tratta di salmone. Il potassio è parte integrante della corretta regolazione della pressione sanguigna e della ritenzione idrica del corpo. Il selenio aiuta a mantenere una buona salute delle ossa e garantisce un sistema immunitario ottimale. Inoltre, il salmone contiene anche livelli sani di vitamine del gruppo B. Queste vitamine sono fondamentali per un trattamento efficiente dal cibo all'energia, oltre a mantenere la corretta funzione sia del DNA del corpo che del sistema nervoso. Per finire, il salmone contiene astaxantina, un antiossidante che conferisce alla carne del salmone la sua tonalità rosa-rossastra. Questo potente antiossidante aiuta la salute del cuore e del cervello e può anche essere benefico per la pelle.

Per ottenere un buon affare di qualità, la prima cosa di cui dovresti prendere nota è *l'odore*. Il salmone fresco, o qualsiasi altro pesce, non avrà davvero un odore. Probabilmente puoi sentire una sfumatura dell'oceano, ma il pesce fresco non avrà sicuramente un odore di pesce. Quando è pesce, sai che il pesce non fa per te.

Successivamente, ***presta attenzione agli occhi***. Cerca quelli con gli occhi chiari e lucenti. Pensa a una star del cinema che ha pianto: quelli sono il tipo di occhi che dimostrano meglio quello che stai cercando. Non scegliere mai occhi infossati o dall'aspetto secco. Quelli dall'aspetto nuvoloso sono anche un no-go quando si tratta di selezione di pesce fresco.

Anche ***le pinne e le branchie*** sono aree a cui vogliamo prestare attenzione. Il pesce fresco ha le pinne che sembrano bagnate e intere, non strappate e sfilacciate. Le loro branchie sono rosso vivo e pulite, non rosso-brunastre e viscide. Infine, se ti è permesso, prova a premere la carne e vedi se rimbalza indietro come fa la tua. La carne che è depressa e rimane depressa non dovrebbe finire nella tua cucina.

Per i tagli di filetto, il meglio che puoi fare è prestare attenzione al colore e all'aspetto del pezzo. Il colore dovrebbe essere vibrante e luminoso. Sono accettabili tonalità diverse che vanno dal rosso al corallo al rosa, ma ricorda sempre che la cosa principale è la luminosità della carne. Il prossimo sarebbe individuare eventuali rotture o crepe nella carne stessa. Queste sono indicazioni che il filetto è stato conservato da tempo e non è più così fresco. Inoltre, qualsiasi ristagno d'acqua dovrebbe anche far scattare un campanello d'allarme, perché significa che la struttura della carne ha iniziato a rompersi ed è ora di passare a un altro pezzo.

Pancetta di maiale - Questo è un altro probabile alimento base nella dieta cheto. Ne ho parlato nell'altro mio libro, ma qui voglio concentrarmi sull'aiutarti a scegliere un buon taglio per preparare i tuoi pasti. Ogni 100 grammi di pancetta di maiale contiene circa 50 grammi di grasso. Confezionando altri 9 grammi di proteine e assolutamente senza carboidrati, puoi essere certo che questo è un buon alimento per aumentare il numero di grassi quotidiano. Inoltre, può essere assolutamente facile preparare pasti deliziosi con esso.

Quando scegli la pancetta di maiale, dovresti guardare *il colore del taglio.* Scegli i tagli che vanno dal rosa rossastro al rosso scuro. La carne che è di colore più chiaro generalmente significa che la freschezza potrebbe essere sbiadita. L'ingrigimento o lo scolorimento significano sicuramente che la decomposizione è già iniziata e la carne non deve essere raccolta.

L'altra cosa che vuoi cercare sono le *strisce bianche striate* di grasso presenti nella pancetta di maiale. Generalmente più striature ha, migliore sarà la marmorizzazione e questa è una buona notizia per te. Assicurati sempre che la marmorizzazione sia bianca, perché qualsiasi colorazione gialla o grigiastra rappresenterebbe la carne che ha probabilmente superato la data di scadenza.

Olio di avocado - Devo essere onesto qui e dire che questo olio, per me, è stato un'aggiunta in una fase successiva rispetto all'olio di oliva e di cocco. L'olio extra vergine di oliva e il versatile olio di cocco hanno i loro posti legittimi nel pantheon degli alimenti keto di base, ma l'olio di avocado potrebbe dare loro una corsa per i loro soldi.

L'olio di avocado per uno, è costituito principalmente da *grassi monoinsaturi.* Questa particolare stranezza si collega a un punto molto importante. L'olio è considerato molto più stabile di tutti i suoi cugini grassi polinsaturi, come l'olio vegetale e persino l'olio extravergine di oliva. Oltre a ciò, l'olio di avocado è noto per avere un punto di fumo più alto, da qualche parte intorno a 500 gradi Fahrenheit, rispetto alla maggior parte degli oli vegetali. Questo lo rende un prezioso complemento in cucina perché l'olio ha una maggiore resistenza alla degenerazione da calore. Aggiungendo il fatto che racchiude un pugno sano in termini di vitamine, minerali, sostanze fitochimiche e antiossidanti, ti renderai conto che questo è un olio che puoi potenzialmente utilizzare per molte applicazioni diverse.

Alcune persone lo usano per *la cura dei capelli e della pelle*, dove l'olio ricco di vitamina E è noto per essere facilmente assorbito senza sostanze chimiche aggiuntive o altri additivi potenzialmente dannosi. Aggiungere l'olio a insalate, verdure o frutta è anche un ottimo modo per aumentare l'assunzione di grassi monoinsaturi con pochissimi inconvenienti. Potresti anche provare a berlo crudo, anche se per me non funziona perché l'ho trovato un po 'troppo crudo. Mescolarlo con un po 'di lime o aglio è sempre stato quello che preferisco.

Ora parliamo un po' di *come scegliere* l'olio di avocado. Innanzitutto, vogliamo esaminare la fonte o l'origine dell'olio, il che in genere significa che dobbiamo sapere dove e come sono stati coltivati gli avocado. A questo proposito, è necessario cercare un'etichetta biologica certificata per sapere che gli avocado sono stati coltivati senza additivi sintetici. Ciò garantisce che l'olio derivato dagli avocado non contenga sostanze che potrebbero essere dannose per la salute.

Successivamente, dobbiamo vedere come viene estratto l'olio. I metodi di estrazione meccanica e chimica utilizzati di solito comportano un aumento del calore e potenti sostanze chimiche per far uscire l'olio dalla polpa di avocado schiacciata. Lo svantaggio di questo è che il calore e le sostanze chimiche possono ridurre i nutrienti benefici e le vitamine presenti nell'olio. Per risolvere questo problema, la spremitura a freddo, noto come il metodo meno distruttivo in circolazione, garantisce che il colore, l'odore e il gusto siano il più vicino possibile al frutto originale. Ottieni un olio di migliore qualità e, in aggiunta a ciò, goditi più nutrienti.

L'ultimo elemento che dobbiamo esaminare è come l'olio viene raffinato o meno. Seriamente, per ottenere i migliori risultati, l'olio spremuto a freddo che non è raffinato e ottenuto da avocado biologici certificati, si collocherebbe tra i livelli più alti, se non il migliore. Lo svantaggio è che la durata è breve e l'olio ha un odore molto ... avocado. Questo non dovrebbe essere un problema se lo usi spesso, e dovresti, considerando i benefici per la salute e la comodità che porta. La cosa migliore da fare sarebbe avere l'olio raffinato naturalmente, dove i produttori in genere filtrano e filtrano per prolungare la durata di conservazione. Ricorda sempre, più l'olio è raffinato, meno nutrimento fornirà.

Prima che mi dimentichi, opta sempre per oli in bottiglie o barattoli di vetro scuro. Questo è un po 'simile all'olio extravergine d'oliva dove l'olio può irrancidire in presenza di calore e luce. Per l'olio di avocado, sebbene la maggior parte dei grassi presenti sia costituita dalla varietà monoinsaturi, esiste comunque una percentuale minore di grassi polinsaturi. Quindi, meglio sbagliare sul lato della cautela e optare per bottiglie di vetro di colore scuro.

Ghee - Questa sostanza esiste dai tempi ayurvedici ed è sempre stata indicata come mezzo di cottura preferito. **Ghee è burro chiarificato,** il che significa burro che è stato riscaldato ed è privo di lattosio e altri solidi del latte. Ciò si traduce anche in un punto di fumo più elevato rispetto al burro. Può arrivare fino a 480 gradi

Fahrenheit, il che significa che puoi davvero friggere o arrostire senza il rischio di ossidazione che rilascia radicali liberi dannosi.

La *rimozione del lattosio* è un'ottima notizia per coloro che sono intolleranti al lattosio, ma desiderano comunque partecipare al sapore ricco e ricco di noci che viene fornito con il burro. Il ghee può essere un'ottima alternativa e il gusto potrebbe anche essere più saporito. Ricco di molteplici vitamine liposolubili, contiene anche acidi grassi a catena corta che migliorano la salute cardiovascolare e aiutano a combattere l'infiammazione. Il ghee ha anche il netto vantaggio di essere in grado di durare circa tre o quattro settimane a temperatura ambiente mentre può conservarsi fino a sei mesi se refrigerato.

Il burro chiarificato può sicuramente essere trovato nella maggior parte dei negozi di alimentari. Controllalo nella sezione dell'olio, anche se alcuni posti potrebbero averlo nella porzione di latticini. Come per il burro, puoi sempre provare prima le varietà nutrite con erba per migliorare l'assunzione di nutrienti e ridurre la possibilità di avere potenziali additivi o sostanze chimiche mescolate. Per me, di solito vado per il burro chiarificato confezionato in barattoli o barattoli di vetro.

Lardo - Il lardo è grasso di maiale. Una volta diffamato insieme a tutte le altre fonti alimentari di grassi saturi, il lardo sta godendo di un giustificato ritorno! Ogni 100 grammi di strutto si ottengono circa 30 grammi di grassi saturi, con i grassi polinsaturi da 10 grammi e la varietà monoinsaturi da circa 40 grammi. No, non ci sono errori. Lo stai leggendo correttamente. Lo strutto ha effettivamente più grassi monoinsaturi rispetto a quelli saturi. Non c'è da stupirsi perché le persone delle generazioni precedenti giurassero davvero sul lardo e lo usassero praticamente per la maggior parte delle cose che riguardavano la cucina e la cottura.

Ora che noi gente moderna stiamo tornando allo strutto, è stato scoperto che è una delle fonti più ricche di *alimenti di vitamina D*. Non hai bisogno di prendere tutta la vitamina D dal sole o dal pesce, anche lo strutto è una gustosa alternativa! Inoltre, il lardo è buono anche per la cottura a fuoco vivo grazie al suo punto di fumo più alto che si trova a circa 375 gradi Fahrenheit.

C'è anche meno possibilità di irrancidimento o produzione di radicali liberi a causa della presenza di contenuto di grassi saturi che conferisce allo strutto quello strato extra di stabilità del grasso. Ho già detto che anche il lardo è ottimo? Questo è un punto che vale la pena ripetere, perché c'è qualcosa nel grasso animale che conferisce al cibo una consistenza davvero ricca e saporita.

Sfortunatamente, il lardo venduto nei supermercati e nella maggior parte dei negozi non è molto buono perché probabilmente hanno subito una qualche forma di idrogenazione per prolungare la durata di conservazione. Se scegliamo di aggiungerlo ai nostri pasti, prolungare la durata di conservazione del lardo da supermercato va a spese nostre. Dovresti davvero cercare di ottenere lardo di alta qualità dal tuo macellaio o dal droghiere. Il buon lardo, noto anche come lardo di foglie, deriva dal grasso viscerale intorno ai reni e alla zona lombare del maiale. Se si è esaurito, puoi optare per la prossima migliore alternativa, ovvero il lardo leggermente più solido e derivato tra la pelle della schiena e il muscolo. Non trattato o freschezza.

Peperoni - Queste verdure colorate non solo aggiungono colore e un morso croccante ai nostri pasti quotidiani, ma danno anche un pugno abbastanza salutare nel reparto nutrienti. Ricchi di vitamine A e C, oltre a fornirci folati e vitamina K come ulteriore misura, i peperoni aiutano a rafforzare il nostro sistema immunitario e mantenere la salute dei tessuti. Il licopene antiossidante, una sorta di carotenoide che conferisce ai peperoni il suo colore, è anche responsabile nell'aiutare a ridurre l'infiammazione, oltre ad essere un attivo spazzino per i radicali liberi del corpo. Inoltre è estremamente versatile, essendo perfettamente adatto a servire crudo o leggermente grigliato. Altre buone notizie? Il numero di carboidrati per 100 grammi di peperoni è di 5 grammi miseri, di cui 2 grammi sono costituiti da fibre alimentari. Toccheremo di più su questo argomento della fibra alimentare e su come influisce sul numero di carboidrati, ma per ora, sappi solo che i peperoni hanno un numero di carboidrati estremamente basso per tutta la bontà nutriente che racchiude.

Il trucco per scegliere un peperone che vorresti avere sulla tua tavola è facile, davvero. *Scegli quelli con colori brillanti e vivaci*. Quelli con colori più chiari potrebbero indicare che non sono ancora così maturi. Quelli con lividi e scolorimento dovrebbero essere messi da parte e sostituiti con quelli che hanno una lucentezza lucida. Spremi delicatamente la verdura per sentire la tensione della pelle. Un'altra cosa da notare è che un peperone maturo si sentirà effettivamente più pesante di quanto sembri. Questo perché non ha sofferto di perdita di umidità associata a una maturazione eccessiva. I peperoni possono essere conservati in frigorifero per un massimo di 10 giorni, quindi assicurati di metterli nella scatola fredda una volta che li riporti dalla tua corsa alla spesa.

L'elenco sopra ha lo scopo di fornire un aiuto quando si tratta della selezione fisica di questi alimenti menzionati. Sono abbastanza sicuro che vorresti mantenere cibi freschi e di qualità nella tua cucina e spero che questa sezione avrebbe fatto una certa distanza per aiutarti a farlo in modo coerente. Partendo da ricette facili per consentire a chiunque di abituarsi allo stile di vita cheto, progredisce in modo vario nel corso delle settimane in modo da non annoiarti di avere gli stessi pasti più e più volte. Facciamo un passo avanti e diamo un'occhiata a quello che abbiamo per te!

RICETTE PRIMA COLAZIONE

Uova in padella con verdure e parmigiano

Porzioni: 6

Tempo di preparazione: 5 minuti

Tempo di cottura: 15 minuti

Ingredienti:

- 12 uova grandi, sbattute
- Sale e pepe
- 1 peperone rosso piccolo, tagliato a dadini
- 1 cipolla gialla piccola, tritata
- 1 tazza di funghi a dadini
- 1 tazza di zucchine a dadini
- 1 tazza di parmigiano grattugiato fresco

Istruzioni:

1. Preriscaldare il forno a 350 ° F e ungere una teglia da forno bordata con spray da cucina.

2. Sbattere le uova in una ciotola con sale e pepe fino a renderle spumose.

3. Mescolare i peperoni, le cipolle, i funghi e le zucchine fino a quando sono ben combinati.

4. Versare il composto nella teglia e distribuire in uno strato uniforme.

5. Cospargere di parmigiano e cuocere per 12-15 minuti fino a quando l'uovo non si sarà solidificato.

6. Lasciate intiepidire leggermente, poi tagliate a quadratini per servire.

Informazioni nutrizionali: 215 calorie, 14 g di grassi, 18,5 g di proteine, 5 g di carboidrati, 1 g di fibre, 4 g di carboidrati netti.

Frullato d'avocado

Porzioni: 1

Tempo di preparazione: 5 minuti

Tempo di cottura: nessuno

Ingredienti:

- 1 tazza di cavolo nero tritato

- ½ tazza di avocado tritato

- ¾ tazza di latte di mandorle non zuccherato

- ¼ di tazza di yogurt intero, normale

- 3-4 cubetti di ghiaccio

- 1 cucchiaio di succo di limone fresco

- Estratto liquido di stevia, quanto basta

Istruzioni:

1. Unisci il cavolo nero, l'avocado e il latte di mandorle in un frullatore.

2. Frullare più volte gli ingredienti.

3. Aggiungere gli ingredienti rimanenti e frullare fino a ottenere un composto omogeneo.

4. Versare in un bicchiere ampio e gustare subito.

1. Informazioni nutrizionali: 250 calorie, 19 g di grassi, 6 g di proteine, 17,5 g di carboidrati, 6,5 g di fibre, 11 g di carboidrati netti.

Frullato proteico al burro di mandorle

Porzioni: 1

Tempo di preparazione: 5 minuti

Tempo di cottura: nessuno

Ingredienti:

- 1 tazza di latte di mandorle non zuccherato

- ½ tazza di yogurt intero, normale

- ¼ di tazza di proteine in polvere di albume d'uovo vanigliato

- 1 cucchiaio di burro di mandorle

- Un pizzico di cannella in polvere

- Estratto liquido di stevia, quanto basta

Istruzioni:

1. Unire il latte di mandorle e lo yogurt in un frullatore.

2. Frullare più volte gli ingredienti.

3. Aggiungere gli ingredienti rimanenti e frullare fino a ottenere un composto omogeneo.

4. Versare in un bicchiere ampio e gustare subito.

Informazioni nutrizionali: 315 calorie, 16,5 g di grassi, 31,5 g di proteine, 12 g di carboidrati, 2,5 g di fibre, 9,5 g di carboidrati netti.

Frullato di barbabietole e mirtilli

Porzioni: 1

AUTODISCIPLINA E DIETA - ANTONELLO VENDISCHI

Tempo di preparazione: 5 minuti

Tempo di cottura: nessuno

Ingredienti:

- 1 tazza di latte di cocco non zuccherato
- ¼ di tazza di panna
- ¼ di tazza di mirtilli congelati
- 1 barbabietola piccola, sbucciata e tritata
- 1 cucchiaino di semi di chia
- Estratto liquido di stevia, quanto basta

Istruzioni:

1. Unisci i mirtilli, le barbabietole e il latte di cocco in un frullatore.
2. Frullare più volte gli ingredienti.
3. Aggiungere gli ingredienti rimanenti e frullare fino a ottenere un composto omogeneo.
4. Versare in un bicchiere ampio e gustare subito.
1. Informazioni nutrizionali: 215 calorie, 17 g di grassi, 2,5 g di proteine, 15 g di carboidrati, 5 g di fibre, 10 g di carboidrati netti.

Muffin al burro di mandorle

Porzioni: 12

Tempo di preparazione: 10 minuti

Tempo di cottura: 25 minuti

Ingredienti:

- 2 tazze di farina di mandorle
- 1 tazza di eritritolo in polvere
- 2 cucchiaini di lievito in polvere
- ¼ cucchiaino di sale
- ¾ tazza di burro di mandorle, riscaldato
- ¾ tazza di latte di mandorle non zuccherato
- 4 uova grandi

Istruzioni:

1. Preriscaldare il forno a 350 ° F e rivestire una teglia per muffin con fogli di carta.

2. Sbatti la farina di mandorle con l'eritritolo, il lievito e il sale in una terrina.

3. In una ciotola separata, sbatti insieme il latte di mandorle, il burro di mandorle e le uova.

4. Mescolare gli ingredienti umidi nel secco fino a quando non sono ben combinati.

5. Versare la pastella nella teglia preparata e cuocere per 22-25 minuti finché un coltello inserito al centro non risulta pulito.

6. Raffreddare i muffin nella padella per 5 minuti, quindi metterli su una griglia.

Informazioni nutrizionali: 135 calorie, 11 g di grassi, 6 g di proteine, 4 g di carboidrati, 2 g di fibre, 2 g di carboidrati netti.

Omelette classica occidentale

Porzioni: 1

Tempo di preparazione: 5 minuti

Tempo di cottura: 10 minuti

Ingredienti:

- 2 cucchiaini di olio di cocco
- 3 uova grandi, sbattute
- 1 cucchiaio di panna
- Sale e pepe
- ¼ di tazza di peperone verde a dadini
- ¼ tazza di cipolla gialla a dadini
- ¼ tazza di prosciutto a dadini

Istruzioni:

1. Sbattere insieme le uova, la panna, il sale e il pepe in una piccola ciotola.

2. Scalda 1 cucchiaino di olio di cocco in una piccola padella a fuoco medio.

3. Aggiungere i peperoni, le cipolle e il prosciutto, quindi rosolare per 3-4 minuti.

4. Versare il composto in una ciotola e riscaldare la padella con il resto dell'olio.

5. Versare le uova sbattute e cuocere fino a quando il fondo dell'uovo inizia a solidificare.

6. Inclinare la padella per diffondere l'uovo e cuocere fino a quando non è quasi impostato.

7. Versare la miscela di verdure e prosciutto su metà della frittata e piegarla.

8. Lasciate cuocere la frittata fino a quando le uova sono ben impostate, quindi servite ben calde.

Informazioni nutrizionali: 415 calorie, 32,5 g di grassi, 25 g di proteine, 6,5 g di carboidrati, 1,5 g di fibre, 5 g di carboidrati netti

Frittelle proteiche alla cannella

Porzioni: 4

AUTODISCIPLINA E DIETA - ANTONELLO VENDISCHI

Tempo di preparazione: 5 minuti

Tempo di cottura: 15 minuti

Ingredienti:

- 1 tazza di latte di cocco in scatola
- ¼ di tazza di olio di cocco
- 8 uova grandi
- 2 misurini (40 g) di proteine in polvere di albume
- 1 cucchiaino di estratto di vaniglia
- ½ cucchiaino di cannella in polvere
- Un pizzico di noce moscata in polvere
- Estratto liquido di stevia, quanto basta

Istruzioni:

1. Unisci il latte di cocco, l'olio di cocco e le uova in un robot da cucina.

2. Frullare più volte la miscela e aggiungere gli altri ingredienti.

3. Frullare fino a ottenere un composto omogeneo e ben combinato - regolare la dolcezza a piacere.

4. Riscaldare una padella antiaderente a fuoco medio.

5. Aggiungere la pastella usando circa ¼ di tazza per pancake.

6. Cuocere finché non si formano bolle sulla superficie della pastella, quindi capovolgere con cura.

7. Lascia cuocere il pancake finché la parte inferiore non è dorata.

8. Trasferire in un piatto per tenerlo al caldo e ripetere con la pastella rimanente.

Informazioni nutrizionali: 440 calorie, 38 g di grassi, 22 g di proteine, 5,5 g di carboidrati, 1,5 g di fibre, 4 g di carboidrati netti

Uova in padella con prosciutto e pepe

Porzioni: 6

Tempo di preparazione: 5 minuti

Tempo di cottura: 15 minuti

Ingredienti:

- 12 uova grandi, sbattute

- Sale e pepe

- 2 tazze di prosciutto a dadini

- 1 tazza di formaggio grattugiato

Istruzioni:

1. Preriscaldare il forno a 350 ° F e ungere una teglia da forno bordata con spray da cucina.

2. Sbattere le uova in una ciotola con sale e pepe fino a renderle spumose.

3. Incorporare il prosciutto e il formaggio fino a quando non saranno ben amalgamati.

4. Versare il composto nella teglia e distribuire in uno strato uniforme.

5. Cuocere per 12-15 minuti fino a quando l'uovo è pronto.

6. Lasciate raffreddare leggermente poi tagliate a quadratini per servire.

Informazioni nutrizionali: 235 calorie, 15 g di grassi, 21 g di proteine, 2,5 g di carboidrati, 0,5 g di fibre, 2 g di carboidrati netti

Frullato disintossicante verde

Porzioni: 1

Tempo di preparazione: 5 minuti

Tempo di cottura: nessuno

Ingredienti:

- 1 tazza di cavolo nero tritato
- ½ tazza di spinaci freschi
- ¼ tazza di sedano affettato
- 1 tazza d'acqua

- 3-4 cubetti di ghiaccio

- 2 cucchiai di succo di limone fresco

- 1 cucchiaio di succo di lime fresco

- 1 cucchiaio di olio di cocco

- Estratto liquido di stevia, quanto basta

Istruzioni:

1. Unisci il cavolo, gli spinaci e il sedano in un frullatore.

2. Frullare più volte gli ingredienti.

3. Aggiungere gli ingredienti rimanenti e frullare fino a ottenere un composto omogeneo.

4. Versare in un bicchiere ampio e gustare subito.

Informazioni nutrizionali: 160 calorie, 14 g di grassi, 2,5 g di proteine, 8 g di carboidrati, 2 g di fibre, 6 g di carboidrati netti

Frullato di zucca ricco di noci

Porzioni: 1

Tempo di preparazione: 5 minuti

Tempo di cottura: nessuno

Ingredienti:

- 1 tazza di latte di anacardi non zuccherato

- ½ tazza di purea di zucca

- ¼ di tazza di panna

- 1 cucchiaio di mandorle crude

- ¼ di cucchiaino di spezie per torta di zucca

- Estratto liquido di stevia, quanto basta

Istruzioni:

1. Unisci tutti gli ingredienti in un frullatore.

2. Frullare più volte gli ingredienti, quindi frullare fino a che liscio.

3. Versare in un bicchiere ampio e gustare subito.

Informazioni nutrizionali: 205 calorie, 16,5 g di grassi, 3 g di proteine, 13 g di carboidrati, 4,5 g di fibre, 8,5 g di carboidrati netti

Muffin Con Pomodoro Mozzarella E Uova

Porzioni: 12

Tempo di preparazione: 5 minuti

Tempo di cottura: 25 minuti

AUTODISCIPLINA E DIETA - ANTONELLO VENDISCHI

Ingredienti:

- 1 cucchiaio di burro
- 1 pomodoro medio, tagliato a dadini
- ½ tazza di cipolla gialla a dadini
- 12 uova grandi, sbattute
- ½ tazza di latte di cocco in scatola
- ¼ di tazza di cipolla verde affettata
- Sale e pepe
- 1 tazza di mozzarella grattugiata

Istruzioni:

1. Preriscaldare il forno a 350 ° F e ungere una teglia per muffin con dello spray da cucina.

2. Sciogliere il burro in una padella media a fuoco medio.

3. Aggiungere il pomodoro e le cipolle, quindi cuocere per 3-4 minuti finché non si saranno ammorbiditi.

4. Dividete il composto tra gli stampini per muffin.

5. Sbattere insieme le uova, il latte di cocco, le cipolle verdi, il sale e il pepe, quindi versare nelle coppette per muffin.

6. Cospargere con il formaggio, quindi cuocere per 20-25 minuti fino a quando l'uovo è pronto.

Informazioni nutrizionali: 135 calorie, 10,5 g di grassi, 9 g di proteine, 2 g di carboidrati, 0,5 g di fibre, 1,5 g di carboidrati netti

Chai Waffle croccanti

Porzioni: 4

Tempo di preparazione: 10 minuti

Tempo di cottura: 20 minuti

Ingredienti:

- 4 uova grandi, separate in albumi e tuorli
- 3 cucchiai di farina di cocco
- 3 cucchiai di eritritolo in polvere
- 1 ¼ cucchiaino di lievito in polvere
- 1 cucchiaino di estratto di vaniglia
- ½ cucchiaino di cannella in polvere
- ¼ di cucchiaino di zenzero macinato
- Pizzicare i chiodi di garofano macinati
- Pizzica il cardamomo macinato
- 3 cucchiai di olio di cocco, sciolto
- 3 cucchiai di latte di mandorle non zuccherato

Istruzioni:

- Separare le uova in due diverse ciotole.
- Montare gli albumi a neve fino a formare picchi rigidi, quindi metterli da parte.

- Sbatti i tuorli con la farina di cocco, l'eritritolo, il lievito, la vaniglia, la cannella, il cardamomo e i chiodi di garofano nell'altra ciotola.

- Aggiungere l'olio di cocco sciolto nella seconda ciotola mentre si sbatte e poi sbattere il latte di mandorle.

- Incorporare delicatamente gli albumi fino a quando non saranno ben amalgamati.

- Preriscaldare la piastra per cialde e ungerla con uno spray da cucina.

- Versare circa ½ tazza di pastella nel ferro.

- Cuocere i waffle secondo le istruzioni del produttore.

- Rimuovere la cialda su un piatto e ripetere con la pastella rimanente.

Informazioni nutrizionali: 215 calorie, 17 g di grassi, 8 g di proteine, 8 g di carboidrati, 4 g di fibre, 4 g di carboidrati netti

Uova Di Broccoli Scramble

Porzioni: 1

Tempo di preparazione: 5 minuti

Tempo di cottura: 10 minuti

Ingredienti:

- 2 uova grandi, sbattute

- 1 cucchiaio di panna

- Sale e pepe

- 1 cucchiaino di olio di cocco

- 1 tazza di cavolo nero tritato

- ¼ di tazza di cimette di broccoli congelati, scongelati

- 2 cucchiai di parmigiano grattugiato

Istruzioni:

1. Sbattere le uova insieme alla panna, il sale e il pepe in una ciotola.

2. Scalda 1 cucchiaino di olio di cocco in una padella media a fuoco medio.

3. Incorporare il cavolo nero e i broccoli, quindi cuocere fino a quando il cavolo è appassito, per circa 1-2 minuti.

4. Versare le uova e cuocere, mescolando di tanto in tanto, fino a quando non si saranno solidificate.

5. Incorporare il parmigiano e servire caldo.

Informazioni nutrizionali: 315 calorie, 23 g di grassi, 19,5 g di proteine, 10 g di carboidrati, 1,5 g di fibre, 8,5 g di carboidrati netti

Frullato proteico cremoso al cioccolato

Porzioni: 1

Tempo di preparazione: 5 minuti

Tempo di cottura: nessuno

Ingredienti:

- 1 tazza di latte di mandorle non zuccherato

- ½ tazza di yogurt intero, normale

- ¼ di tazza di proteine in polvere di albume d'uovo di cioccolato

- 1 cucchiaio di olio di cocco

- 1 cucchiaio di cacao in polvere non zuccherato

- Estratto liquido di stevia, quanto basta

Istruzioni:

1. Unisci il latte di mandorle, lo yogurt e le proteine in polvere in un frullatore.

2. Frullare più volte gli ingredienti, quindi aggiungere il resto e frullare fino a che liscio.

3. Versare in un bicchiere ampio e gustare subito.

1. Informazioni nutrizionali: 345 calorie, 22 g di grassi, 29 g di proteine, 12 g di carboidrati, 3 g di fibre, 9 g di carboidrati netti

Muffin all'uovo ai tre formaggi

Porzioni: 12

Tempo di preparazione: 5 minuti

Tempo di cottura: 25 minuti

Ingredienti:

- 1 cucchiaio di burro

- ½ tazza di cipolla gialla a dadini

- 12 uova grandi, sbattute

- ½ tazza di latte di cocco in scatola

- ¼ di tazza di cipolla verde affettata

- Sale e pepe

- ½ tazza di formaggio cheddar grattugiato

- ½ tazza di formaggio svizzero grattugiato

- ¼ di tazza di parmigiano grattugiato

Istruzioni:

1. Preriscaldare il forno a 350 ° F e ungere una teglia per muffin con dello spray da cucina.

2. Sciogliere il burro in una padella media a fuoco medio.

3. Aggiungere le cipolle e cuocere per 3-4 minuti finché non si saranno ammorbidite.

4. Dividete il composto tra gli stampini per muffin.

5. Sbattere insieme le uova, il latte di cocco, le cipolle verdi, il sale e il pepe, quindi versare nelle coppette per muffin.

6. Unire i tre formaggi in una ciotola e cospargere i muffin all'uovo.

7. Cuocere per 20-25 minuti fino a quando l'uovo è pronto.

Informazioni nutrizionali: 150 calorie, 11,5 g di grassi, 10 g di proteine, 2 g di carboidrati, 0,5 g di fibre, 1,5 g di carboidrati netti

Frullato di fragole e rabarbaro

Porzioni: 1

Tempo di preparazione: 5 minuti

Tempo di cottura: nessuno

Ingredienti:

- 1 piccolo gambo di rabarbaro, affettato

- ¼ di tazza di fragole a fette congelate

- ¾ tazza di latte di anacardi non zuccherato

- ½ tazza di yogurt intero, normale

- 1 oncia di mandorle crude

- ½ cucchiaino di estratto di vaniglia

- Estratto liquido di stevia, quanto basta

Istruzioni:

1. Unire il rabarbaro, le fragole e il latte di mandorle in un frullatore.

2. Frullare più volte gli ingredienti.

3. Aggiungere gli ingredienti rimanenti e frullare fino a ottenere un composto omogeneo.

4. Versare in un bicchiere ampio e gustare subito.

Informazioni nutrizionali: 285 calorie, 20 g di grassi, 11 g di proteine, 17,5 g di carboidrati, 5 g di fibre, 12,5 g di carboidrati netti

Frullato alla vaniglia Chai

Porzioni: 1

Tempo di preparazione: 5 minuti

AUTODISCIPLINA E DIETA - ANTONELLO VENDISCHI

Tempo di cottura: nessuno

Ingredienti:

- 1 tazza di latte di mandorle non zuccherato
- ½ tazza di yogurt intero, normale
- 1 cucchiaino di estratto di vaniglia
- ¼ di cucchiaino di cannella in polvere
- ¼ di cucchiaino di zenzero macinato
- Un pizzico di chiodi di garofano macinati
- Un pizzico di cardamomo macinato
- Estratto liquido di stevia, quanto basta

Istruzioni:

1. Unisci tutti gli ingredienti in un frullatore.
2. Frullare più volte gli ingredienti e poi frullarli.
3. Versare in un bicchiere ampio e gustare subito.

Informazioni nutrizionali: 115 calorie, 7,5 g di grassi, 5 g di proteine, 7,5 g di carboidrati, 1 g di fibre, 6,5 g di carboidrati netti

Porridge Di Mandorle Alla Cannella

Porzioni: 1

Tempo di preparazione: 5 minuti

Tempo di cottura: 5 minuti

Ingredienti:

- 1 cucchiaio di burro
- 1 cucchiaio di farina di cocco
- 1 uovo grande, sbattuto
- ⅛ cucchiaino di cannella in polvere
- Pizzico di sale
- ¼ di tazza di latte di cocco in scatola
- 1 cucchiaio di burro di mandorle

Istruzioni:

1. Sciogliere il burro in un pentolino a fuoco basso.
2. Incorporare la farina di cocco, l'uovo, la cannella e il sale.
3. Aggiungere il latte di cocco mentre si sbatte e mescolare il burro di mandorle fino a che liscio.
4. Cuocere a fuoco lento, mescolando spesso, finché non si riscalda.

5. Versare in una ciotola e servire.

Informazioni nutrizionali: 470 calorie, 42 g di grassi, 13 g di proteine, 15 g di carboidrati, 8 g di fibre, 7 g di carboidrati netti

RICETTE PER IL PRANZO

Insalata di cetrioli e avocado con pancetta

Porzioni: 2

Tempo di preparazione: 10 minuti

Tempo di cottura: nessuno

Ingredienti:

- 2 tazze di spinaci baby freschi, tritati

- ½ cetriolo inglese, tagliato a fettine sottili

- 1 avocado piccolo, snocciolato e tritato

- 1 ½ cucchiaio di olio d'oliva

- 1 cucchiaio e mezzo di succo di limone

- Sale e pepe

- 2 fette di pancetta cotta, tritate

Istruzioni:

1. Unisci gli spinaci, il cetriolo e l'avocado in un'insalatiera.

2. Condire con l'olio d'oliva, il succo di limone, il sale e il pepe.

3. Completare con la pancetta tritata per servire.

Informazioni nutrizionali: 365 calorie, 24,5 g di grassi, 7 g di proteine, 13 g di carboidrati, 8 g di fibre, 5 g di carboidrati netti

Zuppa di cheeseburger con pancetta

Porzioni: 4

Tempo di preparazione: 10 minuti

Tempo di cottura: 15 minuti

Ingredienti:

- 4 fette di pancetta cruda

- 8 once di carne macinata di manzo (80% magra)

- 1 cipolla gialla media, tritata

- 1 spicchio d'aglio, tritato

- 3 tazze di brodo di manzo

- 2 cucchiai di concentrato di pomodoro

- 2 cucchiaini di senape

- Sale e pepe

- 1 tazza di lattuga sminuzzata

- ½ tazza di formaggio cheddar grattugiato

Istruzioni:

1. Cuocere la pancetta in una casseruola fino a renderla croccante, quindi scolarla su carta assorbente e tritarla.

2. Riscaldare il grasso di pancetta nella casseruola e aggiungere la carne di manzo.

3. Cuocere fino a quando la carne è dorata, quindi scolare metà del grasso.

4. Riscaldare la casseruola e aggiungere la cipolla e l'aglio - cuocere per 6 minuti.

5. Mescolare il brodo, il concentrato di pomodoro e la senape, quindi condire con sale e pepe.

6. Aggiungere la carne e cuocere a fuoco medio-basso per 15 minuti, coperto.

7. Versare in ciotole e guarnire con lattuga grattugiata, formaggio cheddar e pancetta.

Informazioni nutrizionali: 315 calorie, 20 g di grassi, 27 g di proteine, 6 g di carboidrati, 1 g di fibre, 5 g di carboidrati netti

Panino Prosciutto E Provolone

Porzioni: 1

Tempo di preparazione: 30 minuti

Tempo di cottura: 5 minuti

AUTODISCIPLINA E DIETA - ANTONELLO VENDISCHI

Ingredienti:

- 1 uovo grande, separato
- Un pizzico di cremor tartaro
- Pizzico di sale
- 1 oncia di crema di formaggio, ammorbidita
- ¼ di tazza di provola grattugiata
- 3 once di prosciutto affettato

Istruzioni:

1. Per il pane, preriscaldare il forno a 300 ° F e rivestire una teglia con carta da forno.

2. Montare gli albumi con il cremor tartaro e il sale fino a formare picchi morbidi.

3. Sbattere la crema di formaggio e il tuorlo d'uovo fino a ottenere un composto omogeneo e giallo chiaro.

4. Incorporare poco alla volta gli albumi fino a ottenere un composto liscio e ben amalgamato.

5. Versare la pastella sulla teglia in due cerchi uniformi.

6. Cuocere per 25 minuti fino a quando non sono sodi e leggermente dorati.

7. Distribuire il burro su un lato di ogni cerchio di pane, quindi metterne uno in una padella preriscaldata a fuoco medio.

8. Cospargere di formaggio e aggiungere il prosciutto affettato, quindi guarnire con l'altro cerchio di pane, con il lato del burro rivolto verso l'alto.

9. Cuocere il panino per un minuto o due, quindi capovolgerlo con cura.

10. Lasciar cuocere fino a quando il formaggio si sarà sciolto, quindi servire.

Informazioni nutrizionali: 425 calorie, 31 g di grassi, 31 g di proteine, 5 g di carboidrati, 1 g di fibre, 4 g di carboidrati netti

Bocconcini di pollo impanati al forno

Porzioni: 4

Tempo di preparazione: 10 minuti

Tempo di cottura: 20 minuti

Ingredienti:

- ¼ di tazza di farina di mandorle

- 1 cucchiaino di peperoncino in polvere

- ½ cucchiaino di paprika

- 2 libbre di cosce di pollo disossate, tagliate a pezzi da 2 pollici

- Sale e pepe

- 2 uova grandi, sbattute bene

Istruzioni:

1. Preriscaldare il forno a 400 ° F e rivestire una teglia con carta da forno.

2. Mescolare insieme la farina di mandorle, il peperoncino in polvere e la paprika in un piatto fondo.

3. Condire il pollo con sale e pepe, quindi immergerlo nelle uova sbattute.

4. Immergere i pezzi di pollo nella miscela di farina di mandorle, quindi disporli sulla teglia.

5. Cuocere per 20 minuti fino a doratura e croccante. Servire caldo.

Informazioni nutrizionali: 400 calorie, 26 g di grassi, 43 g di proteine, 2 g di carboidrati, 1 g di fibre, 1 g di carboidrati netti

Insalata di taco con condimento cremoso

Porzioni: 2

Tempo di preparazione: 10 minuti

Tempo di cottura: 10 minuti

Ingredienti:

- 6 once di carne macinata (80% magra)

AUTODISCIPLINA E DIETA - ANTONELLO VENDISCHI

- Sale e pepe

- 1 cucchiaio di cumino macinato

- 1 cucchiaio di peperoncino in polvere

- 4 tazze di lattuga fresca tritata

- ½ tazza di pomodori a cubetti

- ¼ tazza di cipolla rossa a dadini

- ¼ di tazza di formaggio cheddar grattugiato

- 3 cucchiai di maionese

- 1 cucchiaino di aceto di mele

- Un pizzico di paprika

Istruzioni:

1. Cuocere la carne macinata in una padella a fuoco medio-alto fino a doratura.

2. Scolare metà del grasso, quindi condire con sale e pepe e incorporare il condimento per taco.

3. Cuocere a fuoco lento per 5 minuti, quindi togliere dal fuoco.

4. Dividere la lattuga in due insalatiere, quindi guarnire con carne macinata.

5. Aggiungere i pomodori a cubetti, la cipolla rossa e il formaggio cheddar.

6. Sbatti insieme gli ingredienti rimanenti, quindi condisci le insalate per servire.

Informazioni nutrizionali: 470 calorie, 36 g di grassi, 28 g di proteine, 7,5 g di carboidrati, 1,5 g di fibre, 6 g di carboidrati netti

Insalata Di Uova Su Lattuga

Porzioni: 2

Tempo di preparazione: 10 minuti

Tempo di cottura: nessuno

Ingredienti:

- 3 uova sode grandi, raffreddate
- 1 gambo di sedano piccolo, tagliato a dadini
- 3 cucchiai di maionese
- 1 cucchiaio di prezzemolo fresco tritato
- 1 cucchiaino di succo di limone fresco
- Sale e pepe
- 4 tazze di lattuga fresca tritata

Istruzioni:

1. Sbucciare e tagliare a cubetti le uova in una terrina.
2. Incorporare il sedano, la maionese, il prezzemolo, il succo di limone, il sale e il pepe.

3. Servire a cucchiaio su lattuga fresca tritata.

Informazioni nutrizionali: 260 calorie, 23 g di grassi, 10 g di proteine, 4 g di carboidrati, 1 g di fibre, 3 g di carboidrati netti

Zuppa con uovo

Porzioni: 4

Tempo di preparazione: 5 minuti

Tempo di cottura: 10 minuti

Ingredienti:

1. 5 tazze di brodo di pollo

2. 4 cubetti di brodo di pollo

3. 1 cucchiaio e mezzo di pasta all'aglio e peperoncino

4. 6 uova grandi, sbattute

5. ½ cipolla verde, affettata

Istruzioni:

1. Schiacciare i cubetti di brodo e mescolarli al brodo in una casseruola.

2. Portare a ebollizione, quindi incorporare la pasta di aglio e peperoncino.

3. Cuocere fino a cottura a vapore, quindi togliere dal fuoco.

4. Mentre sbatti, aggiungi le uova sbattute.

5. Lasciate riposare per 2 minuti poi servite con cipolla verde affettata.

Informazioni nutrizionali: 165 calorie, 9,5 g di grassi, 16 g di proteine, 2,5 g di carboidrati, 0 g di fibre, 2,5 g di carboidrati

Panino con pancetta, lattuga, pomodoro e avocado

Porzioni: 1

Tempo di preparazione: 30 minuti

Tempo di cottura: nessuno

Ingredienti:

- 1 uovo grande, separato

- Un pizzico di salsa tartara

- Pizzico di sale

- 1 oncia di crema di formaggio, ammorbidita

- 2 fette di pancetta cruda

- ¼ di tazza di avocado a fette

- ¼ di tazza di lattuga sminuzzata

- 1 fetta di pomodoro

Istruzioni:

1. Per il pane, preriscaldare il forno a 300 ° F e rivestire una teglia con carta da forno.

2. Montare gli albumi con il cremor tartaro e il sale fino a formare picchi morbidi.

3. Sbattere la crema di formaggio e il tuorlo d'uovo fino a ottenere un composto omogeneo e giallo chiaro.

4. Incorporare poco alla volta gli albumi fino a ottenere un composto liscio e ben amalgamato.

5. Versare la pastella sulla teglia in due cerchi uniformi.

6. Cuocere per 25 minuti fino a quando non sono sodi e leggermente dorati.

7. Cuocere la pancetta in una padella fino a renderla croccante, quindi scolarla su carta assorbente.

8. Montare il panino con la pancetta, l'avocado, la lattuga e il pomodoro.

Informazioni nutrizionali: 355 calorie, 30 g di grassi, 16,5 g di proteine, 5,5 g di carboidrati, 2,5 g di fibre, 3 g di carboidrati netti

Polpette Salmone Fritto

Porzioni: 2

Tempo di preparazione: 15 minuti

Tempo di cottura: 10 minuti

Ingredienti:

- 1 cucchiaio di burro
- 1 tazza di cavolfiore cotto
- Sale e pepe
- 8 once di filetto di salmone disossato
- ¼ di tazza di farina di mandorle
- 2 cucchiai di farina di cocco
- 1 uovo grande
- 2 cucchiai di cipolla rossa tritata
- 1 cucchiaio di prezzemolo fresco tritato
- 2 cucchiai di olio di cocco

Istruzioni:

1. Sciogliere il burro in una padella a fuoco medio, quindi cuocere il cavolfiore per 5 minuti finché non è tenero - condire con sale e pepe.

2. Versare il cavolfiore in una ciotola e riscaldare la padella.

3. Aggiungere il salmone e condire con sale e pepe.

4. Cuocere il salmone fino a renderlo opaco, quindi rimuovere e scagliare il pesce in una ciotola.

5. Incorporare il cavolfiore con la farina di mandorle, la farina di cocco, l'uovo, la cipolla rossa e il prezzemolo.

6. Formare 6 polpette quindi friggerle in olio di cocco finché entrambi i lati non saranno dorati.

Informazioni nutrizionali: 505 calorie, 37,5 g di grassi, 31 g di proteine, 14,5 g di carboidrati, 8 g di fibre, 6,5 g di carboidrati netti

Insalata primaverile con scaglie di parmigiano

Porzioni: 2

Tempo di preparazione: 15 minuti

Tempo di cottura: nessuno

Ingredienti:

- 3 fette di pancetta cruda

- 2 cucchiai di aceto di vino rosso

- 1 cucchiaio di senape di Digione

- Sale e pepe

- Estratto liquido di stevia, quanto basta

- 4 once di verdure primaverili miste

- ½ cipolla rossa piccola, tagliata a fettine sottili

- ⅓ tazza di pinoli tostati

- ¼ di tazza di parmigiano a scaglie

Istruzioni:

1. Cuocere la pancetta in una padella fino a renderla croccante, quindi trasferirla su carta assorbente.

2. Mettere ¼ di tazza di grasso di pancetta nella padella, scartando il resto, quindi tritare la pancetta.

3. Sbattere l'aceto di vino rosso e la senape nel grasso di pancetta nella padella.

4. Condire con sale e pepe, quindi addolcire con stevia a piacere e lasciare raffreddare leggermente.

5. Unire le verdure primaverili, la cipolla rossa, i pinoli e il parmigiano in un'insalatiera.

6. Condire con il condimento, quindi guarnire con pancetta tritata per servire.

Informazioni nutrizionali: 295 calorie, 25 g di grassi, 14,5 g di proteine, 6,5 g di carboidrati, 3 g di fibre, 3,5 g di carboidrati netti.

Insalata di avocado con pollo al sesamo

Porzioni: 2

Tempo di preparazione: 10 minuti

Tempo di cottura: nessuno

Ingredienti:

- 1 cucchiaio di olio di sesamo

- 8 once di cosce di pollo disossate, tritate

- Sale e pepe

- 4 tazze di verdure primaverili fresche

- 1 tazza di avocado a fette

- 2 cucchiai di olio d'oliva

- 2 cucchiai di aceto di vino di riso

- 1 cucchiaio di semi di sesamo

Istruzioni:

1. Riscaldare l'olio di sesamo in una padella a fuoco medio-alto.

2. Condire il pollo con sale e pepe, quindi aggiungerlo alla padella.

3. Cuocere il pollo fino a doratura e cottura, mescolando spesso.

4. Togli il pollo dal fuoco e lascia raffreddare leggermente.

5. Dividere le verdure primaverili su due piatti da insalata e guarnire con l'avocado.

6. Condire le insalate con olio d'oliva e aceto di vino di riso.

7. Completare con pollo cotto e cospargere con semi di sesamo per servire.

Informazioni nutrizionali: 540 calorie, 47,5 g di grassi, 23 g di proteine, 10,5 g di carboidrati, 8 g di fibre, 2,5 g di carboidrati netti

Zuppa Di Cavolfiori Di Spinaci

Porzioni: 4

Tempo di preparazione: 5 minuti

Tempo di cottura: 15 minuti

Ingredienti:

- 1 cucchiaio di olio di cocco

- 1 cipolla gialla piccola, tritata

- 2 spicchi d'aglio, tritati

- 2 tazze di cavolfiore tritato

- 8 once di spinaci baby freschi, tritati

- 3 tazze di brodo vegetale
- ½ tazza di latte di cocco in scatola
- Sale e pepe

Istruzioni:

1. Scaldare l'olio in una casseruola a fuoco medio-alto - aggiungere la cipolla e l'aglio.

2. Rosolare per 4-5 minuti fino a doratura, quindi incorporare il cavolfiore.

3. Cuocere per 5 minuti fino a doratura, quindi incorporare gli spinaci.

4. Lasciar cuocere per 2 minuti fino a quando non sarà appassito, quindi incorporare il brodo e portare a ebollizione.

5. Togliere dal fuoco e frullare la zuppa con un frullatore ad immersione.

6. Mescolare il latte di cocco e condire con sale e pepe a piacere. Servire caldo.

Informazioni nutrizionali: 165 calorie, 12 g di grassi, 7 g di proteine, 9 g di carboidrati, 3,5 g di fibre, 5,5 g di carboidrati netti

Pollo al cocco

Porzioni: 4

Tempo di preparazione: 10 minuti

Tempo di cottura: 30 minuti

Ingredienti:

- ¼ di tazza di farina di mandorle
- 2 cucchiai di cocco non zuccherato sminuzzato
- ½ cucchiaino di aglio in polvere
- 2 libbre di offerte di pollo disossate
- Sale e pepe
- 2 uova grandi, sbattute bene

Istruzioni:

1. Preriscaldare il forno a 400 ° F e rivestire una teglia con carta da forno.

2. Mescolare insieme la farina di mandorle, il cocco e l'aglio in polvere in un piatto fondo.

3. Condire il pollo con sale e pepe, quindi immergerlo nelle uova sbattute.

4. Immergere le offerte di pollo nella miscela di farina di mandorle, quindi disporle sulla teglia.

5. Cuocere per 25-30 minuti finché non saranno dorati e ben cotti. Servire caldo.

Informazioni nutrizionali: 325 calorie, 9,5 g di grassi, 56,5 g di proteine, 2 g di carboidrati, 1 g di fibre, 1 g di carboidrati netti

Insalata di spinaci di avocado con mandorle

Porzioni: 2

Tempo di preparazione: 10 minuti

Tempo di cottura: nessuno

Ingredienti:

- 4 tazze di spinaci baby freschi

- 2 cucchiai di olio d'oliva

- 1 ½ cucchiaio di aceto balsamico

- ½ cucchiaio di senape di Digione

- Sale e pepe

- 1 avocado medio, tagliato a fettine sottili

- ¼ di tazza di mandorle affettate, tostate

Istruzioni:

1. Condire gli spinaci con l'olio d'oliva, l'aceto balsamico, la senape di Digione, sale e pepe.

2. Dividere gli spinaci tra due piatti da insalata.

3. Completare le insalate con avocado a fette e mandorle tostate per servire.

Informazioni nutrizionali: 415 calorie, 40 g di grassi, 6,5 g di proteine, 14 g di carboidrati, 10 g di fibre, 4 g di carboidrati netti

Insalata Tritata

Porzioni: 2

Tempo di preparazione: 15 minuti

Tempo di cottura: nessuno

Ingredienti:

- 4 tazze di lattuga fresca tritata

- 1 avocado piccolo, snocciolato e tritato

- ½ tazza di pomodorini, tagliati a metà

- ¼ tazza di cetriolo a dadini

- 2 uova sode, sbucciate e affettate

- 1 tazza di prosciutto a dadini

- ½ tazza di formaggio cheddar grattugiato

Istruzioni:

1. Dividete la lattuga tra due insalatiere o ciotole.

2. Completare le insalate con avocado, pomodoro e sedano a dadini.

3. Aggiungere l'uovo a fette, il prosciutto a dadini e il formaggio grattugiato.

4. Servi le insalate con il tuo condimento keto-friendly preferito.

Informazioni nutrizionali: 520 calorie, 39,5 g di grassi, 27 g di proteine, 17,5 g di carboidrati, 9 g di fibre, 8,5 g di carboidrati netti

Zuppa di porri e cavolfiore con pancetta

Porzioni: 4

Tempo di preparazione: 15 minuti

Tempo di cottura: 1 ora

Ingredienti:

- 4 tazze di brodo di pollo
- ½ cavolfiore a testa media, tritato
- 1 tazza di porri affettati

- ½ tazza di panna
- Sale e pepe
- 2 once di pancetta a dadini

Istruzioni:

1. Unisci il brodo e il cavolfiore in una casseruola a fuoco medio-alto.

2. Portare a ebollizione il brodo di pollo quindi aggiungere i porri affettati.

3. Far bollire a fuoco medio, coperto, per 1 ora finché il cavolfiore non sarà tenero.

4. Togliere dal fuoco e frullare la zuppa con un'immersione

1. miscelatore.

5. Incorporare la panna, quindi aggiustare di sale e pepe.

6. Friggere la pancetta tritata in una padella a fuoco medio-alto fino a renderla croccante.

7. Versare la zuppa nelle ciotole e cospargere di pancetta per servire.

Informazioni nutrizionali: 200 calorie, 13 g di grassi, 12 g di proteine, 8,5 g di carboidrati, 2 g di fibre, 6,5 g di carboidrati netti

Panini con carne e tre formaggi

Porzioni: 1

Tempo di preparazione: 30 minuti

Tempo di cottura: 5 minuti

Ingredienti:

- 1 uovo grande, separato
- Un pizzico di cremor tartaro
- Pizzico di sale
- 1 oncia di crema di formaggio, ammorbidita
- 1 oncia di prosciutto affettato
- 1 oncia di salame duro affettato
- 1 oncia di tacchino a fette
- 2 fette di formaggio cheddar

Istruzioni:

1. Per il pane, preriscaldare il forno a 300 ° F e rivestire una teglia con carta da forno.

2. Montare gli albumi con il cremor tartaro e il sale fino a formare picchi morbidi.

3. Sbattere la crema di formaggio e il tuorlo d'uovo fino a ottenere un composto omogeneo e giallo chiaro.

4. Incorporare poco alla volta gli albumi fino a ottenere un composto liscio e ben amalgamato.

5. Versare la pastella sulla teglia in due cerchi uniformi.

6. Cuocere per 25 minuti fino a quando non sono sodi e leggermente dorati.

7. Per completare il panino, sovrapporre gli affettati e i formaggi tra i due cerchi di pane.

8. Ungere una padella con spray da cucina e scaldare a fuoco medio.

9. Aggiungere il panino e cuocere fino a doratura, quindi girare e cuocere finché il formaggio non si sarà appena sciolto.

Informazioni nutrizionali: 610 calorie, 48 g di grassi, 40 g di proteine, 3 g di carboidrati, 0,5 g di fibre, 2,5 g di carboidrati netti

Spiedini di manzo e pepe

Porzioni: 2

Tempo di preparazione: 30 minuti

Tempo di cottura: 10 minuti

Ingredienti:

- 2 cucchiai di olio d'oliva
- 1 ½ cucchiaio di aceto balsamico

- 2 cucchiaini di senape di Digione

- Sale e pepe

- 8 once di controfiletto di manzo, tagliato a pezzi da 2 pollici

- 1 peperone rosso piccolo, tagliato a pezzi

- 1 peperone verde piccolo, tagliato a pezzi

Istruzioni:

1. Sbatti insieme l'olio d'oliva, l'aceto balsamico e la senape in un piatto fondo.

2. Condire la bistecca con sale e pepe, quindi condirla con la marinata.

3. Lasciar marinare per 30 minuti, quindi far scorrere sugli spiedini con i peperoni.

4. Preriscaldare una bistecchiera a fuoco alto e ungerla con uno spray da cucina.

5. Cuocere gli spiedini per 2 o 3 minuti su ciascun lato fino a quando la carne è cotta.

Informazioni nutrizionali: 365 calorie, 21,5 g di grassi, 35,5 g di proteine, 6,5 g di carboidrati, 1,5 g di fibre, 5 g di carboidrati netti

Insalata di tonno semplice su lattuga

Porzioni: 2

Tempo di preparazione: 10 minuti

Tempo di cottura: nessuno

Ingredienti:

- ¼ di tazza di maionese
- 1 cucchiaio di succo di limone fresco
- 1 cucchiaio di salsa di sottaceti
- 2 lattine (6 once) di tonno sott'olio, scolate e in fiocchi
- ½ tazza di pomodorini, tagliati a metà
- ¼ tazza di cetriolo a dadini
- Sale e pepe
- 4 tazze di lattuga romana tritata

Istruzioni:

1. Sbatti insieme la maionese, il succo di limone e condisci in una ciotola.
2. Aggiungere il tonno a scaglie, i pomodori e il cetriolo - condire con sale e pepe.
3. Versare sopra la lattuga tritata per servire.

AUTODISCIPLINA E DIETA - ANTONELLO VENDISCHI

Informazioni nutrizionali: 550 calorie, 35 g di grassi, 48 g di proteine, 8,5 g di carboidrati, 1,5 g di fibre, 7 g di carboidrati netti

RICETTE PER LA CENA

Salmone Alla Griglia Con Asparagi

Porzioni: 4

Tempo di preparazione: 5 minuti

Tempo di cottura: 15 minuti

Ingredienti:

- 4 (6 once) filetti di salmone disossati

- Sale e pepe

- 1 mazzetto di asparagi, le estremità rifilate

- 2 cucchiai di olio d'oliva

- ¼ di tazza di pesto di basilico

Istruzioni:

1. Preriscaldare una griglia a fiamma alta e ungere le grate.

2. Condire il salmone con sale e pepe, quindi spruzzare con spray da cucina.

3. Grigliare il salmone per 4-5 minuti su ogni lato fino a cottura completa.

4. Condire gli asparagi con l'olio e grigliarli finché sono teneri, circa 10 minuti.

5. Versare il pesto sul salmone e servire con gli asparagi.

Informazioni nutrizionali: 300 calorie, 17,5 g di grassi, 34,5 g di proteine, 2,5 g di carboidrati, 1,5 g di fibre, 1 g di carboidrati netti

Hamburger ripieni di cheddar con zucchine

Porzioni: 4

Tempo di preparazione: 10 minuti

Tempo di cottura: 15 minuti

Ingredienti:

- 1 libbra di carne macinata di manzo (80% magra)

- 2 uova grandi

- ¼ di tazza di farina di mandorle

- 1 tazza di formaggio cheddar grattugiato

- Sale e pepe

- 2 cucchiai di olio d'oliva

- 1 zucchina grande, tagliata a metà e affettata

Istruzioni:

1. Unire la carne di manzo, l'uovo, la farina di mandorle, il formaggio, il sale e il pepe in una ciotola.

2. Mescolare bene, quindi formare quattro polpette di dimensioni uguali.

3. Riscaldare l'olio in una padella capiente a fuoco medio-alto.

4. Aggiungere le polpette di hamburger e cuocere per 5 minuti fino a doratura.

5. Girare le polpette e aggiungere le zucchine nella padella, mescolando per ricoprire con olio.

6. Condire con sale e pepe e cuocere per 5 minuti, mescolando di tanto in tanto le zucchine.

7. Servite gli hamburger con i vostri condimenti preferiti e le zucchine a parte.

Informazioni nutrizionali: 470 calorie, 29,5 g di grassi, 47 g di proteine, 4,5 g di carboidrati, 1,5 g di fibre, 3 g di carboidrati netti

Cordon Bleu di pollo con cavolfiore

Porzioni: 4

Tempo di preparazione: 10 minuti

Tempo di cottura: 45 minuti

Ingredienti:

- 4 metà di petto di pollo disossate (circa 12 once)

AUTODISCIPLINA E DIETA - ANTONELLO VENDISCHI

- 4 fette di prosciutto crudo

- 4 fette di formaggio svizzero

- 1 uovo grande, sbattuto bene

- 2 once di cotiche di maiale

- ¼ di tazza di farina di mandorle

- ¼ di tazza di parmigiano grattugiato

- ½ cucchiaino di aglio in polvere

- Sale e pepe

- 2 tazze di cimette di cavolfiore

Istruzioni:

1. Preriscaldare il forno a 350 ° F e rivestire una teglia con un foglio.

2. Mettere le metà del petto di pollo tra pezzi di pergamena e schiacciarle.

3. Disporre i pezzi e guarnire con prosciutto e formaggio a fette.

4. Arrotolare il pollo intorno al ripieno e immergerlo nell'uovo sbattuto.

5. Unire le cotiche, la farina di mandorle, il parmigiano, l'aglio in polvere, il sale e il pepe in un robot da cucina e frullare fino a ottenere una briciola fine.

6. Arrotolare gli involtini di pollo nella miscela di cotenna e disporli sulla teglia.

7. Mescolare il cavolfiore con il burro fuso e aggiungerlo alla teglia.

8. Cuocere per 45 minuti fino a quando il pollo è cotto.

Informazioni nutrizionali: 420 calorie, 23,5 g di grassi, 45 g di proteine, 7 g di carboidrati, 2,5 g di fibre, 4,5 g di carboidrati netti

Tonno in Crosta di Sesamo con Fagiolini

Porzioni: 4

Tempo di preparazione: 15 minuti

Tempo di cottura: 5 minuti

Ingredienti:

- ¼ di tazza di semi di sesamo bianco
- ¼ di tazza di semi di sesamo nero
- 4 (6 once) bistecche di tonno ahi
- Sale e pepe
- 1 cucchiaio di olio d'oliva
- 1 cucchiaio di olio di cocco
- 2 tazze di fagiolini

Istruzioni:

1. Unisci i due tipi di semi di sesamo in un piatto fondo.

2. Condire il tonno con sale e pepe.

3. Dragare il tonno nella miscela di semi di sesamo.

4. Scaldare l'olio d'oliva in una padella a fuoco alto, quindi aggiungere il tonno.

5. Cuocere per 1 o 2 minuti finché non sono scottati, quindi girare e rosolare dall'altro lato.

6. Togli il tonno dalla padella e lascia riposare il tonno mentre riscaldi la padella con l'olio di cocco.

7. Friggere i fagiolini nell'olio per 5 minuti, quindi servire con il tonno a fette.

Informazioni nutrizionali: 380 calorie, 19 g di grassi, 44,5 g di proteine, 8 g di carboidrati, 3 g di fibre, 5 g di carboidrati netti

Maiale arrosto al rosmarino con cavolfiore

Porzioni: 4

Tempo di preparazione: 10 minuti

Tempo di cottura: 20 minuti

Ingredienti:

AUTODISCIPLINA E DIETA - ANTONELLO VENDISCHI

- 1 ½ libbra di filetto di maiale disossato
- 1 cucchiaio di olio di cocco
- 1 cucchiaio di rosmarino fresco tritato
- Sale e pepe
- 1 cucchiaio di olio d'oliva
- 2 tazze di cimette di cavolfiore

Istruzioni:

1. Strofinare il maiale con olio di cocco, quindi condire con rosmarino, sale e pepe.

2. Scaldare l'olio d'oliva in una padella capiente a fuoco medio-alto.

3. Aggiungere la carne di maiale e cuocere per 2 o 3 minuti su ciascun lato fino a doratura.

4. Cospargere il cavolfiore nella padella attorno al maiale.

5. Ridurre la fiamma al minimo, quindi coprire la padella e cuocere per 8-10 minuti finché il maiale non sarà cotto.

6. Affettare la carne di maiale e servire con il cavolfiore.

Informazioni nutrizionali: 300 calorie, 15,5 g di grassi, 37 g di proteine, 3 g di carboidrati, 1,5 g di fibre, 1,5 g di carboidrati netti

Tikka di pollo con riso al cavolfiore

Porzioni: 6

Tempo di preparazione: 10 minuti

Tempo di cottura: 6 ore

Ingredienti:

- 2 libbre di cosce di pollo disossate, tritate
- 1 tazza di latte di cocco in scatola
- 1 tazza di panna
- 3 cucchiai di concentrato di pomodoro
- 2 cucchiai di garam masala
- 1 cucchiaio di zenzero fresco grattugiato
- 1 cucchiaio di aglio tritato
- 1 cucchiaio di paprika affumicata
- 2 cucchiaini di cipolla in polvere
- 1 cucchiaino di gomma di guar
- 1 cucchiaio di burro
- 1 ½ tazza di cavolfiore cotto

Istruzioni:

1. Distribuire il pollo in una pentola a cottura lenta, quindi incorporare gli altri ingredienti ad eccezione del cavolfiore e del burro.

2. Coprire e cuocere a fuoco lento per 6 ore fino a quando il pollo sarà cotto e la salsa si sarà addensata.

3. Sciogliere il burro in una casseruola a fuoco medio-alto.

4. Aggiungere il cavolfiore risotto e cuocere per 6-8 minuti finché sono teneri.

5. Servire il pollo tikka con il riso al cavolfiore.

Informazioni nutrizionali: 485 calorie, 32 g di grassi, 43 g di proteine, 6,5 g di carboidrati, 1,5 g di fibre, 5 g di carboidrati netti

Salmone e zucchine alla griglia con salsa al mango

Porzioni: 4

Tempo di preparazione: 5 minuti

Tempo di cottura: 10 minuti

Ingredienti:

- 4 filetti di salmone disossati
- 1 cucchiaio di olio d'oliva
- Sale e pepe

- 1 zucchina grande, tagliata a monete
- 2 cucchiai di succo di limone fresco
- ½ tazza di mango tritato
- ¼ di tazza di coriandolo fresco tritato
- 1 cucchiaino di scorza di limone
- ½ tazza di latte di cocco in scatola

Istruzioni:

1. Preriscaldare una bistecchiera a fuoco alto e spruzzare abbondantemente con uno spray da cucina.

2. Spennellare il salmone con olio d'oliva e condire con sale e pepe.

3. Condire le zucchine con il succo di limone e condire con sale e pepe.

4. Mettere i filetti di salmone e le zucchine sulla bistecchiera.

5. Cuocere per 5 minuti poi girare il tutto e cuocere altri 5 minuti.

6. Unire gli ingredienti rimanenti in un frullatore e frullare in una salsa.

7. Servire i filetti di salmone conditi con la salsa di mango e le zucchine a parte.

Informazioni nutrizionali: 350 calorie, 21,5 g di grassi, 35 g di proteine, 8 g di carboidrati, 2 g di fibre, 6 g di carboidrati netti

Pot Roast con Fagiolini

Porzioni: 8

Tempo di preparazione: 10 minuti

Tempo di cottura: 8 ore

Ingredienti:

- 2 gambi medi di sedano, affettati

- 1 cipolla gialla media, tritata

- 1 (3 libbre) arrosto di manzo disossato

- Sale e pepe

- ¼ di tazza di brodo di manzo

- 2 cucchiai di salsa Worcestershire

- 4 tazze di fagiolini, mondati

- 2 cucchiai di burro freddo, tritato

Istruzioni:

1. Unire il sedano e la cipolla in una pentola a cottura lenta.

2. Mettere sopra l'arrosto e condire abbondantemente con sale e pepe.

3. Sbatti insieme il brodo di manzo e la salsa Worcestershire, quindi versali.

4. Coprite e cuocete a fuoco lento per 8 ore finché la carne non sarà molto tenera.

5. Rimuovere la carne su un tagliere e tagliarla a pezzi.

6. Rimettere la carne nella pentola a cottura lenta e aggiungere i fagioli e il burro tritato.

7. Coprire e cuocere a fuoco alto per 20-30 minuti finché i fagioli sono teneri.

Informazioni nutrizionali: 375 calorie, 13,5 g di grassi, 53 g di proteine, 6 g di carboidrati, 2 g di fibre, 4 g di carboidrati netti

Manzo e broccoli saltati in padella

Porzioni: 4

Tempo di preparazione: 20 minuti

Tempo di cottura: 15 minuti

Ingredienti:

- ¼ di tazza di salsa di soia

- 1 cucchiaio di olio di sesamo

- 1 cucchiaino di pasta di peperoncino all'aglio

- 1 libbra di controfiletto di manzo

- 2 cucchiai di farina di mandorle

- 2 cucchiai di olio di cocco

- 2 tazze di broccoli tritati
- 1 cucchiaio di zenzero grattugiato
- 3 spicchi d'aglio, tritati

Istruzioni:

1. Sbatti insieme la salsa di soia, l'olio di sesamo e la pasta di peperoncino in una piccola ciotola.

2. Affettare la carne di manzo e condirla con la farina di mandorle, quindi metterla in un sacchetto di plastica per congelatore.

3. Versate la salsa e mescolate per ricoprire, quindi lasciate riposare per 20 minuti.

4. Riscaldare l'olio in una padella grande a fuoco medio-alto.

5. Versare la carne di manzo e la salsa nella padella e cuocere fino a quando la carne è dorata.

6. Spingere la carne sui lati della padella e aggiungere i broccoli, lo zenzero e l'aglio.

7. Soffriggere fino a quando i broccoli sono teneri e croccanti, quindi mescolare e servire ben caldi.

Informazioni nutrizionali: 350 calorie, 19 g di grassi, 37,5 g di proteine, 6,5 g di carboidrati, 2 g di fibre, 4,5 g di carboidrati netti

Halibut in crosta di parmigiano con asparagi

Porzioni: 4

Tempo di preparazione: 10 minuti

Tempo di cottura: 15 minuti

Ingredienti:

- 1 libbra di asparagi, tagliati

- 2 cucchiai di olio d'oliva

- Sale e pepe

- ¼ di tazza di burro, ammorbidito

- ¼ di tazza di parmigiano grattugiato

- 2 cucchiai di farina di mandorle

- 1 cucchiaino di aglio in polvere

- 4 (6 once) filetti di halibut disossati

Istruzioni:

1. Preriscaldare il forno a 400 ° F e rivestire una teglia con un foglio.

2. Condire gli asparagi con olio d'oliva e spalmarli sulla teglia.

3. Unire burro, parmigiano, farina di mandorle, aglio in polvere, sale e pepe in un frullatore e frullare fino a che liscio.

4. Disporre i filetti sulla teglia con gli asparagi e versare il composto di parmigiano sul pesce.

5. Cuocere per 10-12 minuti, quindi cuocere alla griglia per 2 o 3 minuti fino a doratura.

Informazioni nutrizionali: 415 calorie, 26 g di grassi, 42 g di proteine, 6 g di carboidrati, 3 g di fibre, 3 g di carboidrati netti

RICETTE PER SPUNTINI E DESSERT

Barrette di cocco e mandorle

Porzioni: 12

Tempo di preparazione: 10 minuti

Tempo di cottura: nessuno

Ingredienti:

- ½ tazza di burro di cacao

- ¼ di tazza di cacao amaro in polvere

- ¼ di tazza di eritritolo in polvere

- 2 tazze di mandorle tostate, tritate

- ½ tazza di panna

Istruzioni:

1. Sciogliere il burro di cacao in un pentolino a fuoco basso.

2. Aggiungere il cacao in polvere e addolcire con l'eritritolo.

3. Incorporare le mandorle tritate e la panna fino a ottenere un composto omogeneo.

4. Versate il composto negli stampini in silicone e lasciate raffreddare.

5. Trasferire gli stampini in frigorifero e lasciarli raffreddare finché non si saranno induriti.

6. Estrarre le bombe di grasso dagli stampi e conservarle in un contenitore ermetico.

Informazioni nutrizionali: 205 calorie, 20,5 g di grassi, 4,5 g di proteine, 5 g di carboidrati, 3 g di fibre, 2 g di carboidrati netti

Pecan al cioccolato

Porzioni: 16

Tempo di preparazione: 10 minuti

Tempo di cottura: nessuno

Ingredienti:

- 1 tazza di burro di cocco
- 1 tazza di latte di cocco in scatola
- 1 tazza di noci pecan tritate finemente
- 1 cucchiaino di estratto di vaniglia
- Estratto liquido di stevia, quanto basta
- ¼ di tazza di cioccolato fondente tritato
- ½ cucchiaino di accorciamento del palmo

Istruzioni:

1. Unire il burro di cocco e il latte di cocco in una piccola casseruola a fuoco basso.

2. Una volta sciolto, incorporare le noci pecan e la vaniglia, quindi addolcire a piacere.

3. Togliere dal fuoco e lasciare raffreddare per 1 o 2 ore fino a quando non si solidifica

4. Dividere il composto in 16 porzioni e arrotolarle in palline.

5. Sciogliere il cioccolato fondente nel microonde con il palmo accorciato.

6. Immergere le palline nel cioccolato e disporle su un piatto.

7. Lasciar raffreddare fino a quando il cioccolato si è indurito, quindi servire.

Informazioni nutrizionali: 245 calorie, 24,5 g di grassi, 3 g di proteine, 9,5 g di carboidrati, 5,5 g di fibre, 4 g di carboidrati netti

Cioccolato Fondente e Pistacchio

Porzioni: 16

Tempo di preparazione: 10 minuti

Tempo di cottura: nessuno

Ingredienti:

- 1 tazza di burro di cocco

- 1 tazza di latte di cocco in scatola

- 1 tazza di pistacchi tritati finemente

- 1 cucchiaino di estratto di vaniglia

- Estratto liquido di stevia, quanto basta

- ¼ di tazza di cioccolato fondente tritato

- ½ cucchiaino di accorciamento del palmo

Istruzioni:

1. Unire il burro di cocco e il latte di cocco in una piccola casseruola a fuoco basso.

2. Una volta sciolto, incorporare tutti i pistacchi tranne 1 cucchiaio con la vaniglia, quindi addolcire a piacere.

3. Togliere dal fuoco e lasciare raffreddare per 1 o 2 ore fino a quando non si solidifica.

4. Dividere il composto in 16 porzioni e arrotolarle in palline.

5. Sciogliere il cioccolato fondente nel microonde con il palmo accorciato.

6. Immergere le palline nel cioccolato e disporle su un piatto.

7. Cospargere con i restanti pistacchi, poi raffreddare finché il cioccolato non si sarà indurito, quindi servire.

Informazioni nutrizionali: 250 calorie, 24 g di grassi, 3 g di proteine, 10 g di carboidrati, 6 g di fibre, 4 g di carboidrati netti

Cocco Immerso Nel Cioccolato

Porzioni: 16

Tempo di preparazione: 10 minuti

Tempo di cottura: nessuno

Ingredienti:

- 1 tazza di burro di cocco

- 1 tazza di latte di cocco in scatola

- ¾ tazza di cocco grattugiato non zuccherato

- 2 cucchiaini di estratto di vaniglia

- Estratto liquido di stevia, quanto basta

- ¼ di tazza di cioccolato fondente tritato

- ½ cucchiaino di accorciamento del palmo

Istruzioni:

1. Unire il burro di cocco e il latte di cocco in una piccola casseruola a fuoco basso.

2. Una volta sciolto, incorporare il cocco e la vaniglia, quindi addolcire a piacere.

3. Togliere dal fuoco e lasciare raffreddare per 1 o 2 ore fino a quando non si solidifica.

4. Dividere il composto in 16 porzioni e arrotolarle in palline.

5. Sciogliere il cioccolato fondente nel microonde con il palmo accorciato.

6. Immergere le palline nel cioccolato e disporle su un piatto.

7. Lasciar raffreddare fino a quando il cioccolato si è indurito, quindi servire.

Informazioni nutrizionali: 300 calorie, 28 g di grassi, 3 g di proteine, 11,5 g di carboidrati, 7 g di fibre, 4,5 g di carboidrati netti

Sunbutter al cioccolato

Porzioni: 16

Tempo di preparazione: 5 minuti

Tempo di cottura: nessuno

Ingredienti:

- 1 tazza di olio di cocco
- 1 tazza di burro di semi di girasole
- ½ tazza di cacao amaro in polvere, divisa
- ¼ di tazza di farina di cocco
- Estratto liquido di stevia, quanto basta

Istruzioni:

1. Sciogliere l'olio di cocco e il burro di semi di girasole insieme in una piccola casseruola.

2. Aggiungere ¼ di tazza di cacao in polvere insieme alla farina di cocco e alla stevia liquida a piacere.

3. Togliete dal fuoco e lasciate raffreddare finché non si indurisce leggermente.

4. Dividere il composto in 16 pezzi uguali e formare delle palline, quindi disporle su un piatto.

5. Arrotolare le bombe di grasso nel restante cacao in polvere per ricoprire e raffreddare.

Informazioni nutrizionali: 230 calorie, 22 g di grassi, 4 g di proteine, 8 g di carboidrati, 2 g di fibre, 6 g di carboidrati netti

Torta alla cannella

Porzioni: 1

Tempo di preparazione: 5 minuti

Tempo di cottura: 1 minuto

Ingredienti:

- ⅓ tazza di farina di mandorle

- 1 cucchiaio di eritritolo in polvere

- ½ cucchiaino di lievito in polvere

- ¼ di cucchiaino di cannella in polvere

- Pizzico di sale

- 1 uovo grande

- 1 cucchiaio di acqua

- 1 cucchiaio di olio di cocco

- ½ cucchiaino di estratto di vaniglia

Istruzioni:

1. Unire la farina di mandorle, l'eritritolo, il lievito, la cannella e il sale.

2. In una ciotola separata, sbatti insieme l'uovo, l'acqua, l'olio di cocco e la vaniglia.

3. Mescolare le due miscele e versarle in una tazza da caffè unta.

4. Cuocere nel microonde a fuoco alto per 1 minuto fino a cottura ultimata. Servire caldo.

Informazioni nutrizionali: 395 calorie, 36 g di grassi, 13,5 g di proteine, 8,5 g di carboidrati, 4 g di fibre, 4,5 g di carboidrati netti

DIETA SIRT

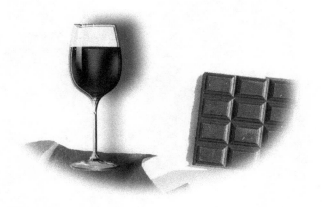

La guida definitiva alla **DIETA DEL GENE MAGRO**, per aiutarti a migliorare la tua salute e a **DIMAGRIRE VELOCEMENTE** con le ricette più buone e semplici, **A PROVA DI BOMBA**

ANTONELLO VENDISCHI

CHI HA IDEATO LA SIRT DIET?

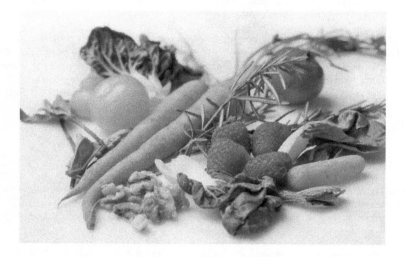

Hanno collaborato insieme Glen Matten e Aidan Goggins, entrambi nutrizionisti esperti nel campo della nutrizione e della salute, un noto club sportivo di Londra. In innumerevoli attività, hanno pianificato e seguito i piani dietetici di famosi atleti britannici, come il campione olimpico di vela Ben Ainsley, il pugile Anthony Oge.

Oltre a lavorare in rinomate cliniche in Irlanda e nel Regno Unito, hanno recentemente collaborato con il team medico sportivo di KXog, la modella Jody Kidd e lo chef Lorraine Celebrità come Pascal.

Glen Matten ha perseguito gli studi in terapia nutrizionale presso l'Optimal Nutrition Institute, dopodiché ha conseguito un master di medicina nutrizionale alla Surrey University e si è poi laureato con lode. In 15 anni di pratica clinica, Glen ha cambiato la salute di migliaia di pazienti. La sua vasta formazione e la profonda esperienza hanno posto Glen in una posizione unica nel fornire consulenza nutrizionale esperta altamente efficace. Il suo elenco di clienti include star dello sport, celebrità e CEO globali. Glen continua a lavorare a stretto contatto con molti medici nel campo della medicina funzionale. Glen è un premiato autore internazionale di best seller. Il suo ultimo libro "Silter Diet" è diventato rapidamente un fenomeno editoriale internazionale. Il suo precedente prodotto "Health Illusion" è stato nominato "Consumer Health Book of the Year" dall'Associazione dei giornalisti medici.

Glen è stato ampiamente riportato dai media ed è entrato ripetutamente in televisione, radio e media nazionali, ed è stato riconosciuto come uno dei principali influencer dell'industria alimentare nel Regno Unito.

Aidan Goggins è un farmacista con un master in medicina nutrizionale presso l'Università del Surrey, uno dei corsi di nutrizione post-laurea più rispettati al mondo, è un pioniere del movimento di "medicina moderna". Tutto ciò si costruisce sulle esigenze iniziali di ricerca per il trattamento delle causalità profonde riguardanti le malattie umane e la malnutrizione. Se il trattamento farmacologico è ragionevole, Aidan deve ovviamente adottare un approccio olistico che combini farmaci e nutrizione per produrre una sinergia senza precedenti, riducendo così notevolmente gli effetti collaterali e migliorando l'efficacia. Aidan è ansioso di colmare il divario spesso antagonistico tra nutrizione e medicina, che è il catalizzatore del suo pluripremiato libro "Health Delusion" e del successo internazionale "Silter Diet".

Egli è stato nominato una delle figure più influenti per quanto riguarda l'industria nutrizionale europea e tra i suoi clienti ci sono medici, personaggi televisivi e star dello spettacolo.

Aidan presta particolare attenzione alla combinazione di una salute ottimale con la gestione del peso ed è molto ricercato nel mondo dello sport d'élite.

Il suo lavoro ha supportato il successo di molti atleti famosi, compresi i campioni del mondo: Conor Mc Gregor, Amir Khan e David Haye. Si prende cura di molti pugili professionisti, stelle internazionali del rugby e del calcio, ed è attualmente il consulente di medicina nutrizionale per la 36a Coppa America di Ineos Team UK.

CHE COS'È LA DIETA SIRT?

In rete viene denominata anche: "dieta del gene magro"; poiché le sirtuine (da cui il nome Sirt Diet) si fondano sull'azione di un gruppo di proteine, e possono attivare famiglie geniche legate all'attivazione metabolica. Pertanto, se adeguatamente stimolati, aiuteranno il corpo a bruciare le calorie consumate dal cibo più facilmente e più velocemente, favorendo così una rapida perdita di peso senza troppi sacrifici.

La dieta è suddivisa in due fasi, entrambe basate sull'introduzione del cibo Sirt. Questi alimenti contengono molte sirtuine, che sono nutrienti speciali in grado di attivare gli stessi geni di diradamento stimolati dal digiuno.

COSA SONO E A COSA SERVONO LE "SIRTUINE" NELLO SPECIFICO

Le sirtuine prendono parte di una classe di proteine che svolgono attività enzimatica, ovvero che hanno il compito di regolare le più importanti vie metaboliche dell'organismo. Attraverso vari studi è emerso che la sirtuina ha un compito fondamentale per quanto riguarda le cellule e il loro processo di invecchiamento.

Le sirtuine possono regolare il fisiologico processo di dimagrimento e agire sul meccanismo che utilizziamo ogni volta che mangiamo dolci o cibi pesanti: l'insilino-resistenza. Quello che molte persone non sanno è che ogni volta che mangiamo dolci o cibi raffinati, il meccanismo d'azione dell'insulina aumenterà, il che causerà più infiammazioni nel corpo. L'aumento dell'insulina provocherà un meccanismo di resistenza, che nel tempo provocherà infiammazioni nei tessuti che è alla base di ogni malattia, soprattutto tumori e malattie degenerative.

Le sirtuine sono state studiate a lungo e le loro funzioni sono state determinate attraverso alcune ricerche, anche se sembra che ci sia ancora molto da sapere su di loro.

Una breve introduzione delle sirtuine potrebbe essere riassunta in questo modo: possono definirsi proteine con proprietà enzimatiche;

Regolano i processi metabolici legati alla resistenza all'insulina. Immunità di controllo; Svolge un ruolo importante nell'epigenetica. Sono coinvolti nel lavoro anti-cancro. Col passare del tempo e delle età, i Sertoun come avamposti devono entrare nel campo di battaglia più frequentemente. Questo perché più si è vecchi, maggiore è il danno causato da cibi malsani, cambiamenti nello stile di vita e cattive abitudini (come fumo eccessivo o abuso di alcol).

COME SI COMPORTANO LE SIRTUINE DURANTE IL PROCESSO D'INVECCHIAMENTO

Nei mammiferi è stato riscontrato che la sirtuina ha una funzione molto importante: controllare i geni che non possono essere attivati e garantire che rimangano inattivi.

Quando i radicali liberi causano danni al DNA, sorgono situazioni più complesse. Più frequentemente si verifica questo meccanismo, più le sirtuine giocano un ruolo.

Se le sirtuine sono coinvolte nella riparazione del danno al DNA, significa che rinunciano al controllo. Quando ciò accade, alcuni geni vengono attivati e la sirtuina è controllata da questi geni e perde attività.

In circostanze normali, le sirtuine possono facilmente tornare alle loro posizioni di avamposto, ma col passare del tempo, la frequenza dei danni al DNA aumenta e le sirtuine di solito perdono il controllo delle loro posizioni.

COME FUNZIONA QUESTO TIPO DI DIETA?

La particolarità della dieta Sirt (secondo i suoi ideatori, nutrizionisti Aidan Goggins e Glen Matten, anche questo è vero) sta nel fatto che non include alcun alimento, ma al contrario, introduce un alimento specifico, il cosiddetto Sirt cibo. In particolare, la dieta prevede due fasi, contraddistinte da due diversi modi di mangiare. La prima fase dura una settimana ed è caratterizzata da una forte diminuzione delle calorie. Nei primi tre giorni, Goggins e Madden hanno suggerito di mantenere meno di 3.000 calorie, mangiare tre tazze di succo verde e cibo solido; nelle successive quattro ore, le calorie del programma sono aumentate a 1.500 calorie, aggiungendo II secondo pasto solido. Il risultato dovrebbe essere una perdita di circa tre chilogrammi. In questa fase, "Non c'è bisogno di tensione o esercizio a lungo termine per alleviare lo stress", perché Sirt food "può funzionare".

La seconda fase della dieta, ovvero la fase 2, dura 14 giorni e mira ad andare a consolidare il dimagrimento perseguito dal periodo precedente, questa è la cosiddetta fase di mantenimento. Non esistono più restrizioni caloriche ma solo più consigli di altri alimenti Sirt da aggiungere ai pasti quotidiani. Vale a dire: cavolo cappuccio, cioccolato fondente, vino rosso, agrumi, caffè, mirtilli, capperi, tè verde, soia, fragole.

LE ORIGINI DEI SIRT FOOD

Il cibo Sirt esiste da un miliardo di anni o più. Alcuni degli esempi tipici possono essere gli indiani d'America e la loro assunzione di cacao, la dieta indiana ricca di spezie ma soprattutto di curcuma, e i giapponesi prediligono il tè verde e l'olio extravergine d'oliva a base di dieta mediterranea. La dieta Sirt combina tutti questi ingredienti insieme per formare un regime ideale per la salute e la perdita di peso. Quando mangiamo questi prodotti, i loro polifenoli attiveranno il nostro percorso di risposta allo stress, le sirtuine, che riprodurranno gli effetti della restrizione calorica e dell'esercizio.

Il cibo Sirt è la base della dieta delle persone più sane e più longeve del pianeta. L'autore della dieta ha individuato 20 alimenti di particolare importanza: peperoncino, grano saraceno, capperi, sedano (comprese le foglie), cacao, caffè, olio extravergine di oliva, tè verde, cavolo riccio, levistico (o sedano), Datteri Medjoul, prezzemolo, carote, cipolle rosse, vino rosso, rucola, soia, fragole, curcuma, noci.

Negli ultimi anni, le diete basate sul digiuno sono diventate molto popolari. Infatti, gli studi hanno dimostrato che il digiuno, cioè con una moderata restrizione calorica giornaliera, o più aggressivo attraverso la pratica ma con una minore frequenza di digiuno intermittente, può contrarre alcune malattie.

AUTODISCIPLINA E DIETA - ANTONELLO VENDISCHI

Quando digiuniamo, la riduzione delle riserve energetiche attiva il cosiddetto "gene sottile", che provoca alcuni cambiamenti positivi. L'accumulo di grasso si ferma, il corpo umano interrompe il normale processo di crescita ed entra in una modalità di "sopravvivenza", il grasso brucia più velocemente, i geni vengono attivati, in modo che le cellule vengano riparate e ringiovanite.

Di conseguenza, abbiamo perso peso e rafforzato la nostra resistenza alle malattie.

Tuttavia, tutto ciò ha un prezzo. Un minore apporto energetico può portare a fame, irritabilità, affaticamento e perdita di massa muscolare. L'accumulo di grasso si ferma, il corpo umano interrompe il normale processo di crescita ed entra in una modalità di "sopravvivenza", il grasso brucia più velocemente, i geni vengono attivati, in modo che le cellule vengano riparate e ringiovanite.

Di conseguenza, abbiamo perso peso e rafforzato la nostra resistenza alle malattie. Gli scienziati sono famosi per un importante studio condotto nel 2003. In quest'ultimo, gli scienziati hanno isolato e analizzato il resveratrolo, una sostanza specifica che si ritrova nelle bucce dell'uva nera e quindi nel vino rosso e anche nel lievito, che non limita le calorie. A valle produce anche lo stesso effetto di restrizione calorica e richiede una riduzione dell'apporto energetico. Successivamente, i ricercatori hanno scoperto che altre sostanze presenti nel vino rosso hanno effetti simili, il che potrebbe spiegare i benefici di bere questa bevanda e perché le persone che bevono questa bevanda perdono grasso.

Questo stimola naturalmente la ricerca di altri alimenti, questi alimenti contengono alte concentrazioni di questi nutrienti, possono avere un effetto benefico sul corpo umano e, gradualmente, la ricerca ne ha scoperti diversi. Se qualcosa è meno noto, come il levistico, un'erba che oggi viene usata raramente in cucina, come olio extravergine di oliva, cipolla rossa, prezzemolo, pepe, cavolo riccio, fragola, capperi, tufo, tè verde e persino caffè.

Dopo la scoperta nel 2003, l'entusiasmo delle persone per i benefici degli alimenti Sirt è aumentato notevolmente. La ricerca mostra che questi alimenti non solo imitano gli effetti della restrizione calorica. I Sirt Food agiscono inoltre come regolatori di tutto il nostro metabolismo, bruciano i grassi, favoriscono l'aumento della massa muscolare e migliorano la salute e il benessere delle cellule. Il mondo della ricerca medica è vicino alla più importante scoperta nutrizionale di questo secolo. Ma è stato fatto un errore: l'industria farmaceutica ha investito centinaia di milioni di sterline per cercare di mutare e concentrare il cibo Sirt in una medicina, una pastiglia, mentre la dieta è passata in secondo piano. Non abbiamo condiviso un approccio farmaceutico simile che ha cercato (senza successo finora) di concentrare i benefici di questi complessi nutrienti vegetali in un unico medicinale. Piuttosto che aspettare che l'industria farmaceutica converta i nutrienti del cibo che mangiamo in prodotti miracolosi (che potrebbero non funzionare), abbiamo scoperto che è più saggio consumare queste forme naturali di sostanze, vale a dire gli alimenti, per sfruttarle al meglio. Questa è la base del nostro esperimento sperimentale, e intendono creare una dieta basata su questo, che contenga la fonte più abbondante di cibo Sirt e osservarne gli effetti.

Durante la ricerca, è stato scoperto che le persone con la più bassa incidenza di malattie e obesità nel mondo spesso mangiano i migliori cibi Sirt. Fra gli indiani chiamati Kuna originari del continente americano, sembra esserci una sorta di resistenza all'ipertensione e, a causa del consumo del cacao in polvere, noto cibo Sirt di alta qualità, e anche nella Prefettura di Okinawa in Giappone: i loro tassi di obesità, diabete, cancro e morte precoce sono notevolmente bassi. Una dieta a base di cibi Sirt completa la secchezza e la longevità. In India, l'entusiasmo per i cibi piccanti (soprattutto la curcuma) e le malattie croniche sono l'eccezione, non la regola. Olio extravergine di oliva, verdure a foglia verde selvatica, frutta secca, bacche, vino rosso, datteri ed erbe aromatiche sono tutti alimenti Sirt efficaci e sono tutti presenti nella dieta mediterranea. La comunità scientifica deve soccombere al fatto che la dieta mediterranea sembra essere più efficace della riduzione delle calorie e del dimagrimento, e più efficace dei farmaci per eliminare le malattie.

Il Food Sirt può essere una fresca scoperta scientifica nel campo della nutrizione e dell'alimentazione, ma è sicuro che culture e popolazioni differenti ne hanno beneficiato nel corso della storia. In effetti, le prove dei benefici di questi alimenti sembrano essere ricondotte al primo esperimento clinico che i dati storici ci hanno trasmesso. Possiamo trovarlo nel libro di Daniele 2200 anni fa. Si raccomanda che gli uomini che vogliono mantenersi sani e in buona forma in modo che possano partecipare al servizio del re in futuro mangino i cibi che sono considerati i più adatti.

Ma secondo Daniele, una dieta basata esclusivamente su prodotti vegetali ha prodotto risultati migliori in pochi giorni. La dieta vegetariana, insieme ad altri vantaggi, aumenta la massa muscolare, un effetto che non ci si può aspettare da una dieta a base di soli prodotti vegetali. A meno che queste verdure non siano cibi Sylt, sono ricche di sirtuina. È documentato che le verdure comuni all'epoca erano simili alle verdure che costituivano la dieta mediterranea tradizionale ed erano ricche di cibo di limo, quindi ci siamo chiesti naturalmente se l'esperimento di Danielle fosse solo il risultato della nostra immaginazione, o se fossimo in grado di farlo inconsciamente È durato duemila anni, che è il segreto di un corpo e di una salute invidiabili.

Come sarà riportato più in basso, le somiglianze tra l'esperimento di Daniele datato duemila anni e l'esperimento di oggi della Sirt Diet, sono impressionanti.

I creatori della dieta cominciarono a domandarsi cosa sarebbe accaduto se avessero riunito tutti gli alimenti, detti Sirt, in un'unica dieta. Pensavano che un'alimentazione del genere avrebbe avuto effetti benefici per la salute e significativi per quanto riguarda la perdita di peso; allo stesso tempo sapevano che al tempo era solamente un'ipotesi, dovevano quindi verificare la loro teoria nel mondo reale ed essere in grado di darne prova.

LA SPERIMENTAZIONE

L'opportunità di farlo è stata mostrata vicino a Chelsea, Londra, dove si trova KX, che è uno degli stadi e dei centri fitness più famosi d'Europa. Questo è un luogo ideale, perché l'intero ristorante ha un ristorante, quindi è diventato un laboratorio sperimentale Sirt Diet.

Si ringrazia il famoso chef Alessandro Verdenelli (Alessandro Verdenelli) per la sperimentazione su alcuni membri della palestra.

Il piano è il seguente: i membri KX seguiranno la dieta per 7 giorni consecutivi. Sono stati registrati tutti i cambiamenti nel peso corporeo, nella composizione corporea (cioè i cambiamenti nella percentuale di grasso e muscolo) e nell'analisi metabolica per osservare l'effetto della dieta sui livelli di zucchero (glucosio) e grasso (trigliceridi). E colesterolo).

I primi tre giorni sono i più tortuosi, con solo 1.000 calorie al giorno. Questa è una sorta di "bagliore veloce", che è molto importante perché un basso apporto energetico inibirà i segnali di crescita nel corpo. Al contrario, incoraggia il corpo a eliminare i rifiuti dalle cellule (questo processo è chiamato autofecondazione) e stimola il consumo di grassi. Tuttavia, a differenza della dieta popolare basata sul digiuno, è più dolce, meno traumatica e più facile da rispettare: negli esperimenti abbiamo infatti riscontrato che il suo tasso di adesione arriva fino al 97%.

L'obiettivo è compensare la riduzione delle calorie consumando molto cibo celtico.

La dieta quotidiana durante l'esperimento consisteva in tre tipi di succhi di verdura verde, cibo Sirt ricco e cibo solido a base di cibo Sirt.

I succhi di verdura per noi sono molto importanti perché ci permettono di bombardare l'organismo dei soggetti con livelli terapeutici di cibi Sirt mantenendoli al di sotto delle 1.000 calorie al giorno. Il succo si consuma la mattina presto, il pomeriggio e la sera, i cibi solidi possono essere preparati all'ora che si vuole, ma va fatto comunque prima delle diciannove.

Durante gli ultimi quattro giorni del piano alimentare KX, l'apporto calorico giornaliero è aumentato a 1.500. Questo è solo un piccolo sacrificio, ma è sufficiente per sopprimere il segnale di crescita e attivare la persona responsabile della combustione dei grassi. Inoltre, questa dieta da 1.500 calorie è naturalmente ricca di cibo Sirt: due bicchieri di succo e due pasti Sirt al giorno.

40 membri di KX hanno iniziato l'esperimento e completato l'esperimento entro 39 anni. Tra questi soggetti, 2 erano obesi, 15 in sovrappeso e 22 avevano un normale BMI (indice di massa corporea). Il numero di uomini e donne è pressoché uguale: 21 soggetti di sesso femminile e 18 soggetti di sesso maschile. Come membri del fitness club, anche prima dell'esperimento, tendevano a fare esercizio più delle persone normali e prestavano maggiore attenzione alla nutrizione.

AUTODISCIPLINA E DIETA - ANTONELLO VENDISCHI

Una tecnica utilizzata per dimostrare gli effetti di molte diete è quella di utilizzare campioni di soggetti che sono in cattive condizioni fisiche e che sono in sovrappeso, perché all'inizio perdono peso più velocemente, quindi i risultati sembrano essere eccezionali. Per la dieta Sirt, invece, viene adottato l'approccio opposto.

140 membri di KX hanno iniziato l'esperimento e completato l'esperimento entro 39 anni. Tra questi soggetti, 2 erano obesi, 15 in sovrappeso e 22 avevano un normale BMI (indice di massa corporea). Il numero di uomini e donne è pressoché uguale: 21 soggetti di sesso femminile e 18 soggetti di sesso maschile. Come membri del fitness club, anche prima dell'esperimento, tendevano a fare esercizio più delle persone normali e prestavano maggiore attenzione alla nutrizione.

PERCHÉ È IMPORTANTE PERDERE PESO MA NON MUSCOLI?

In ogni caso, perdere 3,2 libbre è una buona cosa, ma il motivo per cui la dieta Sirt è così diversa è il tipo di perdita di peso e il cambiamento nella composizione corporea.

Di solito, quando si perde peso, non si perde solo un po 'di grasso, ma si perdono anche muscoli: questo accade in quasi tutte le diete. Se qualcuno perde 3,2 libbre a settimana con una dieta normale, può essere certo di avere almeno 900 grammi di muscoli.

I risultati del test sono sorprendenti: per il 64% degli oggetti l'effetto di riduzione del peso non è evidente, sebbene sia comunque interessante. Ma quando lo fanno attraverso i controlli della composizione corporea. Siamo senza parole.

Tenendo in considerazione l'aumento della massa muscolare, essa non solo non è diminuita, ma è aumentata in media circa di 900 grammi, in concomitanza con una conseguente perdita di peso di circa 3,2 kg, che è assai più vantaggiosa della riduzione combinata di grasso e massa muscolare.

Questo è un risultato fondamentale, soprattutto in circostanze normali, un apporto calorico moderato senza un aumento dell'attività fisica sarà disastroso per la massa muscolare. Quindi, per questo incredibile risultato, bisogna dare un'altra spiegazione: il profondo impatto sul metabolismo alimentare di Sirt. Questi non solo attivano la combustione dei grassi, ma promuovono anche la crescita e la riparazione muscolare. Infatti, la nostra dieta ricca di Sirt food permette ai partecipanti di perdere grasso senza subire gli effetti negativi della riduzione della massa muscolare.

Elimina il grasso invece dei muscoli, puoi avere un corpo sano. Ancora più importante, ti consente di mantenere questi benefici. Il muscolo scheletrico è il principale fattore che influenza il dispendio energetico giornaliero. Ciò significa che anche se sei a riposo, più muscoli hai, più energia bruci.

In una dieta normale, non solo perderai grasso quando perdi peso, ma perderai anche muscoli, quindi il tuo metabolismo rallenterà. E quando riprendi la tua dieta in modo più normale, alla fine della dieta, recupererai il peso perso. Se invece conservi la massa muscolare attraverso gli alimenti Sirt, puoi bruciare più grassi e ridurre al minimo il tuo metabolismo: questo è un ottimo punto di partenza per rendere permanente la tua dieta.

Oltretutto, la qualità e il benessere della funzione muscolare sono indicatori indiscussi dell'essere sani, tutto ciò può prevenire lo sviluppo di malattie croniche come il diabete e l'osteoporosi e promuovere la mobilità nonostante l'età. Il muscolo ci rende chiaramente più felici: gli scienziati ritengono che le sirtuine trattengano la massa muscolare per essere benefiche nelle malattie legate allo stress, soprattutto per ridurre la depressione.

Le altre date si basano su assiomi indiscussi: non si può essere magri e vivere a lungo senza perdere muscoli. Questo è assurdo: la qualità e la funzione muscolare sono indicatori chiave di una buona salute. La dieta Sirt può risolvere completamente questo problema.

ATLETI E PERSONAGGI FAMOSI

Mentre il piano di dieta Sirt era ancora un segreto in una palestra nel centro di Londra, famose celebrità e atleti britannici ne avevano sentito parlare e volevano provarlo. Diversi atleti, dai pugili ai giocatori di rugby ai marinai, rappresentano il Regno Unito ai massimi livelli: tra loro, campioni olimpici e altri atleti ricevono il titolo di cavaliere per i loro risultati sportivi. Gli atleti non solo hanno osservato risultati senza precedenti nella composizione corporea, ma hanno anche notato miglioramenti nelle loro prestazioni. Il campione britannico dei pesi massimi David Haye è un esempio. Una serie di infortuni lo ha portato a cadere in depressione e molte persone si chiedono se tornerà a giocare.

Quando ha iniziato a stare a dieta, aveva 10 libbre di grasso in eccesso nel suo corpo. Sembrava impossibile rimetterlo in forma in modo che potesse combattere di nuovo, ma David lo fece. Lui stesso ha detto: "Il cibo a base di carne è una rivelazione nella mia dieta. L'introduzione di questi alimenti mi ha permesso di raggiungere una composizione corporea e un senso di felicità inimmaginabili prima, e mi aiuterà a tornare al gioco e riconquistare il titolo di campione mondiale dei pesi massimi Pronto per la preparazione. La buona notizia è che non devi essere un atleta di alto livello e nemmeno fare esercizio per godere degli stessi benefici. Non è una dieta costosa, altrimenti ti farà perdere tempo. Tutti gli alimenti che ti consigliamo sono disponibili. L'unico accessorio di cui hai bisogno è un estrattore o una centrifuga. A differenza di altre diete che ti dicono di eliminare, questa dieta ti dice cosa includere nella tua dieta.

I CIBI SIRT E I VARI BENEFICI

Abbiamo detto che se vuoi perdere peso rimanendo in salute, il segreto è attivare il gene sirtuine. Finora, due modi per raggiungere questo obiettivo sono il digiuno e l'esercizio fisico.

Sfortunatamente, le grandi quantità di digiuno e di esercizio fisico necessarie per perdere peso sono accompagnate da gravi svantaggi e, per la maggior parte di noi, sono incompatibili con la vita quotidiana. Fortunatamente è stato appena scoperto un nuovo metodo rivoluzionario per attivare il gene delle sirtuine nel migliore dei modi: Sirt food. Presto vedrai che questi alimenti sono particolarmente ricchi di sostanze chimiche naturali di origine vegetale e hanno la capacità di comunicare con i geni Setuin attivandoli. In pratica imitano gli effetti del digiuno e dell'esercizio fisico, e così facendo si ottengono notevoli benefici: bruciano i grassi, aumentano la massa muscolare e migliorano le condizioni generali del corpo.

IN SINTESI...

- Ognuno di noi ha geni chiamati sirtuine, che fanno parte del nostro patrimonio sin dai tempi antichi.
- Le sirtuine sono dei regolatori metabolici che mantengono la nostra capacità di bruciare i grassi e di mantenerci in salute.
- Le sirtuine agiscono come sensori di energia all'interno della cellula e si attivano quando viene rilevato un calo di energia.
- Il digiuno e l'esercizio fisico possono attivare due geni nella sirtuina, ma è difficile da praticare continuamente e ha effetti collaterali dannosi.
- C'è un modo nuovo e rivoluzionario per attivare il gene sirtuin: Sirt food.
- Adottando una dieta ricca di cibo Sirt, puoi imitare gli effetti del digiuno e dell'esercizio fisico e raggiungere la forma del corpo desiderata.

BENEFICI CORPOREI

L'attivazione di questi geni può promuovere la salute del cuore, perché possono proteggere le cellule del muscolo cardiaco e di solito aiutano il muscolo cardiaco a svolgere una funzione migliore.

Inoltre migliorano la funzione delle arterie, ci aiutano ad eliminare il colesterolo e ci proteggono dall'arteriosclerosi. Cioè, l'accumulo di grasso sulla parete arteriosa. L'attivazione della sirtuina aumenta la quantità di insulina secreta e la aiuta a funzionare più efficacemente nel corpo. A quanto pare, uno dei farmaci antidiabetici più popolari, la metformina, funziona perfettamente su Sirt1.

Le sirtuine interferiscono anche con il cervello. La sua attività è inferiore nei pazienti con malattia di Alzheimer. D'altra parte, la loro attivazione migliora i segnali di comunicazione nel cervello. Stimola la funzione cognitiva e riduce l'infiammazione cerebrale. Questo impedisce l'accumulo di amido "beta" e proteina "tau" che rimangono i due processi più distruttivi all'interno del cervello dei malati di Alzheimer.

Per quanto riguarda le ossa: gli osteoblasti sono un tipo speciale di cellula che produce nuove ossa. Più osteoblasti abbiamo, più forti sono le ossa. L'attivazione della sirtuina non solo promuove la produzione di queste cellule, ma prolunga anche la loro durata. Pertanto, questo è un processo importante per la salute delle ossa a lungo termine.

Nella ricerca sulle sirtuine, **il cancro è un'area più controversa**, ma gli ultimi esperimenti dimostrano che la loro attivazione aiuta a sopprimere i tumori maligni. Anche se c'è molto da imparare su questo preciso argomento. Nelle culture caratterizzate da cibi ricchi di Sirt, l'incidenza del cancro è inferiore.

CIBI SIRT

Per comprendere appieno i benefici del cibo Sirt, dobbiamo iniziare a pensare a frutta e verdura e a perché ci fanno bene in modo completamente diverso. Non c'è dubbio sul fatto che facciano bene alla salute: molti studi hanno confermato che una dieta ricca di frutta, verdura e altri alimenti a base vegetale riduce generalmente il rischio di molte malattie croniche, tra cui le più mortali malattie cardiache e cancro.

Il motivo per cui il cibo Sirt è ottimo per noi, non ha nulla a che fare con i molti nutrienti che conosciamo e sentiamo nei nostri cuori. Sono preziosi e devono essere inseriti nella dieta, ma alcuni fenomeni unici possono verificarsi anche negli alimenti Sirt.

Se per un po' pensiamo a come attivare le sirtuine (cioè il digiuno e l'esercizio), allora chiediamoci: cosa hanno in comune queste pratiche? La pressione.

Tutti esercitano una leggera pressione sul corpo e lo promuovono a diventare più snello, più efficace ed elastico. La risposta del corpo è di renderci più sani e più magri. Ora sappiamo che questi aggiustamenti anormalmente positivi sono causati dalla sirtuina, che si attiva in presenza di questo fattore di stress e stimola alcuni cambiamenti benefici nel corpo umano.

Il termine tecnico adatto a queste forme di stress è doping

Il concetto è che un'esposizione limitata a una certa sostanza o una certa pressione avrà un effetto positivo, mentre un'esposizione estesa allo stesso stimolo avrà un risultato negativo.

La fame è fatale e troppo esercizio è dannoso per la salute. Queste forme estreme di stress sono ovviamente dannose, ma fintanto che sono moderate e controllate possono avere conseguenze molto positive.

Negli ultimi miliardi di anni, hanno sviluppato una varietà di complesse risposte allo stress che gli esseri umani non possono eguagliare. Hanno imparato a produrre una serie di sostanze chimiche naturali, i polifenoli, in modo che possano adattarsi all'ambiente e sopravvivere. Quando mangiamo queste piante, assumiamo anche polifenoli. Hanno effetti di vasta portata, attivando il nostro percorso intrinseco di risposta allo stress. Sono le stesse vie attivate dal digiuno e dall'esercizio fisico: le sirtuine.

Deve adattarsi all'ambiente per sopravvivere, piante selvatiche o coltivate secondo le indicazioni dell'agricoltura biologica sono migliori dei prodotti prodotti dall'agricoltura intensiva perché producono livelli più elevati di polifenoli.

QUALI SONO I FOOD SIRT?

Anche se tutte le piante hanno questo tipo di sistema di risposta allo stress, solo alcune piante hanno saputo trarre vantaggio dalla situazione imparando a produrre grandi quantità di polifenoli che sono in grado di attivare la sirtuina.

CHIAMIAMO QUESTE PIANTE "SIRT FOODS".

Dunque, verrà proposto per primo il nome del cibo Sirt e direttamente sotto l'attivatore principale di Situina:

- **Peperoncino Bir's Eye**

  Luteolina, miricetina

- **Grano saraceno**

  Rutina

- **Capperi**

  Kaempferolo, quercitina

- **Sedano, foglie incluse**

  Apigenina, luteolina

- **Cacao**

Epicatechina

- **Caffè**

Acido caffeicolo, acido clorogenico

- **Olio extra vergine di oliva**

Oleuropeina, idrossitirosolo

- **Tè verde (sopratutto matcha)**

 Epigallocatechina (EGCG)

- **Cavolo riccio**

 Kaempferolo, quercitina

- **Levistico**

Quercitina

- **Datteri Medjoul**

Acido gallico, acido caggeico

- **Prezzemolo**

 Apigenina, miricetina

- **Radicchio rosso**

 Luteolina

- **Cipolla rossa**

Quercitina

- **Vino rosso**

Resveratrolo, piceatannolo

- **Rucola**

Quercitina, kaempferolo

- **Soia**

Daidzeina, formononetina

- **Fragole**

Fisetina

- **Curcuma**

Curcumina

- **Noci**

Acido gallico

LE ZONE BLU

Sebbene la nostra salute generale stia peggiorando, ci sono regioni nel mondo chiamate "zone blu" dove la quantità di cibo Sirt consumata è maggiore della quantità consumata nella dieta occidentale. Per una cultura che mangia principalmente cibo Sirt, i benefici sono sorprendenti. Non solo le persone vivono più a lungo rispetto a quelle delle aree in cui la dieta occidentale si basa su diete regolari, ma queste persone stanno invecchiando mantenendo la vitalità dei giovani. Nella zona blu l'incidenza delle suddette malattie è molto bassa.

Non perderanno peso, non ce n'è bisogno. Ma anche se sono vecchi, conservano ancora la vitalità della giovinezza.

IL CACAO

Per capire meglio, iniziamo il viaggio verso le Isole San Blas al largo della costa di Panama, dove vivono gli indiani Kuna, sembrano essere immuni all'ipertensione e all'incidenza di obesità, diabete, cancro e morte prematura molto basso. All'inizio del 21 ° secolo, quando un gruppo di ricercatori scoprì il segreto di Kunas, scoprirono che la loro bevanda abituale era ottenuta dal cacao che coltivavano. Il cacao è ricco di polifenoli speciali chiamati flavonoidi, in particolare l'epicatechina, che è un ottimo alimento Sirt.

Gli scienziati hanno scoperto che quando gli indiani Kuna emigrarono a Panama City e iniziarono a consumare cachi confezionati industrialmente (i cachi non contengono flavonoidi e quindi non fanno parte del cibo Sirt), i benefici per la salute scompaiono.

Negli studi clinici, è stato scoperto che questo cacao naturale migliora la pressione sanguigna, il flusso sanguigno, i livelli di glucosio e colesterolo.

Inoltre, il consumo di questo cacao migliora la memoria, quindi è una scelta efficace per chi cerca la fonte dell'eterna giovinezza.

LE SPEZIE

La curcuma è stata impiegata nella medicina ayurvedica per più di quattromila anni per le sue proprietà cicatrizzanti e antinfiammatorie. Sappiamo ormai che questi effetti sono dovuti alla presenza della curcumina, che è un ottimo nutriente per l'attivazione della sirtuina: quindi, è un ottimo alimento Sirt.

La curcuma è una spezia molto usata nella cucina indiana tradizionale, e si pensa che contribuisca a ridurre in India l'incidenza del cancro rispetto ai Paesi occidentali. La percentuale del cancro, però, aumenta del 50-75% quando gli indiani si trasferiscono dall'India negli Stati Uniti o in Inghilterra e abbandonata la propria alimentazione tradizionale.

Sebbene ciò possa essere causato da una varietà di fattori dello stile di vita, le prove scientifiche dimostrano che la curcumina ha un potente effetto anti-cancro.

Non solo, ma sempre più segni indicano che l'attivazione della sirtuina ha anche altri benefici per la salute. In studi recenti, è stato osservato che una forma speciale di curcumina ne facilita l'assorbimento, abbassa i livelli di colesterolo e la presenza di glucosio nel sangue riduce l'infiammazione nel corpo. È stato studiato illuso effetto sull'osteoartrite del ginocchio ed è stato dimostrato che è efficace quanto gli antidolorifici più comunemente assunti. Nei pazienti in una fase precoce di diabete di tipo due, l'assunzione di un solo grammo di curcuma al giorno migliorava la memoria di lavoro.

Il corpo non assume adeguatamente l'efficacia della curcuma, quindi rimane limitata. Gli studi, però, mostrano che se la si cuoce in un liquido, o le si aggiunge materia grassa e pepe nero, possiamo aumentarne notevolmente l'assorbimento. La curcuma si addice in modo consono alla cucina tradizionale indiana, nella quale tale spezia è associata proprio con il ghee (burro chiarificato) e il pepe nero nel curry e in altri piatti piccanti.

IL TÈ VERDE

Il tè verde è un altro Food Cirt eccezionale per l'alimentazione. Si ritiene che il consumo di tè verde sia iniziato più di 4700 anni fa, quando l'imperatore cinese Shen Nung produsse per una coincidenza fortuita una bevanda gradevole e dissestante con foglie di tè verde. Solo molto più tardi si guadagnò una reputazione per le sue virtù curative e medicinali.

L'alto consumo di tè verde in Asia è stato citato come una delle ragioni fondamentali del "paradosso asiatico". Nonostante l'elevata prevalenza di fumo, l'Asia, in particolare il Giappone, può essere considerata uno dei paesi con la più bassa incidenza di malattie cardiovascolari e cancro ai polmoni al mondo. Bere molto tè verde è associato alla riduzione dell'incidenza della malattia coronarica e al rischio di molti dei tumori più comuni (come cancro alla prostata, cancro allo stomaco, cancro ai polmoni e cancro al seno). Non c'è da stupirsi, allora, che il consumo di tè verde sia collegato a un numero nettamente inferiore di morti precoci. Se si pone in concomitanza al tè verde una dieta arricchita di verdure a foglia verde, soia, erbe aromatiche e spezie (la curcuma vi è particolarmente diffusa) si ottengono molti cibi Sirt, e una dieta similare a quella che si segue a Okinawa, denominata la "terra degli immortali".

Okinawa, pur essendo la provincia più povera del Giappone, detiene il record di longevità e il numero più elevato di centenari al mondo. La loro qualità di vita è così alta che gli studiosi ritengono che sia dovuta a geni superiori. Tuttavia, con l'occidentalizzazione della dieta, la percentuale di obesità e varie malattie è scoppiata per la prima volta nelle giovani generazioni, quindi l'idea di geni superiori è stata abbandonata.

LA DIETA IN GENERALE

Questa dieta racchiude i cibi Sirt più efficaci del mondo, combinati per creare un nuovo modo di mangiare, rivoluzionario.

Si ritiene che sia meglio consumare questi nutrienti eccezionali nella loro forma naturale, dove coesistono con centinaia di altre sostanze chimiche vegetali bioattive, capaci di agire in modo sinergico per migliorare la salute di ognuno.

Uno dei problemi principali delle diete è che i pasti diventino una tortura. Ci si siede a tavola senza provare alcun piacere e ci si alza scontenti. La Sirt Diet si impegna a far si che i soggetti continuino a mangiare con gusto. Si è scoperto che i Sirt Food, così come gli alimenti che ne stimolano l'azione, come le proteine e le fonti di omega 3, soddisfano la voglia di cibi appetitosi e ci rendono sazi prima del previsto.

Possiamo dunque affermare che questo tipo di alimentazione non presenta degli svantaggi, non solo migliora la salute, ma soddisfa anche il palato.

Ecco come funziona: le papille gustative determinano quanto ci piaccia un cibo e quanta soddisfazione ci reca quest'ultimo, tutto ciò grazie ai sette recettori del gusto principali.

Durante il corso di diverse generazioni, gli esseri umani si sono evoluti e hanno cercato i sapori che stimolano questi sette recettori principali del gusto, così da poter trarre il massimo piacere dai pasti. Maggiore è lo stimolo dei recettori da parte di un cibo, maggiore sarà la soddisfazione tratta da un pasto. In questa dieta troviamo il menù ideale per rendere felici le nostre papille gustative, perché stimola al massimo tutti i recettori. Ecco una breve carrellata dei gusti e dei cibi che consumerete: le sette principali sensazioni gustative sono dolce (fragole, datteri), salato (sedano, pesce), aspro (fragole), amaro (cacao, cavolo riccio, radicchio, olio extra vergine d'oliva, tè verde), piccante (peperoncino, olio extra vergine di oliva), astringente (tè verde, vino rosso) e saporito (soia, pesce, carne).

Si è scoperto che maggiore è la capacità di un cibo di attivare sirtuine, più quest'ultimo fa sì che vengano stimolati quei centri del gusto, e di conseguenza proveremo maggiore soddisfazione nel mangiarlo. Ciò significa anche che possiamo eliminare l'appetito più gravemente infetto e ridurre il desiderio di continuare a mangiare. Questo è uno dei motivi principali per cui le persone che mangiano cibi ricchi di Sirt si sentono più sazi di altre.

Poniamo l'esempio: il cacao naturale, di per sé, ha un sapore molto amaro, ma se i flavonoidi (l'attivatore delle sirtuine) vengono rimossi e trattati attivamente diverrà un cioccolato in polvere industriale, senza gusto e caratteristiche, e potrà essere utilizzato per realizzare caramelle ripiene di zucchero. Il prodotto non ha benefici per la salute.

Lo stesso vale per l'olio di oliva. Se consumato nella forma più autentica, se è extravergine, avrà un sapore forte e unico, che provocherà un leggero bruciore in fondo alla gola. Quando però l'olio sarà sottoposto a troppe lavorazioni e raffinatezze infinite, perderà le sue caratteristiche e sarà poco delizioso, ispido e non si sentirà più il pizzicore. Il peperoncino denominato "Bird's eye" è più efficace nell'attivare le sirtuine rispetto ai peperoncini meno piccanti e più popolari, mentre le fragoline di bosco sono più deliziose di quelle coltivate ad una maggiore concentrazione di nutrienti che favoriscono l'attivazione delle sirtuine.

I Sirt Food hanno la capacità di attivare differenti recettori del gusto, ad esempio: il tè verde è amaro e astringente e le fragole selvatiche combinano un gusto dolce e aspro.

PRIMA FASE DELLA DIETA: TRE CHILI IN SETTE GIORNI

Per intraprendere il percorso e garantire la perdita di peso, nonché una buona salute, diamo inizio alla Fase 1. Questa è la fase "supersonica", perché si compiono passi enormi in vista del risultato finale, rendendo il corpo più magro e sano, perdendo 3,2 kg in sette giorni. Per raggiungere questo obiettivo, uniamo la restrizione calorica a una dieta ricca di cibi Sirt. Inoltre al programma originale dei 14 giorni, viene descritta anche una versione della dieta che si priva della carne, così da poter essere adatta a vegetariani e vegani.

Puoi aspettarti di perdere circa 3 chili durante questa fase. Va ricordato che questo numero tiene conto anche dell'aumento della massa muscolare.

Bisogna quindi ricordare che, come già detto, è meglio diminuire il grasso e incrementare la massa muscolare, e soprattutto non bisogna solo fissarsi sul perdere peso a tutti i costi, questo processo è ugualmente efficace sia per uomini che per donne.

La bilancia è uno strumento che ci permette di misurare i progressi, ma non ci fornisce nel dettaglio i dati riguardanti il grasso che si è perso o come può essere migliorata la propria composizione corporea.

Dobbiamo imparare ad osservare noi stessi e il nostro corpo e, chiederci come ci stanno addosso i vestiti può essere un esempio iniziale.

È importante non concentrarsi solo sul peso raggiunto al termine dei 7 giorni. Chi presta troppa attenzione ai risultati attesi non assume un atteggiamento positivo e finisce per non apprezzare il processo stesso, raggiungendo obiettivi meno importanti.

La fase 1 si predispone in due momenti differenti.

I giorni che vanno dall'uno al tre sono considerati i più intensi, e durante questo periodo potete consumare al massimo mille calorie al giorno. Quindi dovrete consumare:

- 3 succhi verdi Sirt.
- 1 pasto solido.

Il consumo di succhi e cibi privi di ogni trattamento di raffinatezza è un aspetto importante della dieta.

Il centrifugato può essere definito come una versione concentrata del cibo Sirt, semplice da assumere ed economico. Il succo verde al suo interno, anche se cibo concentrato, mantiene tutti i nutrienti di cui il corpo umano necessita durante il giorno.

Uno degli ingredienti importanti che si utilizza per i succhi verdi è il "tè verde matcha".

Quando consumiamo l'attivatore di sirtuine EGCG, che è sotto forma di tè, e non mangiamo nulla, il tasso di assorbimento è superiore al 65%.

Quindi anche mangiare alimenti non tratatti presenta indubbiamente dei vantaggi. Molti alimenti Sirt contengono grandi quantità di cosiddetti polifenoli non estraibili. Questi includono gli attivatori delle sirtuine, che sono attaccati alla parte fibrosa del cibo e vengono rilasciati solo dopo essere stati scomposti dai batteri intestinali. Poiché il ruolo della centrifuga è quello di rimuovere le fibre dal cibo, se mangiamo solo cibo centrifugato, perderemo tutti quei polifenoli non estraibili.

Il segreto è combinare i vantaggi di entrambi. Il contenuto di polifenoli inestricabili nelle verdure a foglia verde è molto basso, quindi sono più adatti al consumo in forma centrifuga, mentre altri alimenti Sirt ricchi di fibre sono più adatti al consumo in forma solida.

Esistono alcune regole per i giorni in cui bisogna consumare succhi e pasti solidi. Anche se il tutto va adattato allo stile di vita di ognuno, alcuni semplici accorgimenti consentiranno di trarne i massimi benefici:

- è più efficace distribuire i tre centrifugati nel corso della giornata e consumarli a intervalli regolari invece di concentrarli;

- i succhi verdi dovrebbero essere consumati almeno un'ora prima del pasto o due ore dopo;
- Il pasto principale dovrebbe essere consumato non dopo le diciannove.

Il motivo per cui si consiglia di non mangiare dopo le diciannove è che le abitudini alimentari dovrebbero corrispondere il più possibile ai ritmi del corpo. Abbiamo tutti una sorta di orologio interno, chiamato ritmo cardiaco, che regola molte funzioni corporee in base all'ora del giorno. Tra le altre cose, esso influenza il modo in cui il corpo tratta il cibo mangiato. Gli studi dimostrano che, quando mangiamo presto è più probabile che utilizziamo gli alimenti assunti per trarne energia a nostra volta, mentre se mangiamo di sera il cibo viene letto ed elaborato in modo diverso dal nostro corpo, ed immagazzinato come grasso. E del resto è logico, perché la prima parte del giorno è quella in cui siamo più attivi e abbiamo bisogno di energia. Sul tardi, invece, il corpo si prepara a riposare e a dormire e riduce i suoi bisogni energetici. Mangiare rispettando questo orologio biologico aiuta ad ottenere risultati migliori. Anzi, gli studi sembrano dimostrare che l'attivazione delle sirtuine migliora il ritmo cardiaco, il che significa che mangiando cibi Sirt nella prima parte della giornata possiamo preparare l'orologio biologico e cercare di contribuire a bruciare più energia, per il nostro corpo, durante questo periodo.

BEVANDE

Oltre al succo verde quotidiano, puoi bere liberamente durante la prima fase. Il meglio è acqua, caffè e tè verde.

Sì, il caffè è un alimento Sirt, anche se secondo l'opinione popolare è considerato dannoso. Alcuni studi sottolineano che il consumo di caffè è correlato a diversi benefici per la salute. Si consiglia di bere direttamente senza aggiungere latte, perché alcuni scienziati ritengono che il latte nel caffè ne riduca l'assorbimento dei benefici nutrienti attivatori della sirtuina.

Lo stesso vale per il tè verde, anche se l'aggiunta di un po 'di succo di limone può migliorare l'assorbimento dell'attivatore nutritivo della sirtuina.

L'unica precauzione che ti invitiamo a seguire è la seguente: non devi cambiare improvvisamente il tuo consumo abituale di caffè. I sintomi della sospensione della caffeina possono causare disagio per due giorni; allo stesso modo, per le persone che sono solitamente particolarmente sensibili ai suoi effetti, l'uso di dosi più alte del solito può essere spiacevole. Se non sei un bevitore di caffè, potresti apprezzare il tè nero.

Ricorda che la fase 1 è la fase di attacco e, sebbene dovresti confortarti dicendoti che durerà una settimana, devi utilizzare moderazione e perseveranza. Durante questa settimana, l'alcol verrà utilizzato solo per cucinare. Con molti succhi verdi bevibili e nuovi cibi Sirt, possiamo eliminare bevande e succhi gassati. Se hai voglia di bere uno di questi prodotti, questa potrebbe essere una proposta che fa al caso tuo per questa settimana: aggiungi delle fragole affettate all'acqua naturale o frizzante per ottenere l'acqua Sirt aromatizzata.

Poni la bevanda in frigorifero per alcune ore e otterrai un sostituto per bevande gassate e succhi che è sempre meglio evitare per la salute. Qualsiasi combinazione di limone, lime, cetriolo, menta e basilico è ottima: cambia e prova gusti diversi e cerca di capire quali ingredienti ti fanno sentire meglio.

COSA SERVE?

L'unico strumento che vi servirà per seguire questo tipo di dieta è un estrattore o centrifuga per preparare i succhi verdi Sirt; comprate quello che rientra nel vostro budget.

Dovresti conoscere ed essere in grado di trovare facilmente tutti i venti cibi Sirt nei supermercati o nei mercati. Tuttavia, ci sono delle eccezioni.

Il primo è il tè verde matcha, che è un alleato importante per il succo verde. Il matcha è un tè verde in polvere che può essere facilmente trovato online, su siti Web che forniscono alimenti naturali e persino nei supermercati biologici. I prezzi possono variare parecchio e alcune marche sono costose, quindi guardatevi bene attorno prima di procedere all'acquisto,

Il matcha proviene dal Giappone o dalla Cina; siccome quello cinese rischia di aver subito delle contaminazioni, in particolare di piombo a causa del forte inquinamento atmosferico, esortiamo di comprare quello Giapponese.

Il secondo cibo Sirt poco noto e poco usato in cucina è l'erba aromatica chiamata levistico. Per fortuna è facile coltivarlo da sè. Bastano dei semi, un vaso o una vaschetta e il davanzale di una finestra. Più semplice ancora è recarvi ad un negozio di articoli di giardinaggio nelle vostre vicinanze, comprare del levistico, un vaso e coltivarlo a casa vostra. Anche online si trovano venditori di semi e piante.

Infine c'è il grano saraceno. Il motivo per cui è di gran lunga superiore agli altri cereali è che, in realtà, non è un cereale ma uno "pseudocereale". È una fonte speciale di carboidrati e proteine, nonché una ricca riserva di cibo Sirt, e anche un ottimo sostituto di altri cereali più comunemente usati, anche se in realtà è il relativo frutto del rabarbaro. Puoi trovare semi di grano saraceno nella maggior parte dei supermercati, mentre nei negozi di alimenti naturali e nei negozi online puoi trovare facilmente fiocchi, pasta o semi soffiati.

Alcune ricette usano degli spaghettini di grano saraceno chiamati "soba". Si trovano anch'essi nei supermercati ma urge controllare bene sulla confezione, perché spesso contengono una combinazione di grano saraceno e grano. Chi desidera trarre i massimi benefici dalla dieta o evitare il glutine deve cercare, sempre nei negozi di articoli biologici o su internet, gli spaghetti esclusivamente di grano saraceno.

I SUCCHI SIRT

I succhi verdi sono una parte essenziale della fase 1. Tutti gli ingredienti sono cibi Sirt potenti, e in ogni succo troverete un cocktail esplosivo di sostanze naturali come apigenina, kaempferolo, puteolana, quercitina ed EGCG, che insieme attivano sirtuine e favoriscono la perdita di grasso.

Sono presenti un po' di mela per il sapore e il limone. Quest'ultimo non è da dimenticare, è stato dimostrato che la sua acidità normale protegge, stabilizza e aumenta l'assorbimento dei nutrienti attivatori di sirtuine contenuti nella bevanda.

Quali ingredienti usare?

- ✓ Cavolo riccio
- ✓ Rucola
- ✓ Prezzemolo
- ✓ Levitino (facoltativo)
- ✓ Sedano verde, con le foglie
- ✓ Tè verde matcha

IL CAVOLO RICCIO

Pochi alimenti sono esplosi sul mercato dei prodotti naturali con la stessa potenza del cavolo riccio, diventando la verdura difesa a spada tratta da tutti i fanatici dell'alimentazione naturale e dai foodie. Esiste addirittura una giornata nazionale annuale del cavolo riccio in ottobre.

Questo prodotto merita davvero tutti questi onori perché contiene grandi quantità di nutrienti attivatori di sirtuine, e va dunque incluso nella dieta e usato per preparare il succo verde Sirt. La particolarità del cavolo riccio è che, a differenza dei soliti superfood esotici, difficili da trovare e costosissimi, lo si trova dappertutto, cresce vicino a casa ed è molto accessibile da un punto di vista economico.

LA RUCOLA

Un altro ingrediente da gettare nella centrifuga è la rucola, un'insalata dalla storia lunga e interessante. Fu coltivata per la prima volta nell'Antica Roma, dove ne erano esaltate le doti afrodisiache. Divenne molto popolare in tutta l'Europa durante il Medioevo, ma cadde in disuso più avanti, in Inghilterra, con il cambiamento delle abitudini alimentari e l'avvento dell'era vittoriana.

La rucola è molto aromatica e ha un caratteristico sapore di pepe. Oltre ad usarla per il succo verde, grazie al sapore incredibile e ai nutrienti attivatori di sirtuine, è adottata come base di tutte le insalate della dieta, dov'è perfetta con l'olio extra vergine di oliva. Esiste anche la versione selvatica, provatele entrambe, sono ugualmente deliziose e ottimi cibi Sirt.

IL PREZZEMOLO

Il prezzemolo è un vero e proprio enigma in cucina. Appare spesso nelle ricette, ma altrettanto spesso non sappiamo che farcene. Nel migliore dei casi ne tritiamo qualche ciuffetto e lo spargiamo sul piatto a fine ricetta all'ultimo momento, nel peggiore piazziamo un rametto solitario tra le pietanze, a fini puramente decorativi. In ogni caso, spesso resta a languire sul piatto a fine pasto. Questa caratterizzazione deriva dall'uso tradizionale che se ne faceva nell'Antica Roma, quando era una guarnizione che veniva mangiata al termine di ogni pasto per rinfrescare l'alito, invece di essere parte del pasto stesso.

Un vero peccato, perché è un cibo eccellente dal sapore intenso e fresco, pieno di carattere. E sapore a parte, il prezzemolo contiene un'alta quantità di apigenina, attivatore di sirtuine, che quasi nessun altro cibo contiene in una concentrazione altrettanto elevata. Invece di usarlo a fini decorativi, sarebbe ora di apprezzarlo come alimento a tutto tondo per via delle sue ottime caratteristiche.

IL LEVISTICO

Il levistico è un'erba impiegata in cucina fin dall'antichità, e in un certo periodo fu perfino la più usata. Questa pianta è versatile, ricorda il sedano e il prezzemolo, ma ha un sapore più ricco e un fondo aromatico che la rende molto interessante.

Così come la rucola, era considerato afrodisiaco, e Carlo Magno aveva fatto piantare in tutti i suoi giardini il "prezzemolo dell'amore". Purtroppo questa pianta deliziosa, usata come ingrediente fondamentale delle insalate, è andata scomparendo.

Invece di accettarne la scomparsa, è giunto il momento di favorirne la rinascita.

IL SEDANO

Il sedano è usato da millenni, ma le prime varietà erano molto amare e venivano utilizzate come piante medicinali. Con lo sviluppo di varietà del sapore più gradevole si diffuse come pianta commestibile e fu ampiamente usato nell'Inghilterra dell'era vittoriana come ingrediente per insalate.

Parlando di sedano è importante operare una distinzione: esistono due tipi, quello bianco/giallo e quello Pascal/verde. Lo sbiancamento, oltre ad attenuare il sapore, riduce anche la capacità di attivare le sirtuine. Fortunatamente, la tendenza sta cambiando e le persone sono alla ricerca di sapori sempre più intensi e unici, quindi sono tutti orientati verso le varietà verdi. Il sedano verde si trova in tutti i supermercati, ed è il tipo che si consiglia di utilizzare nei succhi verdi e nei pasti. Si ricorda che il cuore e le foglie sono le parti più ricche e nutrienti.

IL TÈ VERDE MATCHA

Considerate il tè matcha come un normale tè verde che però assume steroidi. Si tratta di un particolare tè verde in polvere amato molto dai giapponesi e usato nella tradizione cerimonia del tè dei monaci Zen. Divenne estremamente popolare tra samurai, membri della famiglia reale e appartenenti alla nobiltà. Come lo descrisse un maestro Zen nell'Undicesimo secolo, il matcha "è il migliore rimedio mentale e medico e ha la capacità di rendere la vita più piena e completa."

Il matcha cresce al 90% all'ombra, mentre il tè verde normale di solito viene coltivato al sole. Poi le foglie di matcha sono sminuzzate con una macchina di pietra e ridotte in polvere fine. Contrariamente al tè verde che è consumato sotto forma di infusione, nel matcha le foglie in polvere vengono dissolte nell'acqua e ingerite. Il vantaggio è che la quantità di EGCG consumata è molto maggiore in questo modo.

SUCCO VERDE SIRT (DOSI PER 1 PERSONA)

- ❖ due manciate abbondanti (75g) di cavolo riccio
- ❖ una manciata scarsa (5g) di prezzemolo a foglia liscia
- ❖ una manciata abbondante (30g) di rucola
- ❖ una manciata scarsa (5g) di foglie di levistico [facoltativo]
- ❖ due o tre gambi grossi (150g) di sedano verde con le foglie
- ❖ mezza mela verde media
- ❖ il succo di mezzo limone
- ❖ mezzo cucchiaino raso di matcha

L'esperienza ha dimostrato che le misure "a manciate" funziona bene a talvolta è meglio di quelle più precise dato che permette di adattare meglio la quantità dei nutrienti in base alla corporatura di ciascuno. Gli individui più alti tendono ad avere mani più larghe, e quindi devono assumere una quantità proporzionalmente maggiore di cibi Sirt. Il contrario naturalmente, è valido per le persone più piccole e magre.

- ✓ Mescolare le verdure insieme (se le si utilizza, unirle a Carl, Rucola, Prezzemolo e Lovage) e centrifugare. Esistono delle centrifughe che mescolano le verdure a foglia verde in modo più o meno efficace, forse è necessario centrifugarle due volte prima di utilizzare altri ingredienti. L'obiettivo è ottenere finalmente circa 50 ml di succo di verdura.

✓ Ora frullate la mela e il sedano.

✓ Potete sbucciare il limone e centrifugarlo, oppure semplicemente spremerlo a mano nel succo già ottenuto. Dovreste ritrovarvi, a questo punto, con circa 250 ml di succo totale, forse un po' di più.

✓ All'ultimo momento, subito prima di berlo, aggiungete il matcha. Versate un goccio di succo in un bicchiere, poi unite il matcha e mescolate energicamente con una forchetta o un cucchiaino. Usiamo il matcha solo nelle prime due bibite della giornata perché contiene un po' di caffeina (l'equivalente di quello contenuto in una tazza di tè). A chi non è abituato potrebbe causare insonnia se bevuto troppo tardi.

✓ Una volta che il matcha si è sciolto, aggiungetevi il resto del succo. Alla fine mescolate e il succo è pronto da bere. Volendo, è possibile aggiungere acqua naturale a piacere.

GUIDA ALLA FASE 1: SUPERSONICA

GIORNO 1

Oggi comincia il tuo nuovo ed entusiasmante viaggio alla scoperta della dieta Sirt.

Cominciamo i piatti di questa settimana con deliziose pietanze facili, veloci e piene di sapore. La praticità o l'alto contenuto del cibo Sirt lo rende una scelta eccellente per l'alimentazione e sono anche un modo meraviglioso per massimizzare le sirtuine.

Utilizzeremo le cipolle rosse perché contengono molta quercetina, quindi è da includere. Le cipolle rosse hanno il più alto contenuto di quercetina, anche le cipolle gialle ne hanno, ma meno.

Tutti i Sirt Food perdono il 30% del contenuto di quercetina quando sono fritti, ma la percentuale è addirittura balzata al 65% quando sono stati cotti in un forno a microonde e ha persino raggiunto l'80% durante l'ebollizione.

La cottura in padella non solo preserva il sapore, ma preserva anche i polifenoli attivati delle sirtuine.

Il grano saraceno è estremamente diffuso in Giappone, è un alimento nutriente, versatile come gli altri cereali e senza glutine, ottima scelta per chi ne è intollerante.

Il primo giorno assumerete:

- 3 succhi verdi Sirt
- 1 pasto solido (normale o vegano)

È consigliato bere i succhi in tre momenti differenti della giornata (ad esempio al mattino appena svegli, a metà mattinata e a metà pomeriggio); scegliete il piatto normale o quello vegano:

- Gamberoni orientali saltati in padella con spaghetti soba di grano saraceno;
- 15/20g di cioccolato fondente (85% di cacao).

oppure

- Miso e tofu con glassa al sesamo e verdure saltate in padella con zenzero e peperoncino;
- 15/20g di cioccolato fondente (85% cacao).

GIORNO 2

La formula è la stessa del primo giorno, l'unico cambiamento è rapportato al cibo solido.

Mangerai cioccolato fondente oggi e anche domani. Questo cibo è molto buono in termini di sapore e benefici e possiamo mangiarlo senza scuse.

Nelle antiche civiltà come Aztechi e Maya, i chicchi di cacao erano considerati cibo sacro, solitamente riservato a nobili e guerrieri, e tenuti durante i banchetti per garantire la loro lealtà.

I chicchi del cacao erano ritenuti di rilevata importanza e quindi furono utilizzati a mo' di valuta di scambio, come fossero monete.

A quel tempo, il cacao veniva fornito sotto forma di bevanda schiumosa, ma il cioccolato era il modo più delizioso per consumare il cacao quotidianamente.

Purtroppo in questo caso non serve il cioccolato al latte, raffinato e molto dolce che piace a tutti, perché per ottenere il titolo di "Sirt food", deve essere cioccolato contenente l'85% di cacao.

Solitamente il prodotto viene trattato con un agente alcalinizzante per ridurne l'acidità e renderlo più scuro. Purtroppo però questo processo riduce notevolmente gli attivatori flavonoidi delle sirtuine, compromettendone così i benefici per la salute del corpo.

Sebbene negli Stati Uniti questi prodotti debbano essere contrassegnati con il logo "trattamento alcalino" sulla confezione, questo non è il caso in tutti i paesi europei, quindi è difficile scegliere la marca migliore.

Segnaliamo però che il cioccolato "Lindt Excellence 85%" non ha subito il procedimento sopra descritto, quindi è il cioccolato maggiormente favorito e consigliato.

Il secondo giorno si aggiungono i capperi al menù. Non sono infatti frutti, ma gemme che crescono nei paesi del Mediterraneo e vengono raccolte a mano. Sono buoni Foods Sirt perché ricchi di sostanze nutritive come il kaempferolo e la quercetina. Dal punto di vista del gusto, sono solo piccoli concentrati di sapore.

Il secondo giorno assumerete:

- 3 succhi verdi Sirt
- 1 pasto solido (normale o vegano)

È sempre consigliato consumare i tre succhi in momenti distinti della giornata, come indicato per il giorno 1.

Scegliete tra il pasto normale e quello vegano:

- Scaloppina di tacchino con capperi, prezzemolo e salvia su "couscosu" di cavolfiore speziato;

- 15/20g di cioccolato fondente (85% di cacao).

oppure

- Dahl di cavolo riccio e cipolla rossa con grano saraceno;
- -15/20g di cioccolato fondente (85% di cacao).

GIORNO 3

Anche se il formato è lo stesso del primo e del secondo giorno, tutti gli alimenti dovrebbero essere aromatizzati, dunque iniziamo ad insaporire il tutto.

Per migliaia di anni, il peperoncino è stato il contenuto principale delle cucine di tutto il mondo. Esportato in Europa dopo uno dei viaggii di Colombo, fino alla fine del XV secolo, è diventato il fulcro della nostra cucina. In un certo senso è strano che ce n'è siamo innamorati fino a questo punto. Il suo sapore pungente è il meccanismo di difesa della pianta, impedendo così ai carnivori di mangiarle, provocandogli del dolore fisico, ma com'è che a noi piace questo tipo di bruciore? Questo cibo presenta un qualcosa di quasi mistico e il suo fascino per noi è quasi misterioso.

Questo è incredibile, ma uno studio mostra che mangiare peperoncino insieme può aumentare la cooperazione tra gli individui. Per quanto riguarda i suoi effetti sulla salute, abbiamo visto che la sua natura pungente è molto efficace nell'attivare le sirtuine e promuovere il metabolismo. L'utilizzo del peperoncino in cucina è pressoché infinita, dunque rappresenta una modalità semplice per riuscire a consumare regolarmente il cibo Sirt.

Il peperoncino consigliato è "bird's eye" (a volte chiamato "thai chili").

Questo è l'ultimo giorno, berrete tre bicchieri di succo verde ogni giorno e ne berrete due domani.

Il caffè è importante: gli studi hanno dimostrato che il caffè è un vero tesoro botanico di sostanze benefiche. Questo è il motivo per cui i bevitori di caffè hanno meno probabilità di soffrire di diabete, alcune forme di cancro e malattie neurodegenerative.

Inoltre, non solo il caffè non è una tossina, ma protegge anche il fegato e lo rende più sano.

Il terzo giorno assumerete:

- 3 succhi verdi Sirt;
- 1 pasto solido (normale o vegano).

I succhi vanno sempre bevuti in parti distinte della giornata. Scegliete il piatto normale o quello vegano:

- Petto di pollo aromatico con cavolo riccio e cipolla rossa e salsa di pomodoro e peperoncino;
- 15/20g di cioccolato fondente (85% di cacao)

oppure

- Tofu al forno con harissa su "couscous" di cavolfiore speziato;
- 15/20g di cioccolato fondente (85% di cacao).

GIORNO 4

Ecco il quarto giorno, ovvero alla metà del vostro viaggio verso un corpo più magro e più sano. Rispetto agli altri giorni, il cambiamento più grande è che berrete solo più due bicchieri di succo invece di tre e mangerai due pasti solidi invece di uno.

Aggiungete i datteri Medjoul all'elenco degli alimenti che potreste integrare per perdere peso, potrebbe sembrare strano, ma questo alimento dovrebbe essere consumato con moderazione così da non aumentere il contenuto di glucosio nel sangue. Al contrario, il loro consumo è messo in relazione con una minore incidenza di diabete e cardiopatia. Per centinaia di anni sono stati alimenti base in tutto il mondo, negli ultimi anni le persone hanno sviluppato un forte interesse per il prodotto, considerato un vero e proprio medicinale per la cura di varie malattie. Pertanto, puoi stare certo che la loro presenza nell'odierno Muesli Sirt aumenterà solo i benefici per la salute. In questo sta l'unicità e la forza della dieta Sirt: rifiuta i luoghi comuni e vi permette di mangiare squisitezze dolci, con moderazione, senza sentirvi colpevoli.

Oggi integreremo nei pasti anche il radicchio. Come la cipolla, anche in questo caso è migliore la qualità rossa.

Il quarto giorno assumerete:

- 2 succhi verdi Sirt;
- 2 pasti solidi (normali o vegani)

I succhi sono da bere sempre in parti diverse della giornata (il primo la mattina e il secondo al pomeriggio). Scegliete i piatti normali o quelli vegani:

- Pasto 1: Muesli Sirt;
- Pasto 2: Filetto di salmone saltato in padella contornato da da radicchio caramellato, e foglie di rucola e di sedano.

oppure

- Pasto 1: Muesli Sirt;

- Pasto 2: Fagiolini stufati toscani.

GIORNO 5

Ora è il momento di aggiungere alcuni frutti. A causa del suo alto contenuto di zucchero, la frutta è sempre stata oggetto di cattiva pubblicità. Questo non si applica alle fragoline di bosco. Il contenuto di zucchero della fragola è molto basso: 1 cucchiaino per 100 grammi. Hanno anche un buon effetto sul modo in cui il corpo umano elabora gli zuccheri semplici, il che ridurrà la necessità di insulina, trasformando così il cibo in una macchina in grado di rilasciare energia per lungo tempo. Pertanto, le fragole sono l'elemento perfetto per la perdita di peso, con l'obiettivo di perdere peso e rimodellare il corpo.

Sono anche deliziosi ed estremamente versatili, come si trova nella versione Sirt della fresca e leggera Tabule mediorientale. Il sapore di soia fermentata mis è un tipico rappresentante della cucina tradizionale giapponese. Il monaco ha scoperto il suo sapore meraviglioso prima macinando i semi di soia in una pasta, quindi fermentandoli con sale e speciali tipi di funghi. Oltre alle sue ottime caratteristiche salutistiche, Mimis ha anche un forte sapore di umami, che è il vero potere esplosivo della germinazione. Nella nostra società moderna, ciò che conosciamo meglio è il glutammato di sodio, che viene creato artificialmente e può riprodurre lo stesso gusto. Sicuramente spero di ottenere il magico umami dai tradizionali cibi naturali ricchi di sostanze benefiche; senza dubbio, spero di ottenere il magico umami dai tradizionali cibi naturali ricchi di sostanze benefiche. Il Miso è molto pastoso e si trova nei supermercati di fascia alta e nei negozi di alimenti naturali e dovrebbe essere usato in ogni cucina per aumentare il sapore di piatti diversi. Dato che l'umami si promuove a vicenda, mio può essere perfettamente abbinato ad altri cibi salati / umami, soprattutto quando si tratta di proteine cotte, oggi lo puoi trovare in piatti deliziosi, veloci e facili.

Il quinto giorno assumerete:

- 2 succhi verdi Sirt;
- 2 pasti solidi (normali o vegani).

Scegliete i piatti normali o quelli vegani:

- Pasto 1: Tabbouleh di grano saraceno e fragole;
- Pasto 2: Merluzzo al forno marinato nel miso con verdure e sesamo saltati in padella.

oppure

- Pasto 1: Tabbouleh di grano saraceno e fragole:

- Pasto 2: Soba (spaghetti di grano saraceno) in un brodo di miso con tofu, sedano e cavolo riccio.

GIORNO 6

Non esistono cibi Sirt migliori dell'olio extra vergine di oliva e del vino rosso.

L'olio di oliva e l'alimento più celebre della dieta tradizionale mediterranea. L'ulivo è una delle piante coltivate più antiche che si conoscano. E le sue virtù sono esaltate da quando i nostri antenati iniziarono a schiacciare le olive in mortai di pietra per estrarne l'olio, quasi settemila anni fa.

L'olio di oliva ha una sola regola: dev'essere extra vergine. L'olio vergine può essere ottenuto solo dall'oliva per via di mezzi meccanici: non muta e non si deteriora. Dunque sarà possibile determinarne la qualità e osservare il contenuto di polifenoli. Senza il vino rosso un menù Sirt non può essere completo, inquinato il vino resta uno dei punti fondamentali della Sirt Diet. Contiene resveratrolo e attivatore di sirtuine di piceatannolo.

Il sesto giorno assumerete:

- 2 succhi verdi Sirt;
- 2 pasti solidi (normali o vegani).

Scegliete i piatti normali o vegani:

- Pasto 1: Super insalata Sirt;
- Pasto 2: Filetto di manzo alla griglia con salsa al vino rosso, anelli di cipolla, cavolo riccio e patate arrosto con erbe aromatiche.

oppure

- Pasto 1: Super insalata Sirt di lenticchie
- Pasto 2: Salsa mole di fagioli rossi con patata al forno

GIORNO 7

Eccoci giunti all'ultimo giorno della fase 1 della dieta. Oltre a vederlo come il punto finale, bisogna anche osservarlo come il punto di partenza in cui il cibo Sirt occupa solo un elemento centrale nella dieta.

Le noci sono un ottimo alimento Sirt perché contraddicono le opinioni correnti. Hanno un alto contenuto di grassi e molte calorie, ma hanno dimostrato di aiutare a ridurre il peso e le malattie metaboliche, tutto grazie all'attivazione delle sirtuine. Le noci sono anche considerate un ingrediente assai versatile, ottime nei primi piatti, nelle pietanze al forno, nelle insalate e come spuntino.

Il pesto sta divenendo un elemento sempre più indispensabile in cucina, perché è buonissimo e sa dare personalità anche nei piatti più semplici.

Quello tradizionale si confeziona con basilico e pinoli, ma potete provarne uno alternativo con prezzemolo e noci, ricco di cibi Sirt. Il medesimo ragionamento possiamo applicarlo ad un piattopiù semplice da preparare, come ad esempio un'omelette.

Il settimo giorno assumerete:

- 2 succhi verdi Sirt;
- 2 pasti solidi (normali o vegani).

Scegliete i piatti normali o quelli vegani:

- Pasto 1: Omelette Sirt;
- Pasto 2: Petto di pollo al forno con pesto di noci e prezzemolo e insalate di cipolle rosse.

oppure

- Pasto 1: Insalata Waldorf;

- Pasto 2: Spicchi di melanzana al forno con pesto di noci e prezzemolo e insalata di pomodori.

GUIDA ALLA FASE 2: IL MANTENIMENTO

Arrivati alla fase 2 dovreste avere già notato i risultati incoraggianti: non solo dovreste aver perso peso, ma anche avere un aspetto più tonico, e sentirvi peni di vitalità ed energia.

Dopo aver sperimentato questi cambiamenti radicali bisogna mantenere e migliorare i risultati.

In fondo i cibi Sirt si possono mangiare per tutta la vita.

Si propone quindi un programma di mantenimento per 14 giorni.

Durante la fase 2 consoliderete il dimagrimento conseguito e perderete ancora peso.

Ricordate che, a mano a mano che perderete peso, i benefici per la salute aumenteranno. Seguendo il programma comincerete a gettare le basi per un miglioramento duraturo.

Il segreto per avere successo in questa fase sta nel continuare ad arricchire la vostra alimentazione di cibi Sirt.

Per completare i 14 giorni, ripetete due volte il programma di sette giorni della fase 2.

Ogni giorno per 14 giorni assumerete:

- 3 pasti equilibrati, pieni zeppi di cibi Sirt;
- 1 succo verde Sirt;
- 1 o 2 spuntini Sirt facoltativi.

Anche in questo caso non vi sono regole rigide. Bisogna essere flessibili e distribuire questi alimenti durante il giorno.

Alcune regole di base:

- Bevete il succo verde o al mattino appena svegli, almeno 30 minuti prima di colazione o metà mattina;
- Cercate di consumare il pasto serale entro le 19.

Durante la fase 2 non ci focalizziamo sul conteggio delle calorie, a lungo termine non è un approccio né pratico né destinato ad avere successo.

Bisogna cercare di servire porzioni normali, di preparare pasti equilibrati e di fare il pieno di cibi Sirt per continuare a beneficiare del loro effetto brucia grassi e positivo per la salute in generale.

Bisogna imparare a dare ascolto al nostro corpo e lasciarsi guidare dall'appetito.

Continuerete a consumare un succo verde al giorno per tutta la fase 2, così da incamerare cibi Sirt anche in questo modo.

Anche in questa fase potrete bere liberamente altri liquidi, anche le tisane sono ben accette oltre agli alimenti Sirt come il tè verde, il caffè e il vino rosso.

Nel corso dell'ultima settimana dovreste aver consumato solo uno o due pasti al giorno, il che dovrebbe avervi consentito una grande flessibilità nella scelta degli orari. Ora che si tornerà ai soliti tre pasti giornalieri, bisogna porre un'accurata attenzione alla colazione.

Consumare una colazione nutriente è un'ottima preparazione per la giornata, aumenta i livelli di energia e concentrazione. per quanto riguarda il metabolismo più presto si mangia, più i livelli di glucosio e di grasso nel sangue sono tenuti sotto controllo. I benefici della colazione sono confermati da molti studi che mostrano che chi mangia regolarmente al mattino corre meno rischi di trovarsi di trovarsi in sovrappeso.

Il motivo va cercato nei nostri orologi biologici. Il corpo si aspetta che mangiamo presto per prepararci alle attività più intense, che richiedono un maggior dispendio di energie.

Se mangiamo al mattino è più facile che bruciamo ciò che assumiamo, mentre i cibi assunti più tardi vengono spesso immagazzinati sotto forma di grasso.

Eppure ogni giorno una persona su tre salta la colazione; è un sintomo classico della vita frenetica di oggi.

Dallo smoothie Sirt che può essere bevuto strada facendo, al Muesli Sirt che potete preparare in anticipo, alle uova strapazzate con il tofu, velocissime, quei pochi minuti al mattino apporteranno grandi benefici al resto della giornata, ma anche al vostro peso e alla salute sul lungo termine.

Con i cibi Sirt che agiscono da regolatore dell'orologio biologico, è ancora più importante mangiare al mattino. Oltre che a consumare una colazione ricca di questi alimenti solidi, bisogna includere il succo verde Sirt, che vi suggeriamo di bere appena svegli, almeno 30 minuti prima della colazione, o a metà mattinata.

SPUNTINI SIRT

Per gli spuntini dovrete deidere voi. Alcuni sostengono che consumare pasti meno abbondati e più frequenti sia più indicato per perdere peso, mantre secondi altri è più opportuno mangiare solo tre volte al giorno. In realtà non importa.

Ecco dei piccoli snack da mangiare senza sentirsi in colpa: datteri, noci, cacao, olio extravergine di oliva e curcuma. Si suggerisce di mangiarne uno o massimo due al giorno, nei giorni in cui ne avvertite il bisogno.

ALCUNE RICETTE SIRT (DOSI PER 4 PERSONE)

Programma dei pasti per 14 giorni; oltre alla versione normale del programma, ce n'è anche una senza carne, adatta a vegetariani e vegani.

Ogni giorno mangerete:

- 1 succo verde Sirt;
- 3 pasti solidi (normali o vegani);
- 1 o 2 spuntini Sirt (facoltativi)

Consumate il succo appena svegli, almeno 30 minuti prima della colazione, oppure a metà mattina.

- ❖ Colazione
- ❖ Pranzo
- ❖ Cena

Giorno 8 e 15

- Smoothie Sirt;
- Super insalata Sirt di pollo;
- Gamberoni orientali saltati in padella con spaghetti di grano saraceno.

oppure

- Smoothie Sirt;
- Insalata Waldorf
- Fagioli stufati toscani

Giorno 9 e 16

- Muesli Sirt;
- Pita integrale farcita;
- Tajine di zucca butternut e datteri con grano saraceno.

oppure

- Musli Sirt;
- Patè di fagioli di Spagna e miso con gambi di sedano e focacce di farina di avena;
- Tajine di zucca butternut e datteri con grasso saraceno.

Giorno 10 e 17

- Yogurt con frutti di bosco, noci e cioccolato fondente;
- Super insalata Sirt di tonno;
- Curry di pollo e cavolo riccio con patate all'indiana.

oppure

- Yogurt di soia o al latte di cocco con frutti di bosco, noci e cioccolato fondente:
- Pita integrale farcita;
- Dahl di cavolo riccio e cipolla rossa con grano saraceno

Giorno 11 e 18

- Uova strapazzate piccanti;
- Tabbouleh di grano saraceno e fragole;
- Chili con carne Sirt.

oppure

- Tofu strapazzato con funghi fritti;
- Tabbouleh di grano saraceno e fragole;
- Salsa mole di fagioli rossi con patate al forno.

Giorno 12 e 19:

- Smoothie Sort;
- Insalata Waldorf;
- Pasta al salmone affumicato con peperoncino e rucola.

oppure

- Smoothie Sirt;
- Insalata di pasta di grano saraceno;
- Tofu al forno con harissa su "couscous" di cavolfiore.

Giorno 13 e 20

- Pancake di grano saraceno con fragole, salsa di cioccolato fondante e noci tritate;
- Zuppa di miso con tofu e funghi shiitake;
- Pizza Sirt

oppure

- Yogurt di soia o al latte di cocco con frutti di bosco, noci e cioccolato fondate;
- Zuppa di miso con tofu e funghi shiitake
- Pizza Sirt.

Giorno 14 e 21

- Omellette Sirt;
- Super insalata Sirt di lenticchie;
- Petto di pollo al forno con pesto di noci e prezzemolo e insalata di cipolle rosse.

oppure

- Muesli Sirt
- Super insalata Sirt di lenticchie;
- Miso e tofu con glassa al sesamo e verdure saltate in padella con zenzero e peperoncino.

FINE DELLA DIETA!

Congratulazioni, avete terminato la dieta!

Riassumiamo gli obiettivi che si sono ottenuti: avete completato la fase 1 e perso circa 3,2 chili, acquistando massa muscolare. Avete consolidato la perdita di peso e migliorato ulteriormente la composizione corporea durante la fase 2, ovvero di mantenimento.

Ma soprattutto avete iniziato la vostra rivoluzione personale in fatto di forma fisica. Avete scelto di abbracciare l'energia, la vitalità e il benessere.

LA VARIETÀ È IMPORTANTE!

Ormai conoscerai molto bene i primi venti cibi della Sirt Diet, e avrai iniziato a testarne l'efficacia, e diventerai molto bravo a includerli nella tua dieta; questi alimenti devono mantenere la base della tua dieta quotidiana per perdere peso e rimanere in salute. Però non sono solo venti e la varietà è essenziale in cucina.

La lista dei venti cibi Sirt principali comprende gli alimenti particolarmente ricchi di sirtuine ma esistono molte altre piante che producono sirtuine anche se in maniera moderata e che si consiglia di assumere per variare la vostra dieta.

Ad esempio le fragole sono un alimento ad alto contenuto di sirtuine, però se consideriamo i frutti di bosco nel loro insieme scopriamo che favoriscono il dimagrimento e sono positivi per un invecchiamento in buone condizioni di salute. (more, mirtilli, lamponi, ribes neri).

Per la frutta secca vale allo stesso modo, nonostante l'elevato apporto calorico è così sana da favorire la perdita di peso e riduce i rischi di malattie croniche. (noci, castagne, noci pecan, pistacchi, arachidi).

Per quanto riguarda i cereali, sui quali vi è un dibattito in corso in quanto c'è chi crede che il consumo di questi non sia sano, possiamo affermare che anch'essi contengono delle sostanze in grado di attivare le sirtuine.

Alcuni studi riportano quanto sia positivo consumare cereali integrali per la riduzione delle malattie come il diabete e il cancro o la cardiopatia.

In realtà sono i cereali bianchi che non fanno del bene per il nostro organismo, bisogna dunque consumarli con una certa moderazione, la forma integrale è da privilegiare.

Per chi vuole evitare il glutine, per scelta o per intolleranza, si consiglia di consumare la quinoa perché è un ottimo Sirt Food.

Non ci crederete ma se volete uno snack pieno di nutrienti attivatori di sirtuine scegliete i pop corn.

Anche le bacche di goji e i semi di chia sono Sirt Food grazie alle loro caratteristiche.

Ed ecco una lista di altri quaranta Sirt Foods per facilitarvi una dieta varia e per il benessere del vostro organismo.

VERDURE

- Asparagi
- Broccoli
- Carciofi
- Cavolo cinese
- Cipolle bianche
- Crescione d'acqua
- Fagiolini
- Indivia
- Insalata belga

AUTODISCIPLINA E DIETA - ANTONELLO VENDISCHI

- Scalogno

FRUTTA

- Bacche di goji
- Cranberry
- Kumquat
- Lamponi
- Mele
- More
- Prugne nere
- Ribes nero
- Uva nera

FRUTTA SECCA

- Arachidi
- Castagne
- Noci pecan
- Pistacchi
- Semi di chia
- Semi di girasole

CEREALI

- Farina integrale
- Popcorn
- Quinoa

FAGIOLI

- Fagioli bianchi
- Fave

ERBE AROMATICHE / SPEZIE

- Aneto
- Erba cipollina
- Menta piperita
- Origano secco
- Peperoncino
- Salvia secca
- Timo
- Zenzero

BEVANDE

- Tè bianco
- Tè nero

E' SALUTARE MANGIARE SOLO SIRT FOODS?

Fino ad adesso abbiamo elogiato e chiacchierato solo di cibi Sirt e di tutti i benefici che recano al nostro organismo, al nostro corpo, permettendoci di mantenerlo in salute.

La domanda sorge spontanea: è responsabile un approccio che si basa solo su cibi Sirt?

D'altronde non esistono solo i nutrienti in grado di attivare le sirtuine, non possiamo scordarci di tutte le vitamine, i minerali, le fibre che sono comunque essenziali per il nostro benessere. Di conseguenza non possiamo nemmeno ignorare i cibi che ci forniscono queste altre sostanze.

Se fondiamo la nostra dieta sui cibi Sirt, in concomitanza ad alimenti ricchi di nutrienti e da fonti di omega 3, ci capaciteremo del fatto che così facendo, acquisiremo tutto ciò di cui il nostro organismo abbia necessità. Più di ogni altra dieta esistente.

Facciamo degli esempi: mangiando il cavolo riccio assumiamo vitamina C, K e di folato, minerali manganese, calcio e magnesio.

Le noci sono ricche di minerali come magnesio, rame, zinco, manganese, calcio e ferro e di fibre.

Il grano saraceno contiene alte dosi di manganese, rame, magnesio, potassio e fibre.

Le cipolle forniscono vitamina B6, filato, potassio e fibre.

Le fragole contengono vitamina C, potassio e manganese. Eccetera...

Basando la propria alimentazione sui Sirt Foods, l'unico rischio è di rimanere a corto di due nutrienti: selenio e vitamina D, ma d'altronde nessuna dieta ci fornisce dosi sufficienti di queste due sostanze perché presenti in modo scarso già negli alimenti.

Un'idea è quindi seguire la Sirt Diet e incorporare questi due nutrienti attraverso degli integratori.

SELENIO

Il Selenio è un nutriente con un compito assai importante, ovvero quello di rafforzare il sistema immunitario e ridurre le infiammazioni. Ha un ruolo d'effetto nella resistenza al cancro infatti l'incidenza di quest'ultimo fu ridotta della metà da quando le persone che ne erano carenti hanno iniziato ad assumere degli integratori.

Il selenio solitamente viene assorbito direttamente dagli alimenti terreni, ma in Europa il terreno ne è scarso.

Dunque non è sbagliato assumere degli integratori, in quanto questa sostanza è piuttosto benefica per il nostro organismo.

Nella maggior parte d'Europa le donne adulte dovrebbero assumere 50mcg di selenio quotidianamente e gli uomini 100mcg.

VITAMINA D

La vitamina D è conosciuta per il suo contributo non indifferente che fornisce alla salute delle ossa; è stata sottoposta a diversi studi che hanno riportato il suo ruolo benefico nella protezione contro il cancro, la cardiopatia, le malattie autoimmuni e il diabete.

Questa vitamina è anche conosciuta come "la vitamina del sole" e infatti è prodotta quando i raggi di sole colpiscono la nostra pelle.

Anche se si consumano gli alimenti dove la vitamina D è maggiore (uova, fegato, pesci grassi, carne) non sarà abbastanza.

Gli alimenti ne forniscono un 10% contro ad un 90% che si ottiene con l'esposizione al sole.

Infatti nei mesi estivi è ben consigliato prendere il sole, bastano solo 4 minuti per acquistare il fabbisogno giornaliero di vitamina D.

DIETA SIRT E DIETA VEGANA

I Sirt Foods godono della reputazione di essere tra le migliori specie vegetali esistenti al mondo.

i pasti vegetariani meritano una collocazione d'onore a tavola per via di tutti i benefici che recano all'essere umano, infatti chi segue questo tipo di dieta, soffre con meno frequenza di alcune tipologie di malattie come il cancro, il diabete e l'obesità.

Tuttavia quando si tratta di diete solo vegane, la situazione cambia: i cibi Sirt sono ottimi per la salute, ma con l'assenza di proteine animali, c'è il rischio di incontrare altre carenze oltre a quelle del selenio e della vitamina D.

Dato che gli acidi grassi omega 3 sono essenziali per il benessere e per la salute, e che le piante ne sono prive, è consigliato, per chi segue una dieta vegetariana o vegana, di assumere con costanza degli integratori di DHA vegetali (che vengono ricavati da alcune microalghe).

Sempre chi ha adottato come regime alimentare il vegetarismo o il veganesimo, può andare incontro ad un'altra carenza, ovvero quella di vitamina B12, poiché questo tipo di vitamina la si ottiene solo da prodotti animali (anche latticini e uova).

Cosa comporta una mancanza di vitamina B12? Aumenta i rischi di cardiopatia, anemia, degenerazione neurologica, depressione e demenza. Dunque si consiglia vivamente di accompagnare le vostre diete a degli integratori di vitamina B12.

Un altro elemento essenziale che i vegani urgono integrare è il calcio. Ottime fonti di questa sostanza sono le verdure verdi (cavolo riccio, broccoli, cavolo), bevande contenenti il calcio (latte di soia, di mandorle o di riso), frutta secca e semi. Ma può comunque rimanere necessario assumere degli integratori.

Sono state rilevate anche delle carenze legate allo iodio sempre negli stili alimentari che si basano sui soli vegetali. Un alimento che favorisce l'apporto di iodio è il sale iodato.

Gli alimenti che ne conservano la maggior parte sono: molluschi, pesce e latte.

Lo iodio si prospetta come una sostanza indispensabile da integrare nel nostro organismo, dato gioca un ruolo importante rispetto al metabolismo di cui regola l'attività. Le alghe invece risultano quasi nocive per i livelli troppo elevati di iodio al loro interno.

Anche per lo iodio è comunque possibile assumere degli integratori a parte.

DA NON DIMENTICARE: L'ATTIVITÀ FISICA!

Implementando la Dieta Sirt, scoprirai che il tuo fisico è migliorato in modo significativo, ma questo non significa che devi iniziare a pensare che non hai bisogno di esercizio, che è sempre importante. Chiaramente l'attività fisica, se non accompagnata da un'alimentazione sana, è poco efficiente; ma osserviamo come l'attività fisica sia così benefica per il nostro corpo. L'esercizio fisico riduce notevolmente il rischio di malattie cardiovascolari, ictus, ipertensione, diabete, osteoporosi, cancro e obesità e migliora l'umore, il sonno e il benessere in generale.

Quindi un'attività fisica moderata è perfetta da associare alla Sirt diet, in stimola l'attivazione delle sirtuine con tutti i benefici che recano, secondo un processo totalmente naturale.

La dose perfetta sono trenta minuti di attività fisica per cinque volte a settimana. Ad esempio una camminata con passo sostenuto, ma può essere qualunque sport e attività di moto.

CONSIGLI E CHIARIMENTI

- Peso e dieta Sirt: È sconsigliato intraprendere questo tipo di dieta se si è sottopeso. Come capire di essere sottopeso? Un ottimo sistema è quello di calcolare l'IMC, ovvero l'Indice di Massa Corporea.

Lo puoi calcolare velocemente su vari siti Internet, basta inserire i dati relativi ad altezza e peso.

Se il vostro IMC è inferiore o uguale a 18,5 è sconsigliato intraprendere questa tipologia di dieta.

Se il vostro IMC è compreso tra 18,5 e 20 è consigliato essere prudenti e moderati, in quanto intraprendendo questa dieta potreste scendere al di sotto dei 18,5.

Se la corsa alla magrezza è ormai una moda che fa gola a molti, essere sottopeso può avere gravi effetti negativi su molti aspetti connessi alla salute: come un abbassamento eccessivo delle difese immunitarie, un maggiore rischio di osteoporosi e problematiche legate alla fertilità.

Anche se è sconsigliata la dieta Sirt a chi è sottopeso, è comunque vantaggioso introdurre i Sirt Foods all'interno dell'alimentazione quotidiana di ognuno, in quanto rimangono dei cibi estremamente benefici per la salute.

Se siete magri e avete un IMC nella norma tra 20 e 25 siete ben accetti a seguire anche la prima fase della Sirt Diet.

- Il succo verde: Il succo verde è il modo migliore per cominciare la giornata facendo un pieno di cibi Sirt ed è consigliato di continuare a berlo anche al di fuori delle due fasi della dieta Sirt. Questo succo è appositamente progettato per fornire tutti gli ingredienti attivatori di nutrienti che aiutano la sirtuina in una dose appropriata per aiutare a bruciare i grassi e aumentare la salute generale.

Chiaramente potete spaziare negli ingredienti da inserire nei vostri centrifugati, potete combinare gli alimenti Sirt più strampalati.

- Farmaci e dieta Sirt: Questo tipo di dieta è adatto praticamente per tutti, ma considerando il suo potente effetto sul consumo dei grassi e lo stato di salute può mutare i processi di certe malattie e l'azione di farmaci prescritti dal medico. Oltretutto diversi farmaci non si possono assumere in concomitanza di un digiuno.

Durante la sperimentazione della Sirt Diet si sono osservati in particolare gli effetti sulle persone che assumevano farmaci; in ogni caso se assumete costantemente dei farmaci per qualunque problema di salute, prima di intraprende la dieta è bene rivolgersi al proprio medico di fiducia, chiedendo pareri.

- Gravidanza e dieta Sirt: È sconsigliato intraprendere la dieta Sirt se si sta tentando di concepire, se in gravidanza e anche se si sta allattando. Questa dieta è inadatta a queste circostanze in quanto velocizza la perdita del peso. Nonostante ciò, resta consigliato includere cibi Sirt all'interno della vostra alimentazione per renderla maggiormente bilanciata ed equilibrata durante la gravidanza.

Bisognerà comunque che evitiate il vino rosso in questa circostanza, a causa de contenuto di alcol, e limitare i prodotti che contengono caffeina, caffè, tè verde e cacao.

- Bambini e dieta Sirt: Come già detto, questa dieta comporta una perdita di peso sostanziosa e dunque si pone non adatta al cospetto di un bambino; questo però non vieta l'inserimento di cibi Sirt nella loro alimentazione, che comportano sempre benefici.

Le ricette che si possono trovare al fondo della guida, sono state pensate per le papille gustative del nucleo familiare, quindi sono adatte anche ai bambini.

- Ripetizioni delle fasi 1 e 2: La fase 1 può essere ripetuta se ritenete di dover perdere ancora del peso o per fare il pieno di energia e benessere, anche se nessuno l'ha mai ripetuta prima di tre mesi.

La fase 2 potete ripeterla ogni qualvolta che volete.

- Accorciare la fase 1: Durante questa durata di 7 giorni, non c'è nulla di misterioso, ma la durata è stata determinata all'inizio dell'esperimento su questa dieta. Pertanto, se per qualche motivo accorci la tua dieta di uno o due giorni, non scoraggiarti, perché ne trarrai comunque beneficio.

- Cibi Sirt ad alto contenuto calorico: La bella notizia è che perderete peso anche mangiando gli alimenti Sirt con maggiore apporto calorico, grazie agli effetti positivi sul metabolismo e sull'appetito, non bisogna preoccuparsi di mangiare troppi alimenti Sirt. In ogni caso abbuffarsi non è sano, ma questi alimenti potete continuare a mangiarli fino a raggiungere la sazietà.

- Prodotti biologici: È sempre bene scegliere prodotti biologici quando è possibile ed economicamente fattibile. I prodotti biologici sono molto più ricchi di nutrienti in grado di attivare le sirtuine.

In ogni caso otterrete ottimi risultati dalla dieta anche con prodotti non biologici, anche se quest'ultimi sono preferibili.

- Acquisto e consiglio dei prodotti:

CIOCCOLATO = Il cioccolato "Lindt Excellence 85%" Lindt è quello maggiormente consigliato, in quanto non è trattato con alcali e mantiene una percentuale maggiore di flavonoidi. Per il cacao in polvere la marca consigliata è "Rowntrees".

TE' MATCHA = È possibile acquistarlo in tutti i negozi bio e la marca consigliata è la "Do Matcha" di cui esiste anche il sito web (www.domatcha.com) dov'è possibile acquistare online.

GRANO SARACENO = Il grano saraceno si trova facilmente nei supermercati, in ogni sua forma, che sia farina o che sia integrale.

NEGOZI BIO: In Italia il negozio biologico maggiormente consigliato è "NaturaSì" di cui esiste anche il sito web (www.naturasì,it) dov'è possibile acquistare online.

RICETTARIO

Alcuni consigli e avvertenze importanti riguardanti le ricette:

- I peperoncini Bird's: sono indicati tra i 20 cibi Sirt più importanti e sono frequenti all'interno delle ricette Sirt. Se non li avete mai mangiati dovete essere al corrente del fatto che risultano decisamente più piccanti rispetto a quelli normali. Se non siete abituati a cibi piccanti, si consiglia di iniziare con la dose più piccola, come metà delle istruzioni nella ricetta, quindi rimuovere con cura tutti i semi.

Abituandovi pian piano potrete poi regolarvi in base al grado di piccantezza che vi garba.

- Il miso è una pasta di soia fermentata che risulta molto saporita come gusto. Esiste in diverse colorazioni: bianca, gialla, rossa e marrone. Le paste più chiare sono nettamente più dolci rispetto a quelle scure, che possono essere molto salate. Per le ricette proposte è perfetto quello rosso o marrone.

Il miso rosso si presenta come il più salato, ma tutto sta ai vostri gusti.

- **Il grano saraceno** è molto semplice da cucinare. Si consiglia di sciacquarlo al meglio con l'aiuto di uno scolapasta prima di buttarlo in acqua bollente. I tempi di cottura oscillano tra i tre e gli otto minuti, controllate le istruzioni sulla confezione.

- **Il prezzemolo** è preferibile a foglia piatta.

Cipolla, aglio e zenzero vanno sempre sbucciati con cura a meno che non vi sia indicato diversamente.

- Nelle ricette che troverete **sale e pepe** non sono compresi ma sentitevi liberi di utilizzare sale marino e pepe nero a piacere.

GAMBERONI ORIENTALI SALTATI IN PADELLA CON SPAGHETTI DI GRANO SARACENO

(una porzione)

- 150 g di gamberoni crudi, sgusciati e privati del filo intestinale
- 2 cucchiaini di tamari (potete utilizzare anche la salsa di soia)
- 2 cucchiaini di olio extravergine d'oliva
- 75g di soba (ovvero gli spaghettini di grano saraceno)
- 1 spicchio d'aglio, tritato finemente
- 1 cucchiaino di zenzero fresco, tritato finemente
- 20g di cipolla rossa, affettata
- 40g di sedano, mondato e affettato
- 75g di fagiolini, tagliati a pezzetti
- 50g di cavolo riccio, tagliato in modo grossolano
- 100ml di brodo di pollo
- 5g di levistico o foglie di sedano

1) Ponete una padella sui fornelli a fiamma vivace e cuocete i gamberoni in un cucchiaino di tamari [o salsa di soia] e un cucchiaino di olio per 2-3 minuti.

    Trasferite i gamberoni su un piatto e pulite la padella perché verrà riutilizzata.

2) Cuocete gli spaghetti in acqua bollente per 5-8 minuti, scolate e mettete da parte.

3) Nel frattempo soffriggete l'aglio, peperoncino e zenzero, cipolla rossa, sedano, fagiolini e cavolo riccio nell'olio rimanente a fiamma medio-alta per circa 2-3 minuti.

    Dopodiché aggiungete il brodo e portate ad ebollizione, poi fate sobbollire per circa un minuto o due, finché le verdure non sono cotte ma croccanti all'interno.

4) Aggiungete i gamberoni, gli spaghetti, il levistico [o le foglie di sedano] in padella, riportate ad ebollizione, poi togliete dal fuoco e servite!

MISO E TOFU CON GLASSA AL SESAMO E VERDURE SALTATE IN PADELLA CON ZENZERO E PEPERONCINO

(una porzione)

- 1 cucchiaio di mirin (vino di riso giapponese)
- 20g di pasta di miso
- 1 confezione da 150g di tofu duro
- 40g di sedano, mondato
- 35g di cipolla rossa
- 120g di zucchini
- 1 peperoncino Bird's Eye
- 1 spicchio d'aglio
- 1 cucchiaino di zenzero fresco, tritato finemente
- 50g di cavolo riccio, tritato
- 2 cucchiaini di semi di sesamo
- 35g di grano saraceno
- 1 cucchiaino di curcuma in polvere
- 2 cucchiaini di olio extravergine d'oliva
- 1 cucchiaino di tamari [o salsa di soia]

1) Scaldate il forno a 200 gradi. Foderate una teglia con carta da forno.
2) Mescolate il mirin e il miso. Tagliate il tofu nel senso della lunghezza, poi tagliate ogni pezzo a metà per ricavarne dei

triangoli. Copritelo con la miscela di miso e lasciate marinare intanto che preparate gli altri ingredienti.

3) Affettate il sedano, la cipolla rossa e gli zucchini lateralmente. Tritate finemente il peperoncino, l'aglio e lo zenzero e lasciate da parte.

4) Cuocete a vapore il cavolo riccio per circa cinque minuti. Togliete dal fuoco e lasciate riposare.

5) Disponete il tofu nella teglia da forno, cospargete di semi di sesamo e cuocete in forno per circa 15-20 minuti, finché non apparirà caramellato.

6) Lavate il grano saraceno in uno scolapasta e trasferitelo in una pentola e acqua bollente con la curcuma. Cuocete per circa 3-8 minuti [guardare istruzioni sulla confezione] e scolate.

7) Scaldate l'olio in una padella, quando è bello caldo unite il sedano, la cipolla, li zucchini, il peperoncino, l'aglio e lo zenzero, e friggete a fiamma alta per 1-2 minuti, poi riducete a fiamma media per 3-4 minuti finché gli ingredienti non sono cotti ma ancora croccanti. Forse dovrete aggiungere un cucchiaio d'acqua se vedete che le verdure cominciano ad attaccarsi sul fondo della padella. Aggiungete il cavolo riccio e i tamari e cuocete per un altro minuto.

8) Quando il tofu sarà pronto, servite con le verdure e il grano saraceno!

SCALOPPINA DI TACCHINO CON CAPPERI, PREZZEMOLO E SALVIA SU COUSCOUS DI CAVOLFIORE SPEZIATO

(una porzione)

- 150g di cavolfiore, tritato grossolanamente
- 1 spicchio d'aglio, tritato finemente
- 40g di cipolla rossa, tritata finemente
- 1 peperoncino Bird's Eye, tritato finemente
- 1 cucchiaino di zenzero fresco, tritato finemente
- 2 cucchiaini di olio extra vergine di oliva
- 2 cucchiaini di curcuma in polvere
- 30g di pomodori secchi, tritati finemente
- 10g di prezzemolo
- fettina o petto di tacchino da 150g
- 1 cucchiaino di salvia essiccata
- succo di 1/4 di limone
- 1 cucchiaio di capperi

1) Per preparare il couscous mettete il cavolfiore crudo in un robot da cucina. Frullate con pulsazione di due secondi per tritarlo finemente, fino a fargli assumere l'aspetto del couscous. Potete anche usare un coltello e sminuzzarlo finemente.
2) Soffriggete l'aglio, la cipolla rossa, il peperoncino e lo zenzero in un cucchiaino di olio uno ad appassirli ma senza

che si scuriscano. Aggiungete la curcuma e il cavolfiore e cuocete per un minuto. Rimuovete dal fornello e aggiungete i pomodori secchi e metà del prezzemolo.

3) Coprite la fettina di tacchino con la salvia e un po' di olio, e friggetela in una padella a fiamma media per 5-6 minuti, girandola regolarmente. Quando è cotta aggiungete il succo di limone, il prezzemolo rimanente, i capperi e un cucchiaio d'acqua in padella. In questo modo otterrete una salsa da servire con il cavolo.

DAHL DI CAVOLO RICCIO E CIPOLLA ROSSA CON GRANO SARACENO

(una porzione)

- 1 cucchiaino di olio extra vergine d'oliva
- 1 cucchiaino di semi di senape
- 40g di cipolla rossa, tritata finemente
- 1 spicchio d'aglio, tritato finemente
- 1 cucchiaino di zenzero fresco, tritato finemente
- 1 peperoncino Bird's Eye, tritato finemente
- 1 cucchiaino di polvere di curry dolce
- 2 cucchiaini di curcuma in polvere
- 300ml di brodo vegetale o acqua
- 40g di lenticchie rosse, sciacquate
- 50g di cavolo riccio, tritato

- 50 ml di latte di cocco in scatola
- 50g di grano saraceno

1) Scaldate l'olio in una pentola media a fuoco medio e aggiungete i semi di senape. Quando cominciano a scoppiettare, aggiungete la cipolla, l'aglio, lo zenzero e il peperoncino. Cuocete per 10 minuti circa, finché non si è appassito tutto.

2) aggiungete il curry in polvere e un cucchiaino di curcuma, e cuocete le spezie per un paio di minuti. Versate il brodo e portate ad ebollizione. Unite le lenticchie e cuocete per altri 25-30 minuti finché le lenticchie non saranno cotte e non otterrete un dahl bello vellutato.

3) Aggiungete il cavolo riccio e il latte di cocco e cuocete altri 5 minuti.

4) Nel frattempo cuocete il grano saraceno secondo le istruzioni riportate sulla confezione con un cucchiaino di curcuma, scolatelo e servitelo insieme al dahl.

PETTO DI POLLO AROMATICO CON CAVOLO RICCIO E CIPOLLA ROSSA E SALSA DI POMODORO E PEPERONCINO

(una porzione)

- 120g di petto di pollo, privato della pelle e delle ossa
- 2 cucchiaini di curcuma in polvere
- succo di 1/4 di limone
- 1 cucchiaino di olio extra vergine d'oliva
- 50g di cavolo riccio, tritato
- 20g di cipolla rossa, affettata
- 1 cucchiaino di zenzero fresco, tritato
- 50g di grano saraceno

per la salsa:

- 130g di pomodori (circa 1)
- 1 peperoncino Bird's Eye, tritato finemente
- succo di 1/4 di limone

1) Per preparare la salsa, rimuovete l'interno del pomodoro e tagliatelo a pezzetti molto piccoli, conservando più liquido che potete. Mescolate con il peperoncino, i capperi, il prezzemolo e il succo di limone. Potreste mettere il tutto nel frullatore, ma il risultato finale sarebbe un po' diverso.

2) Scaldate il forno a 220 gradi. Marinate il petto di pollo in un cucchiaino di curcuma, il succo di limone e un po' d'olio. lasciate riposare per 5-10 minuti.

3) Scaldate una padella da forno finché non è rovente, posateci il pollo marinato e rosolatelo un minuto circa per lato, finché non è leggermente dorato, poi mettetelo in forno (o trasferitelo su una teglia se la vostra padella non va in forno) per 8-10 minuti o fino a completamento della cottura. Toglietelo dal forno, coprite con un foglio di alluminio e lasciate riposare per 5 minuti prima di servire.

4) Nel frattempo cuocete il cavolo riccio a vapore per 5 minuti. Soffriggete le cipolle rosse e lo zenzero in un po' d'olio, finché non si sono appassite ma prima che si scuriscano, e aggiungete il cavolo riccio cotto, e soffriggete un altro minuto.

5) Cuocete il grano saraceno secondo le istruzioni riportate sulla confezione con il cucchiaino rimanente di curcuma. Servite il pollo, le verdure e la salsa.

TOFU AL FORNO CON HARISSA SU COUSCOUS DI CAVOLFIORE SPEZIATO

(una porzione)

- 60g di peperone rosso
- 1 peperoncino Bird's Eye
- 2 spicchi d'aglio
- circa 1 cucchiaio di olio extra vergine d'oliva
- 1 pizzico di cumino secco
- 1 pizzico di coriandolo secco
- succo di 1/4 di limone
- 200g di tofu duro
- 200g di cavolfiore, tritato grossolanamente
- 40g di cipolla rossa, tritata finemente
- 1 cucchiaino di zenzero fresco, tritato finemente
- 2 cucchiaini di curcuma in polvere
- 30g di pomodori secchi, tritati finemente
- 20g di prezzemolo tritato

1) Scaldate il forno a 200 gradi.
2) Per preparare l'arista, affettate il peperone girando attorno al piccolo, in modo da ricavare delle fette belle piatte, eliminate i semi e disponete le fette in una teglia da forno con il peperoncino e uno degli spicchi d'aglio.

Condite con un po' d'olio e le spezie secche e cuocete in forno per 15-20 minuti finché il peperone è morbido ma non troppo scuro. (lasciate il forno acceso alla stessa temperatura) Fate raffreddare, poi frullate in un robot da cucina con il cucco di limone fino ad ottenere un composto omogeneo.

3) Affettate il tofu nel senso della lunghezza e tagliate ogni fetta in triangoli. Disponeteli in una teglia piccola antiaderente oppure coperta da un foglio di carta da forno, coprite con l'arista e cuocete in forno per 20 minuti. Il tofu dovrebbe aver assorbito la macinatura e acquisito un colore rosso scuro.

4) Per preparare il coucous, trasferite il cavolfiore crudo in un robot da cucina. Frullate con brevi pulsazioni di 2 secondi fino ad ottenere una consistenza simile a quella del coucous. Oppure potete usare un coltello e tritarlo molto finemente.

5) Tritate finemente lo spicchio d'aglio rimanente. Soffriggetelo con la cipolla rossa e lo zenzero in un cucchiaino d'olio, finché il tutto non sarà appassito ma non troppo imbiondito, poi aggiungete la curcuma e il cavolfiore e cuocete per un minuto.

6) Togliete dal fuoco e unite i pomodori secchi e il prezzemolo. Servite con il tofu cotto in forno.

MUESLI SIRT

Se volete prepararne quantità maggiori o farlo in anticipo la sera prima, mischiate insieme gli ingredienti secchi e riponeteli in un contenitore a chiusura ermetica. Il giorno dopo basterà aggiungere le fragole e lo yogurt e sarete a posto.

(una porzione)

- 20g di fiocchi di grano saraceno
- 10g di grano saraceno soffiato
- 15g di cocco in scaglie o essiccato
- 40g di datteri Medjoul, privati del seme e tritati
- 15g di noci tritate
- 10g di fave di cacao
- 100g di fragole, mondate e tagliate a pezzetti
- 100g di yogurt greco (o alternativa vegana, come yogurt di soia o al latte di cocco)

1) Mischiate insieme tutto gli ingredienti (meno le fragole e lo yogurt se non servite subito)

FILETTO DI SALMONE SALTATO IN PADELLA CON INSALATA DI RADICCHIO CARAMELLATO, RUCOLA E FOGLIE DI SEDANO

(una porzione)

- 10g di prezzemolo
- succo di 1/4 di limone
- 1 cucchiaio di capperi
- 1 cucchiaio di olio extra vergine di oliva
- 1/4 di avocado sbucciato, privato del seme e tagliato a dadini
- 100g di pomodori ciliegia, tagliati a metà
- 20g di cipolla rossa, affettata finemente
- 50g di rucola
- 5g di foglie di sedano
- 150g di filetto di salmone senza pelle
- 2 cucchiaini di zucchero di canna
- 1 cespo di radicchio (70g), tagliato nel senso della lunghezza

1) Riscaldare il forno a 220 gradi.
2) Nel condire, mettere il prezzemolo, il succo di limone, i capperi e 2 cucchiaini di olio in un frullatore o robot da cucina e mescolare bene.

3) Per l'insalata, mescolate insieme avocado, pomodori, cipolla rossa, rucola e foglie di sedano.

4) Riscaldare la padella antiaderente. Strofinare il salmone con una piccola quantità di olio, quindi infornare in una padella calda per circa un minuto per caramellare l'esterno. Trasferire in forno per 5-6 minuti o fino a cottura ultimata;

5) Contemporaneamente, pulire la pentola e metterla sul fuoco. Mescolare lo zucchero di canna con il restante cucchiaino di olio, quindi spennellare il tutto sulla superficie tagliata della cicoria. Mettetela nella pentola calda, tagliatela da un lato e cuocete per 2-3 minuti, girando regolarmente, finché sono teneri e completamente caramellati. Mescolare l'insalata e servire con salmone e radicchio.

FAGIOLI STUFATI TOSCANI

(una porzione)

- 1 cucchiaio di olio extra vergine di oliva
- 50g di cipolla rossa, tritata finemente
- 30g di carote, pelate e tritate finemente
- 30g di sedano, mondato e tritato finemente
- 1 spicchio d'aglio, tritato finemente
- 1/2 peperoncino Bird's Eye, tritato finemente
- 1 cucchiaino di erbe di provenza
- 200ml di brodo vegetale
- 1 vasetto da 400g di pelati

- 1 cucchiaino di concentrato di pomodoro
- 200g di fagioli misti in scatola
- 50g di cavolo riccio, tritato grossolanamente
- 1 cucchiaio di prezzemolo, tritato grossolanamente
- 40g di grano saraceno

1) Versate l'olio in una padella media e scaldate a fiamma medio-bassa; soffriggete piano la cipolla, le carote, il sedano, l'aglio, il peperoncino, se lo usate, e le erbe, finché la cipolla non si è appassita ma non è diventata troppo scura.
2) Aggiungete il brodo, i pelati e il concentrato di pomodoro e portate a ebollizione.
3) Aggiungete quindi i fagioli e fate sbollire per circa 30 minuti.
4) Unite il cavolo riccio e cuocete altri 5-10 minuti, finché non si è ammorbidito, poi aggiungete il prezzemolo.
5) Nel frattempo cuocete il grano saraceno secondo le istruzioni riportate sulla confezione e servitelo con i fagioli stufati.

TABBOULEH DI GRANO SARACENO E FRAGOLE

(una porzione)

- 50g di grano saraceno
- 1 cucchiaio di curcuma in polvere
- 80g di avocado
- 65g di pomodori
- 20g di cipolla rossa
- 25g di datteri Medjoul snocciolati
- 1 cucchiaio di capperi
- 30g di prezzemolo
- 100g di fragole mondate
- 1 cucchiaio di olio extra vergine di oliva
- succo di 1/2 limone
- 30g di rucola

1) Cuocete il grano saraceno con la curcuma secondo le istruzioni riportate sulla confezione. Scolate e mettete da parte a raffreddare.
2) Tritate finemente avocado, pomodoro, cipolla rossa, datteri, capperi e prezzemolo e mescolate con il grano saraceno raffreddato. Affettate le fragole e incorporatele delicatamente all'insalata con l'olio e il succo di limone. Servite su un letto di rucola.

SOBA (SPAGHETTI DI GRANO SARACENO) IN UN BRODO DI MISO CON TOFU, SEDANO E CAVOLO RICCIO

(una porzione)

- 75g di soba
- 1 cucchiaio di olio extra vergine di oliva
- 20g di cipolla rossa, affettata
- 1 spicchio d'aglio, tritato finemente
- 1 cucchiaino di zenzero, tritato finemente
- 300ml di brodo vegetale, e un po' di più se necessario
- 30g di pasta di miso
- 50g di cavolo riccio, tritato grossolanamente
- 50g di sedano, tritato grossolanamente
- 1 cucchiaino di semi di sesamo
- 100g di tofu duro, tagliato a dadini di 0,5-1cm
- 1 cucchiaino di tamari (o salsa di soia)

1) Gettate gli spaghetti in una pentola di acqua bollente e cuocete per 5-8 minuti.
2) Scaldate l'olio in una padella, unite cipolla, aglio, zenzero e soffriggete a fiamma media fino ad apparire ma senza lasciare scurire troppo. Versateci il brodo e il miso e portate ad ebollizione.
3) Aggiungete il cavolo riccio e il sedano al brodo col miso e fate sobbollire per 5 minuti (cercate di non portare ad

ebollizione, perché il miso perderebbe il suo sapore e acquisterebbe una consistenza granulosa). Se necessario, aggiungete altro brodo.

4) Unite gli spaghetti cotti e i semi di sesamo e lasciate che tutti gli ingredienti abbiano il tempo di scaldarsi, poi aggiungete il tofu. Servite in una ciotola versandoci sopra un po' di tamari.

SUPER INSALATA SIRT

(una porzione)

- 50g di rucola
- 50g di foglie di radicchio
- 100g di salmone affumicato tagliato a fettine
- 80 g di avocado sbucciato, privato del seme e tagliato a fette
- 40g di sedano, affettato
- 20g di cipolla rossa, affettata
- 15g di noci, tritate
- 1 cucchiaio di capperi
- 1 grosso dattero Medjoul, privato del seme e tagliato a pezzettini
- 1 cucchiaio di olio extra vergine di oliva
- succo di 1/4 di limone
- 10g di prezzemolo, tritato

- 10g di levistico o foglie di sedano, tritati

1) Disponete le foglie di insalata su un vassoio o in una ciotola grande.
2) Mescolate tra loro tutti gli altri ingredienti e disponeteli sulle foglie

VARIANTI:

Per un'insalata Sirt di lenticchie, sostituite il salmone affumicato con 100g di lenticchie verdi in scatola.

Per un'insalata Sirt al pollo, sostituite il salmone affumicato con un petto di pollo cotto e tagliato a fette.

Per un'insalata Sirt al tonno, sostituite il salmone affumicato con una scatoletta di tonno (al naturale o all'olio, secondo i vostri gusti).

SALSA MOLE DI FAGIOLI ROSSI CON PATATE AL FORNO

(una porzione)

AUTODISCIPLINA E DIETA - ANTONELLO VENDISCHI

- 40g di cipolla rossa, tagliata finemente
- 1 cucchiaino di zenzero fresco, tritato finemente
- 1 spicchio d'aglio, tritato finemente
- 1 peperoncino Bird's Eye, tritato finemente
- 1 cucchiaino di olio extra vergine di oliva
- 1 cucchiaino di curcuma in polvere
- 1 cucchiaino di cumino in polvere
- 1 pizzico di chiodi di garofano in polvere
- 1 pizzico di cannella in polvere
- 1 patata media
- 190g di pelati
- 1 cucchiaino di zucchero di canna
- 50g di peperone rosso, privato di picciolo e semi e tritato grossolanamente
- 150ml di brodo vegetale
- 1 cucchiaio di cacao in polvere
- 1 cucchiaino di semi di sesamo
- 2 cucchiaini di burro di arachidi (meglio quello vellutato, ma anche quello croccante va benissimo)
- 150g di fagioli rossi in scatola
- 5g di prezzemolo tritato

1) Scaldate il forno a 200 gradi.
2) Soffriggete la cipolla, lo zenzero, l'aglio e il peperoncino nell'olio in una padella media a fiamma media per 10 minuti circa, o finché gli ingredienti non saranno appassiti. Aggiungete le spezie e cuocete per altri 1-2 minuti.
3) Posate la patata su una teglia, infilatela nel forno e cuocete per 45-60 minuti, finché non sarà morbida al suo interno (o anche più a lungo se vi piace bella croccante all'esterno).

4) Aggiungete in padella i pelati, lo zucchero, il peperone, il brodo, il cacao in polvere, i semi di sesamo, il burro di arachidi e i fagioli, e lasciate sobbollire per 45-60 minuti

5) Infine cospargete di prezzemolo. Tagliate la patata a metà e versateci sopra la salsa.

OMELETTE SIRT

(una porzione)

- 50g di pancetta a strisce (affumicata o al naturale, secondo i gusti)
- 3 uova medie
- 35g di radicchio rosso, tritato finemente
- 1 cucchiaino di olio extra vergine di oliva

1) Scaldate una padella antiaderente. Tagliate la pancetta a striscione e friggetela a fiamma alta finché non è croccante. Non c'è bisogno di aggiungere olio, basta il grasso della pancetta. Togliete dal fuoco e posate su un foglio di carta da cucina per asciugare l grasso in eccesso. Pulite la padella.

2) Sbattete le uova e unite il radicchio e il prezzemolo. Tagliate a dadini la pancetta fritta e unite alle uova.

3) Scaldate l'olio nella padella antiaderente, che dovrebbe essere bella calda ma non fumante. Aggiungete la miscela a base di uova e, usando una spatola, muovetele per ottenere una cottura omogenea. Riducete la fiamma e lasciate

rassodare la frittata. Sollevatela lungo i bordi con la spatola di legno e piegatela a metà o arrotolatela e servite.

INSALATA WALDORF

(una porzione)

- 100g di sedano, tritato grossolanamente
- 50g di mela, tritata grossolanamente
- 50g di noci, tritate grossolanamente
- 10g di cipolla rossa, tritata grossolanamente
- 5g di prezzemolo tritato
- 1 cucchiaio di capperi
- 5g di levistico o di foglie di sedano, tritati grossolanamente
- 1 cucchiaio di olio extra vergine di oliva
- 1 cucchiaio di aceto balsamico
- succo di 1/4 di limone
- la punta di un cucchiaio di senape di Digione
- 50g di rucola
- 35g di foglie di radicchio

1) Mescolate tra di loro il sedano, la mela, le noci, la cipolla, il prezzemolo, i capperi e il levistico o le foglie di sedano.

2) In una ciotola mescolate l'olio, l'aceto, il succo di limone e la senape, e lavorate il tutto con le fruste per ottenere il condimento.
3) Disponete la miscela a base di sedano sulla rucola e il radicchio e versatevi sopra la salsa.

SMOOTHIE SIRT

(una porzione)

- 100g di yogurt greco (o di soia o al latte di cocco)
- 3 noci
- 8-10 fragole mondate
- 1 manciata di cavolo riccio privato del gambo
- 20g di cioccolato fondente (85% cacao)
- 1 dattero Medjoul privato del seme
- 1/2 cucchiaino di curcuma in polvere
- 1 fettina di 1-2mm di peperoncino Bird's Eye
- 200ml di latte di mandorle e senza zucchero

Frullate tutti gli ingredienti fino ad ottenere un composto vellutato.

PITA INTEGRALE FARCITA

(una porzione)

versione con carne:

- 80g di tacchino a fette, tritato
- 20g di chetar (o formaggio tipo fontina) a dadini
- 35g di cetrioli a dadini
- 30g di cipolla rossa tritata
- 25g di rucola tritata
- 10-15g di noci tritate grossolanamente

per la salsa:

- 1 cucchiaio di olio extra vergine d'oliva
- 1 cucchiaio di aceto balsamico
- uno spruzzo di succo di limone

versione vegana:

- 2-3 cucchiai di humus
- 35g di cetrioli a dadini
- 30g di cipolla rossa tritata
- 25g di rucola tritata
- 10-15g di noci tritate grossolanamente

salsa vegana:

- 1 cucchiaio di olio extra vergine di oliva
- uno spruzzo di succo di limone

TAJINE DI ZUCCA BUTTERNUT E DATTERI CON GRANO SARACENO

(4 porzioni)

- 2 cucchiai di olio extra vergine di oliva
- 1 cipolla rossa, tritata finemente
- 1 cucchiaio di zenzero fresco, tritato finemente
- 3 spicchi d'aglio, tritati finemente
- 2 peperoncini di Bird's Eye, tritati finemente
- 1 cucchiaio di cumino in polvere
- 1 bastoncino di cannella
- 2 cucchiai di curcuma in polvere
- 2 vasetti da 400g di pelati
- 300ml di brodo vegetale
- 100g di datteri Medjoul, privati del seme e tritati
- 1 confezione da 400g di ceci, scolati e sciacquati
- 500g di zucca butternut, sbucciata e tagliata a pezzettini
- 200g di grano saraceno
- 5g di coriandolo tritato
- 10g di prezzemolo, tritato

1) Scaldate il forno a 200 gradi.

2) In una casseruola grande soffriggete in un cucchiaio abbondante d'olio, la cipolla, lo zenzero, l'aglio e il peperoncino per 2-3 minuti, aggiungete il cumino e la cannella e un cucchiaio di curcuma e cuocete per altri 1-2 minuti.

3) Aggiungete i pelati, il brodo, i datteri, i ceci e fate sobbollire dolcemente per 45-60 minuti. Forse occorrerà aggiungere un po' d'acqua di tanto in tanto per ottenere una bella consistenza densa, ma senza che il composto si asciughi troppo.

4) Disponete la zucca pelata e tagliata a pezzettini in un a teglia da forno, conditela con un'altra cucchiaiata di olio e cuocetela in forno 30 minuti, fino a che non sarà morbida e abbrustolita sui bordi.

5) Verso fine cottura della tajine cuocete il grano saraceno secondo le istruzioni riportate sulla confezione, insieme al cucchiaio rimasto di curcuma.

6) Unite la zucca arrosto alla tajine, cospargete di coriandolo e prezzemolo e servite col grano saraceno.

PATE' DI FAGIOLI DI SPAGNA E MISO CON GAMBI DI SEDANO E FOCACCE DI FARINA D'AVENA

(4 porzioni)

- 2 confezioni da 400g di fagioli di Spagna, scolati e sciacquati
- 3 cucchiai di olio extra vergine di oliva
- 2 cucchiai di pasta di miso marrone
- succo e scorza grattugiata di 1/2 limone non trattato
- 4 cipollotti medi, mondati e tritati finemente
- 1 spicchio d'aglio schiacciato
- 1/4 di peperoncino Bird's Eye, tritato finemente
- gambi di sedano per accompagnare
- focacce di farina d'avena per accompagnare

1) Schiacciate tutto gli ingredienti assieme con uno schiacciapatate fino ad ottenere una miscela grossolana.
2) Servite come salsa in cui intingere gambi di sedano e focacce di farina d'avena.

YOGURT CON FRUTTI DI BOSCO, NOCI TRITATE E CIOCCOLATO FONDENTE

(una porzione)

- 125g di frutti di bosco misti
- 150g di yogurt greco (o yogurt di soia o al latte di cocco)
- 25g di noci tritate
- 10g di cioccolato fondente (85% di cacao) grattugiato

1) Mettete i vostri frutti di bosco preferiti in una ciotola e versateci sopra lo yogurt.
2) Cospargete di noci e cioccolato.

CURRY DI POLLO E CAVOLO RICCIO CON PATATE ALL'INDIANA

(4 porzioni)

- 4 petti di pollo da 120-150g disossati, tagliati a pezzetti
- 4 cucchiai di curcuma in polvere
- 2 cipolle rosse, affettate
- 2 peperoncini Bird's Eye, tritati finemente
- 3 spicchi d'aglio, tritati finemente
- 1 cucchiaio di polvere di curry dolce
- 1 vasetto da 400g di pomodori a pezzi
- 500 ml di brodo di pollo
- 200 ml di latte di cocco
- 2 semi di cardamomo
- 1 bastoncino di cannella
- 600g di patate King Edward o Maris Piper
- 10g di prezzemolo tritato
- 175g di cavolo riccio tritato
- 5g di coriandolo tritato

1) Massaggiate i pezzi di pollo con un cucchiaino d'olio e un cucchiaio di curcuma e lasciate marinare per 30 minuti.
2) Friggete il pollo a fiamma alta per 4-5 minuti finché non sarà bello rosolato e cotto, poi togliete dalla padella e fate riposare.
3) Scaldate un cucchiaio di olio in padella a fiamma media e aggiungete cipolla, peperoncino, aglio e zenzero.

Soffriggete per 10 minuti circa o fino ad appassire, unite il curry e un'altra cucchiaiata di curcuma e fate cuocere altri 1-2 minuti. Aggiungete i pomodori e fate cuocere altri 2 minuti. Unite il brodo, il lattei cocco, il cardamomo e il bastoncino di cannella e lasciate sobbollire per 45-60 minuti. Controllate a intervalli regolari per verificare che non si secchi, e in questo caso aggiungete dell'altro brodo.

4) Scaldate il forno a 220 gradi. Mentre il curry cuoce lentamente, sbucciate le patate e tagliatele a pezzettini. Trasferitele in acqua bollente con il cucchiaio rimanente di curcuma e fatele bollire 5 minuti. Scolatele bene e lasciatele asciugare per 10 minuti. Dovrebbero essere bianche e squamarsi lungo i bordi. Trasferitele in una teglia da forno, conditele con l'olio rimanente e fate cuocere per 30 minuti. Conditele con il prezzemolo non appena sono pronte.

5) Quando il curry ha acquisito la consistenza desiderata, aggiungete il cavolo riccio, il pollo cotto e il coriandolo e cuocete altri 5 minuti, per concludere eventualmente la cottura della carne, e servite con le patate.

UOVA STRAPAZZATE PICCANTI

(una porzione)

- 1 cucchiaino di olio extra vergine d'oliva
- 20g di cipolla rossa, tritata finemente
- 1/2 peperoncino Bird's Eye, tritato finemente
- 3 uova medie
- 50ml di latte
- 1 cucchiaino di curcuma in polvere
- 5g di prezzemolo, tritato finemente

1) Scaldate l'olio in una padella e soffriggete la cipolla e il peperoncino fino ad ammorbidirli ma senza lasciare che si scuriscano eccessivamente.
2) Sbattete le uova, il latte, la curcuma e il prezzemolo. Versate nella padella bella calda e cuocete a fiamma medio-bassa, continuando a muovere l'uovo per strapazzarlo ed evitare che si attacchi e si bruci.

Servite quando avrete ottenuto la consistenza desiderata.

CHILI CON CARNE SIRT

(4 porzioni)

- 1 cipolla rossa, finemente tritata
- 3 spicchi d'aglio, tritati finemente
- 2 peperoncini Bird's Eye, tritati finemente
- 1 cucchiaio di olio extra vergine d'oliva
- 1 cucchiaio di cumino in polvere
- 1 cucchiaio di curcuma in polvere
- 400g di macinato di manzo magro (5% di grasso)
- 150ml di vino rosso
- 1 peperone rosso privato del piccolo e dei semi e tagliato a pezzetti
- 2 vasetti da 400g di pelati
- 1 cucchiaio di concentrato di pomodoro
- 1 cucchiaio di cacao in polvere
- 150g di fagioli in scatola
- 300ml di brodo di manzo
- 5g di coriandolo tritato
- 5g di prezzemolo tritato
- 160g di grano saraceno

1) In un wok, soffriggere la cipolla, l'aglio e il peperoncino nell'olio a fuoco medio per 2-3 minuti, quindi Aggiungere le spezie e cuocere per un altro minuto o due. Aggiungere la carne macinata e cuocere a fuoco medio per altri 2-3 minuti, fino a doratura. Bagnate con il vino rosso e lasciate bollire finché non si sarà ridotto della metà.

2) Aggiungere pepe, avocado, concentrato di pomodoro, cacao, fagioli e brodo e cuocere per circa un'ora. Forse dovrai aggiungere di tanto in tanto una piccola quantità di acqua per ottenere una salsa densa. Aggiungere le erbe aromatiche tritate prima di mangiare.
3) Contemporaneamente cuocete il grano saraceno secondo le istruzioni riportate sulla confezione e mangiatelo con il peperoncino.

TOFU STRAPAZZATO CON FUNGHI FRITTI

(una porzione)

- 100g di tofu extra duro
- 1 cucchiaino di curcuma in polvere
- 1 cucchiaino di polvere curry dolce
- 20g di cavolo riccio, tritato grossolanamente
- 1 cucchiaino di olio extra vergine di oliva
- 20g di cipolla rossa, affettata finemente
- 1/2 peperoncino Bird's Eye, affettato finemente
- 50g di funghi, affettati finemente
- 5g di prezzemolo, tritato finemente

1) Avvolgete il tofu in carta da cucina e postavi sopra qualcosa di pesante per eliminare il liquido in eccesso.

2) Mescolate la curcuma e il curry e aggiungete un po' d'acqua per ottenere una pasta non troppo densa. Cuocete a vapore il cavolo riccio per 2-3 minuti.

3) Scaldate l'olio in una padella a fiamma media e soffriggete la cipolla, il peperoncino e i funghi per 2-3 minuti finché non cominciano ad imbiondire e ad appassire.

4) Riducete il tofu a pezzetti e versatelo in padella, aggiungeteci la pasta di spezie e mescolate il tutto. Cuocete a fiamma media per 2-3 minuti finché le spezie non saranno cotte e il tofu non avrà cominciato a rosolarsi. Aggiungete il cavolo riccio e cuocete a fiamma media per un altro minuto. Per ultimo unite il prezzemolo, date una bella mescolata finale e servite.

PASTA AL SALMONE AFFUMICATO CON PEPERONCINO E RUCOLA

(4 porzioni)

- 2 cucchiai di olio extra vergine d'oliva
- 1 cipolla rossa, tritata finemente
- 2 spicchi d'aglio, tritati finemente
- 2 peperoncini Bird's Eye, tritati finemente
- 150g di pomodori ciliegia, tagliati a metà
- 100ml di vino bianco
- 250-300g di pasta di grano saraceno

- 250g di salmone affumicato
- 2 cucchiai di capperi
- succo di 1/2 limone
- 60g di rucola
- 10g di prezzemolo, tritato

1) Scaldate un cucchiaio di olio in una padella a fuoco medio. Aggiungete la cipolla, l'aglio e il peperoncino e soffriggete finché gli ingredienti non saranno appassiti ma non scuri.
2) Aggiungete i pomodori e lasciate cuocere un minuto o due. Versate il vino bianco e lasciate sbollire fino a ridurlo di metà.
3) Cuocete la pasta in acqua bollente con un cucchiaino di olio per 8-10 minuti.
4) Tagliate il salmone a striscione e trasferitelo nella pentola dei pomodori con i capperi, succo di limone, rucola e prezzemolo.
5) Aggiungete la pasta, mescolate bene e servite subito. Irrorate con l'eventuale olio rimasto.

PANCAKE DI GRANO SARACENO CON FRAGOLE, SALSA DI CIOCCOLATO FONDENTE E NOCI TRITATE

(ingredienti per 6-8 pancake)

per i pancake:

- 350ml di latte
- 150g di farina di grano saraceno
- 1 uovo grosso
- 1 cucchiaio di olio extra vergine di oliva

per la salsa al cioccolato:

- 100g di cioccolato fondente (85% di cacao)
- 85ml di latte
- 1 cucchiaio di panna doppia
- 1 cucchiaino di olio extra vergine di oliva

per guarnire:

- 400g di fragole, mondate e tagliate a pezzetti
- 100g di noci tritate

1) Per preparare i pancake, versate tutti gli ingredienti meno l'olio in un frullatore e frullate fino ad ottenere un impasto omogeneo, non troppo denso né troppo liquido.

2) Per preparare la salsa fate sciogliere il cioccolato in una ciotola su una pentola d'acqua che bolle piano. Quando sarà fuso, unite il latte mescolando bene, poi la panna e l'olio di oliva. Potete tenerla al caldo lasciandola sulla pentola a fiamma bassissima fin quando i pancake non saranno pronti.

3) Per fare i pancake scaldate una padella dal fondo spesso finché non comincia a fumare, e versatevi l'olio d'oliva.

4) Versate un po' dell'impasto al centro della padella, e muovetela inclinandola in modo da spargerlo su tutta la superficie. Se necessario, aggiungete ancora un po' della miscela. Basterà un minuto circa di cottura per lato se la padella è abbastanza calda.

5) Quando i bordi divengono marroncini, usate una spatola per sollevare i pancake lungo il perimetro esterno e giratelo. Cercate di farlo con un unico gesto per evitare di romperlo. Cuocetelo per un minuto anche sull'alto lato e trasferitelo su un vassoio.

6) Posatevi un po' di fragole al centro e arrotolate la frittatina. continuate finché non avrete fatto tutti i pancake che volete.

7) Versatevi sopra una dose generosa di salsa al cioccolato e cospargete con noci sbriciolate.

8) Può darsi che ai primi tentativi i pancake vengano troppo spessi o che si romperanno, la pratica è essenziale per questo tipo di pietanza.

ZUPPA DI MISO CON TOFU E FUNGHI SHIITAKE

(4 porzioni)

- 10g di alga salame secca
- 1 litro di brodo vegetale
- 200g di funghi shiitake affettati
- 120g di pasta di miso
- 1 confezione da 400g di tofu extra duro, tagliato a cubetti
- 2 cipollotti, affettati in diagonale
- 1 peperoncino Bird's Eye, tritato finemente

1) Immergete l'alga salame in acqua calda per 10 minuti e scolate.
2) Portate a ebollizione il brodo, poi aggiungete i funghi e fate bollire dolcemente per 1-2 minuti.
3) Mettete il miso in una ciotola con un po' di brodo caldo e assicuratevi che si sciolga perfettamente. Aggiungete il miso e il tofu al brodo rimanente, facendo attenzione a non portare ad ebollizione la minestra perché questo rovinerebbe il delicato sapore del miso. Aggiungete l'alga salame scolata, i cipollotti e il peperoncino, se lo usate, e servite.

PIZZA SIRT

(ricetta per 2 pizze)

per la base della pizza:

- 1 confezione da 7g di lievito secco
- 1 cucchiaino di zucchero di canna
- 300ml di acqua tiepida
- 200g di farina bianca forte o tipo 00, e un po' di più per tirare l pasta
- 1 cucchiaio di olio extra vergine di oliva, un po' di più per ungere

per la salsa di pomodoro:

- 1/2 cipolla rossa, tritata finemente
- 1 spicchio d'aglio, tritato finemente
- 1 cucchiaino di olio extra vergine di oliva
- 1 cucchiaino di origano secco
- 2 cucchiai di vino bianco
- 1 vasetto da 400g di passata di pomodoro
- 1 pizzico di zucchero di canna
- 5g di foglie di basilico

le guarnizioni favorite:

- Rucola, cipolla rossa e melanzana alla griglia
- Scaglie di peperoncino, pomodori ciliegia, formaggio caprino e rucola
- Pollo già cotto, rucola, cipolla rossa e olive
- Chorizo cotto, cipolla rossa e cavolo riccio cotto al vapore

1) Per l'impasto sciogliete il lievito e lo zucchero nell'acqua: questo aiuterà ad attivare il lievito. Coprite con pellicola e lasciate riposare per 10-15 minuti.

2) Setacciare la farina e trasferirla in una ciotola. Se hai un robot da cucina, aggancia l'impasto e versa il composto di farina nella ciotola in dotazione.

3) Versare il composto di lievito e olio nella farina e impastare a pezzetti. Se la miscela è troppo secca, forse è necessario aggiungere dell'acqua. Lavorate fino ad ottenere un composto omogeneo ed elastico.

4) Trasferitela in una ciotola unta d'olio, copritela con un panno umido pulito e sollevatela in un luogo caldo per 45-60 minuti fino a quando il volume non sarà raddoppiato.

5) Contemporaneamente preparare la salsa di pomodoro. Soffriggere la cipolla e l'aglio in olio d'oliva fino a quando sono appassiti, quindi aggiungere l'origano. Aggiungere il vino e cuocere a fuoco lento a metà.

6) Aggiungere la passata di pomodoro e lo zucchero, far bollire di nuovo e cuocere per 30 minuti finché la salsa non si addensa. Se il naso è troppo liquido, bagnerà la pasta. Tritate le foglie di basilico e unitele alla salsa.

7) Ricominciate a impastare la pasta per eliminare l'aria. Dopo un minuto, quando è buono e liscio, è pronto per l'uso. Puoi usarlo subito o avvolgerlo nella pellicola trasparente, quindi conservarlo in frigorifero per alcuni giorni.

8) Riscaldare il forno a 230 gradi. Tagliare l'impasto a metà, quindi stendere entrambi i pezzi di pasta su una pizza o una teglia antiaderente fino a raggiungere lo spessore desiderato.

9) Cospargere un sottile strato di salsa di pomodoro sulla superficie per evitare piccole strisce sui bordi. Aggiungi gli

altri ingredienti. Lasciate riposare per circa 15-20 minuti prima della cottura in modo che l'impasto diventi più lungo e leggero.

10) Cuocere in forno per 10-12 minuti o fino a quando il formaggio non diventa dorato.

11) Se li usate, aggiungete rucola e peperoncino in polvere a cottura ultimata.

TARTUFINI AL CIOCCOLATO SIRT

(ingredienti per 15-20 tartufini)

- 120g di noci
- 30g di cioccolato fondente (85% cacao), rotto a pezzi o chicchi di cacao frantumati
- 250g di datteri Madjoul, privati del seme
- 1 cucchiaio di cacao in polvere
- 1 cucchiaio di curcuma in polvere
- 1 cucchiaio di olio extra vergine di oliva
- semi di 1 macello di vaniglia o 1 cucchiaino di estratto di vaniglia
- 1-2 cucchiai di acqua

1) Mettere le noci e il cioccolato nel robot da cucina e mescolare fino ad ottenere una polvere leggera.

2) Aggiungere tutti gli altri ingredienti tranne l'acqua e mescolare fino a quando il composto si indurisce in una forma sferica. Forse è necessario aggiungere acqua, ma dipende dalla consistenza dell'impasto e non deve essere troppo viscoso.

3) Tagliate a mano i gherigli di noce in piccole palline e mettetele in frigorifero in un contenitore ermetico per almeno un'ora prima di mangiarle. Puoi metterli nel cacao in polvere o in fiocchi di cocco essiccati per un gusto leggermente diverso. Rimarranno in frigorifero per una settimana al massimo.

IN CONCLUSIONE...

Ed eccoci arrivati al termine di un'esperienza che potrebbe rivoluzionare la vostra alimentazione ma soprattutto il vostro stile di vita, migliorando la vostra salute. L'augurio è che vi sia stato utile leggere e seguire questa guida alla scoperta degli alimenti Sirt, che sono all'avanguardia di un'alimentazione sana con la "S" maiuscola.

Ricordate che dimagrire non è l'unico obiettivo da porsi, al primo piano, come fattore più importante, c'è il benessere del nostro organismo. I cibi Sirt sono perfetti per soddisfare entrambi gli obiettivi. In pochi giorni vi accorgerete dei risultati raggiunti e la vostra forma fisica oltre ad essere più magra, risulterà anche più tonica; consumando i Sirt Foods sarete sempre al massimo delle vostre energie e della vostra vitalità.

I Sirt Foods sono la scelta migliore perché sono in grado d fornirci tutti i nutrienti di cui il nostro corpo necessita.